全生命周期健康管理丛书

总 主 编 樊金荣
副总主编 赵绵松 梁建涛

U0288938

健康相伴

主编
赵绵松 邓颖仁 梁建涛

科学技术文献出版社
SCIENTIFIC AND TECHNICAL DOCUMENTATION PRESS
·北京·

图书在版编目（CIP）数据

健康相伴 / 赵绵松，邓颖仁，梁建涛主编. —北京：科学技术文献出版社，2024. 1
（全生命周期健康管理丛书 / 樊金荣总主编）
ISBN 978-7-5235-0890-9

Ⅰ．①健… Ⅱ．①赵… ②邓… ③梁… Ⅲ．①健康—卫生管理学 Ⅳ．① R19

中国国家版本馆 CIP 数据核字（2023）第 206344 号

健康相伴

策划编辑：王黛君　　　责任编辑：吕海茹　　　责任校对：张吲哚　　　责任出版：张志平

出　版　者　科学技术文献出版社
地　　　址　北京市复兴路15号　邮编 100038
编　务　部　（010）58882938，58882087（传真）
发　行　部　（010）58882905，58882870
邮　购　部　（010）58882873
官 方 网 址　www.stdp.com.cn
发　行　者　科学技术文献出版社发行　全国各地新华书店经销
印　刷　者　北京地大彩印有限公司
版　　　次　2024 年 1 月第 1 版　2024 年 1 月第 1 次印刷
开　　　本　710×1000　1/16
字　　　数　457千
印　　　张　28
书　　　号　ISBN 978-7-5235-0890-9
定　　　价　59.80元

丛书编委会

总　主　编　樊金荣

副总主编　赵绵松　梁建涛

本书编委会

主　　　编　赵绵松　邓颖仁　梁建涛

副　主　编　梁　艳　武堂红　李　莉　晋年蕊

编　　　委（按姓氏拼音排序）

白俊峰　白雪梅　曹春梅　柴红霞　范　玲　范宏娟

耿瑞萍　郭　静　霍倩倩　冀肖健　贾　靬　贾昭君

靳永丽　孔临萍　剌嫣瑾　李　虹　李　霞　李田甜

李兴鹏　梁　娟　梁丽芳　蔺成云　刘　芳　刘　萍

刘陆萍　刘文卉　刘云涛　芦　江　罗旭玉　吕林英

马　莉　马晓婷　马秀萍　孟繁强　孟加洪　牛永红

彭承春　任步琴　荣沁莲　宋振鹏　孙　帅　田灵萍

王　强　王秀花　温　杰　温玲梅　闫鹏飞　杨素娟

姚海琴　姚士伟　余　泽　原春花　岳筱莉　张　涛

张　银　张维全　赵小花

前　言

　　"十三五"期间国家提出了《"健康中国2030"规划纲要》以及健康中国战略，旨在推进健康中国建设，提高人民健康水平。习近平总书记说"人民的幸福生活，一个最重要的指标就是健康。健康是1，其他的都是后边的0，1没有了什么都没有了"。当下，我们比以往任何时代都更加渴望而且更有机会追求全身心的健康，可是，我们却在忙碌的生活中常常忽略了它，总认为健康是明天的事。

　　人的生命就像奔腾不息的黄河，如果我们不加保护，破坏了上游、中游的生态，大量的泥沙都沉积在下游，形成地上悬河，就会威胁健康，甚至威胁生命安全。目前，我国居民的健康管理意识亟待加强。生命的"上游"——儿童青少年，某些健康问题已不容乐观，初中阶段青少年近视率高达71%，6～17岁的儿童青少年超重肥胖接近20%、精神障碍总患病率约17.5%。而生命的"中游""下游"也凸显出一些健康危机。随着生活水平的快速提升以及生活方式的不节制，心脑血管病、糖尿病越来越年轻化。2008年，我国住院率为8.7%。到了2021年，我国居民年住院率已高达17.5%。我国高血压患者2.45亿，糖尿病患者1.41亿，每年新增恶性肿瘤患者450万左右，我国慢性病发病率是亚洲某发达国家的75倍。2021年，我国人均医疗费用已达5348元。

　　2019年，国家卫生健康委在全国800个县（区、市）启动了县域紧密型医共体试点工作，县域作为国家治理的基本单元，各种医疗卫生要素齐全，但医疗资源分散，竞争激烈，医防难以全面形成合力。所以，推进县、乡、村医疗卫生一体化管理，建立医防协同新机制，实现医防融合，践行"以人民健康为中心"的目标，成为县域紧密型医共体的核心价值。介休市作为县域紧密型医共体试点之一，通过整合医疗资源、推进分级诊疗、用信息化为乡村医疗赋能等措施，连续3年实现县域本土内住院率90%以上（百姓看病不用跨县、跨省），基本解决了百姓看病难、看病贵的难题。同时，"不治已病治未病"，我们转身把精力投向了基本公共卫生，尤其是疾病预防和健康教育，努力让人民少得病、不得病。

2021 年，介休市被国家卫生健康委遴选为全国基层卫生健康综合试验区，如何打造一个适合中国国情的健康管理模式，成为我们创新的目标。我们把县级医院的医生、乡村医生都动员起来，组建家庭医生库签约团队；把护士培训成健康管理师，发挥管理员的作用，共同为基层老百姓的健康保驾护航，成为每个家庭全生命周期的守护者。我们组织医护人员，定期到乡村为百姓义诊，乡村小路蜿蜒，一位同行的出版社老师形容我们"已将健康管理下沉到无路可走"。

普及健康知识，参与健康行动，提供健康保障，延长健康寿命，是每一位医务工作者的使命。为了提高百姓的健康素养，让县级医院医生的专业特点和乡村医生基础薄弱的现实生动融合，更好地发挥全科医生的水平，早期及时识别各年龄段不同的疾病，我们萌生了出版"全生命周期健康管理丛书"的想法并积极付诸实践。

本丛书以健康中国战略为出发点，以"2030 人人健康"为目标，关注人的全生命周期，关爱生命个体从孕育到从容老去的各个阶段。本丛书分为四册，分别是《生命早期 1000 天》《快乐成长》《健康相伴》《从容变老》，涵盖了生命的全过程，由介休市医疗集团组织市、省、国家级专家编写。本丛书旨在为基层医者提供医疗信息和技术支持，为普通百姓提供疾病防治的医学知识。

我们从开始编写到出版经历了一年多的时间，多次开展线下、线上研讨会，结合当地门诊、住院患者的疾病谱，了解收集民众的健康需求，最终以一问一答的形式呈现给读者。本丛书得以顺利出版，感谢出版社编辑的建言献策和认真细致的工作。本丛书在反复修改和审校的过程中，还得到了樊代明院士的悉心指导和推介，在此深表感谢。

樊金荣

推荐序

　　樊金荣院长邀我作序，有三方面原因。一是我和他有两面之缘：第一次是在介休市的"西京消化病医院介休整合医学中心"的授牌仪式上，我在上面讲，他在下面听；第二次是在天津，他在上面汇报，我在下面点评，我对介休市紧密型医共体的建设成效印象深刻。二是全生命周期健康管理的理念，是我所倡导的整合医学要义的一部分。三是这套丛书以一问一答的形式，针对生命不同阶段需要关注的疾病和健康问题进行解答，通俗易懂，其专业性可以作为一般医生普及全科医学知识的读物，其科普性适宜普通民众。

　　全生命周期包括了人类胚胎、儿童、青少年、成年、老年等人生的各个阶段，由于生命不同阶段生理机能的不同，疾病谱和健康管理的重点自然也有所不同。生命过程犹如一个接一个的齿轮在传动，相互联系、互为因果，也恰似飞机从起飞到降落，中间不能停顿，只有做好了前一个生命阶段的健康管理，才能为下一个阶段的健康发展提供良好保障。

　　全生命周期健康管理是从时间的维度，用整合医学的思维进行健康管理，构建更全面、更系统、更合理、更符合自然规律、更适合人体健康维护、更有利于疾病防控的新的医学体系。作为国内首套医院牵头策划、统筹、组稿的聚焦全生命周期健康管理的科普丛书，我愿意推荐给基层医务工作者、民众和其他读者。

　　是为序。

樊代明

中国工程院院士

世界整合医学会名誉主席

美国医学科学院外籍院士

法国医学科学院外籍院士

自　序

　　健康中国是我国的一项重大战略部署，人民健康是民族昌盛和国家富强的重要标志，人人健康是国家注重、民众渴望的。以往我们在治疗疾病，今日我们在预防疾病。对于个体，我们不仅仅要关注一个疾病，而是要关注整个生命周期的健康。

　　《健康相伴》是"全生命周期健康管理丛书"的第三册，也是全套丛书中体量最大的一册，也像极了我们人生中最重要和最辉煌的一段时间——"中流砥柱之年"（成年后至步入老年之前的生命阶段）。作为本书主编之一，我和大家一起经历了这本书从策划、设计、初稿到定稿的过程，非常有幸。

　　每个生命都历经了胚胎、出生、长大、变老的过程。本书主要关注成年时期（不包括老年期）的健康，旨在帮助青年人、中年人防控不期而来的常见病、多发病。本书所阐述的常见病、多发病，借鉴了介休市医疗集团近五年来门诊和住院患者病种类型的统计数据，涵盖了内科、精神科、"五官"科、皮肤科及妇科常见病症。

　　对健康的理解和探索是人类经典和本质的课题，健康不仅仅是身体没有出现疾病和虚弱现象，更是一个人在生理、心理、社会属性中有一个良好的状态。本书同时关注到成年时期常见的精神心理问题并做出了解答，充分体现了大健康的理念。

　　本书将门诊和住院患者及其家属关心的问题，用一问一答的方式进行了通俗易懂的解答，有助于提高读者的防病意识和疾病识别能力。本书基本回避了需长篇大论的疾病机制等科学研究问题，而是尽可能把临床复杂问题通俗化，力求解答简明，表达清晰。本书按照疾病概念、病因、检查诊断、治疗、康复护理的逻辑组织问题；回答问题时借鉴和参考资料基本为近五年的指南与共识内容，保障了内容的科学性。书中各个问题看似独立，但整体却有清晰的脉络，章节不失紧密。

本书是基层医生的工具书，同时也是民众全方位医学知识获取的科普书。但希望没有医学专业背景的读者不要照本宣科，对着书籍擅自用药，对于成年人突发的各种疾病及久治不愈的慢性疾病，都应去医院及时诊治。

本书的作者多数是介休市医疗集团的资深临床主任，也有山西省及北京市三级医院高年资医务工作者。我们共同的特点是从医多年，有丰富的临床经验积累，有生活岁月的沉淀，对自己所从事的专业领域的常见病、多发病有独到的见解。

我们处在信息爆炸的时代，医学发展的脚步更是日新月异。虽然每一位作者在编写过程中都是以精益求精的态度、医者仁心的温度，力求科学、简洁地将医学知识呈现给读者。但由于编者学识水平及精力的局限性，难免有缺憾所在，希望读者在阅读中不吝批评、指正。

最后，愿有缘接触到本书的读者能从本书中有所收获。作为医者，我们将继续为医学健康科普知识的传播努力前行，为您和您家人的健康保驾护航。

赵绵松

目　录

Contents

第一章　呼吸系统常见疾病 ·········· 001

　　第一节　支气管哮喘 ·········· 003

　　第二节　慢性阻塞性肺疾病 ·········· 016

　　第三节　睡眠呼吸暂停低通气综合征 ·········· 028

第二章　心血管系统常见疾病 ·········· 037

　　第一节　心力衰竭 ·········· 039

　　第二节　心律失常 ·········· 061

　　第三节　冠状动脉粥样硬化性心脏病 ·········· 077

　　第四节　高血压 ·········· 090

　　第五节　高脂血症 ·········· 098

第三章　消化系统常见疾病 ·········· 103

　　第一节　消化性溃疡 ·········· 105

　　第二节　酒精性肝病 ·········· 111

第四章　泌尿系统常见疾病 ·········· 117

　　第一节　肾小球疾病 ·········· 119

　　第二节　慢性肾功能不全 ·········· 128

第五章　血液系统常见疾病 ·········· 137

　　第一节　贫血 ·········· 139

第二节 缺铁性贫血 ·· 143

第三节 巨幼细胞贫血 ·· 148

第四节 再生障碍性贫血 ··· 150

第六章 内分泌与风湿免疫系统常见疾病 ·············· 157

第一节 甲状腺疾病 ·· 159

第二节 糖尿病 ··· 175

第三节 骨质疏松症 ·· 198

第四节 巨人症与肢端肥大症 ···································· 207

第五节 高尿酸血症与痛风 ······································· 213

第六节 关节炎 ··· 223

第七章 神经系统常见疾病 ·································· 233

第一节 三叉神经痛 ·· 235

第二节 脑卒中 ··· 239

第八章 精神心理科常见疾病 ······························ 249

第一节 心理健康素养 ··· 251

第二节 压力管理 ·· 256

第三节 情绪管理 ·· 262

第四节 失眠症 ··· 267

第五节 躯体形式障碍 ··· 275

第六节 强迫症 ··· 280

第七节 焦虑障碍 ·· 287

第八节 抑郁障碍 ·· 294

第九节 双相情感障碍 ··· 301

第十节 精神分裂症 ·· 307

第九章 皮肤科常见疾病 ····································· 315

第一节 银屑病 ··· 317

第二节 皮炎、湿疹 ……………………………………………… 324

第三节 特应性皮炎 ……………………………………………… 326

第十章 眼科常见疾病 …………………………………………… 331

第一节 白内障 …………………………………………………… 333

第二节 青光眼 …………………………………………………… 338

第三节 老年性黄斑变性 ………………………………………… 344

第四节 糖尿病视网膜病变 ……………………………………… 349

第五节 视网膜中央静脉阻塞 …………………………………… 355

第六节 眼外伤 …………………………………………………… 358

第十一章 耳鼻喉科常见疾病 …………………………………… 363

第一节 鼻中隔偏曲 ……………………………………………… 365

第二节 嗓音疾病 ………………………………………………… 369

第十二章 口腔科常见疾病 ……………………………………… 375

第一节 牙周病 …………………………………………………… 377

第二节 种植牙 …………………………………………………… 383

第十三章 妇科常见疾病 ………………………………………… 389

第一节 女性青春期及月经 ……………………………………… 391

第二节 妇科炎性疾病 …………………………………………… 395

第三节 异常子宫出血 …………………………………………… 403

第四节 子宫内膜异位性疾病 …………………………………… 410

第五节 子宫肌瘤 ………………………………………………… 418

第六节 盆腔器官脱垂 …………………………………………… 422

第七节 绝经综合征 ……………………………………………… 427

参考文献 …………………………………………………………… 432

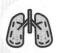
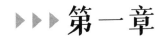

▶▶▶ 第一章

呼吸系统
常见疾病

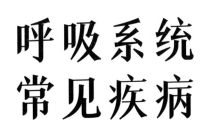
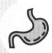

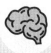

第一节　支气管哮喘

Q: 支气管哮喘是什么病?

支气管哮喘，简称哮喘，是一种以慢性气道炎症和气道高反应性为特征的异质性疾病。临床表现为反复发作的喘息、气急，伴或不伴胸闷、咳嗽等症状，常在夜间及凌晨发作或加重，同时伴有气道高反应性和可变的气流受限，多数患者可自行缓解或经治疗后缓解。

Q: 支气管哮喘有哪些类型?

哮喘是一种异质性疾病，具有不同的临床表型。

1. 咳嗽变异性哮喘：咳嗽为唯一或主要症状，无喘息、气促等典型哮喘的症状和体征，同时客观检查具备可变气流受限中的任何一条，除外其他疾病所引起的咳嗽，按哮喘治疗有效。

2. 胸闷变异性哮喘：胸闷为唯一或主要症状，无喘息、气促等典型哮喘的症状和体征，同时客观检查具备可变气流受限中的任何一条，除外其他疾病所引起的胸闷。

3. 隐匿性哮喘：指无反复发作喘息、气促、胸闷或咳嗽的表现，但长期存在气道反应性增高。随访发现有 14% ~ 58% 的无症状气道反应性增高者可发展为有症状的哮喘。

4. 特殊类型哮喘。

（1）运动性哮喘：有些患者尤其是青少年，其哮喘症状在运动时出现。

（2）药物诱发性哮喘：应用某些药物而引起的哮喘发作。常见药物包括非甾体类抗炎药，如阿司匹林；其他还有降压药、β 受体阻滞剂、抗胆碱药、抗生素和某些生物制剂。

（3）妊娠期哮喘：是指女性怀孕期间出现的哮喘。4% ~ 8% 孕妇患哮喘，

1/3 哮喘患者因妊娠而加重，多发生在妊娠第 24 ～ 36 周。

（4）月经性哮喘：是指妇女哮喘发作与其月经周期有关，凡在月经前后出现规律性哮喘而且排除其他原因引起的喘息即可诊断。

Q: 哮喘的发病率如何？高危人群和风险因素有哪些？

流行病学调查结果显示，全球哮喘患者达 3.58 亿，亚洲的成人哮喘患病率为 0.7% ～ 11.9%，我国 14 岁以上人群患病率为 1.24%，近年来哮喘平均患病率呈上升趋势。我国已成为全球哮喘病死率最高的国家之一。

吸烟、非母乳喂养、肥胖、宠物饲养、一级亲属患有哮喘、过敏性鼻炎、花粉症，以及有过敏性鼻炎、湿疹史均为哮喘发病的危险因素。

Q: 为什么会得支气管哮喘？

支气管哮喘病因复杂，多种因素交织。

1. 遗传因素：哮喘是一种复杂的、具有多基因遗传倾向的疾病，发病具有家族集聚现象，亲缘关系越近，其患病率越高；患者病情越严重，其亲属患病率也越高。

2. 环境因素：包括变应原性因素，如室内变应原（尘螨、家养宠物、蟑螂等）、室外变应原（花粉、草粉、动物毛屑等）、职业性变应原（谷物粉、面粉、饲料、油漆、活性染料等）、食物（鱼、虾、蛋类、牛奶等）、药物（阿司匹林、抗生素），以及非变应原性因素，如大气污染等。

3. 个体因素：吸烟、运动、肥胖等。

Q: 支气管哮喘有什么症状？

典型症状为发作性伴有哮鸣音的呼气性呼吸困难，可伴有气促、胸闷或咳嗽。可在数分钟内发作，并持续数小时至数天，可经平喘药物治疗后缓解或自行缓解。此外，临床上还存在没有喘息症状的不典型哮喘如咳嗽变异性哮喘、胸闷变异性哮喘、运动性哮喘、隐匿性哮喘。

夜间及凌晨发作或加重是哮喘的重要临床特征。要注意的是，哮喘的具体临床表现形式及严重程度在不同时间表现为多变性。

Q: 得了哮喘需要做哪些实验室检查？

1. 痰嗜酸性粒细胞计数：大多数哮喘患者诱导痰液中嗜酸性粒细胞计数增

高（＞2.5%），且与哮喘症状相关。诱导痰嗜酸性粒细胞计数可作为评价哮喘气道炎症的指标之一，也是评估糖皮质激素治疗反应性的敏感指标。

2. 外周血嗜酸粒细胞计数：部分哮喘患者外周血清血嗜酸粒细胞计数增高，可作为诱导痰嗜酸粒细胞的替代指标，以及作为评估抗感染治疗是否有效的指标之一。

3. 血清总 IgE 和变应原特异性 IgE 检测：有很多因素可以使血清总 IgE 水平增高，如其他过敏性疾病，寄生虫、真菌、病毒感染，肿瘤和免疫性疾病等。变应原特异性 IgE 增高是诊断过敏性哮喘的重要依据之一，其水平高低可以反映哮喘患者过敏状态的严重程度。

4. 特异性变应原检测：有体内皮肤点刺试验及体外特异性 IgE 检测，通过检测可以明确患者的过敏因素。

Q: 得了哮喘要做肺功能检查吗？

肺功能检查有助于确诊哮喘，也是评估哮喘控制程度的重要依据之一，只要病情允许，就建议做。肺功能检查包括以下几种。

1. 通气功能检测：哮喘发作时呈阻塞性通气功能障碍表现，用力肺活量（FVC）正常或下降，第 1 秒用力呼气容积（FEV_1）、1 秒率（FEV_1/FVC）及呼气流量峰值（PEF）均下降，残气量及残气量与肺总量比值增加。

其中以 $FEV_1/FVC < 70\%$ 或 FEV_1 低于正常值的 80% 为判断气流受限的最重要指标。缓解期上述通气功能可逐渐恢复。病变迁延、反复发作者，其通气功能可逐渐下降。

2. 支气管激发试验：用于测定气道反应性。常用吸入激发剂为乙酰胆碱和组胺，通常以使 FEV_1 下降 20% 所需吸入乙酰胆碱或组胺的累积剂量或浓度来表示，如 FEV_1 下降 ≥ 20%，判断结果为阳性，提示存在气道高反应性。

支气管激发试验适用于非哮喘发作期、FEV_1 在正常预计值 70% 以上的患者。

3. 支气管舒张试验：用于测定气道的可逆性改变。常用的吸入支气管舒张剂有沙丁胺醇、特布他林。当吸入支气管舒张剂 20 分钟后重复测定肺功能，FEV_1 较用药前增加 ≥ 12%，且其绝对值增加 ≥ 200 mL，判断结果为阳性，提示存在可逆性的气道阻塞。

4. PEF 及其变异率测定：哮喘发作时 PEF 下降。由于哮喘有通气功能随时间节律变化的特点，监测 PEF 日间、周间变异率有助于哮喘的诊断和病情评估。PEF 平均每日昼夜变异率＞ 10%，或周变异率＞ 20%，提示存在气道可逆性改变。

5. 呼出气一氧化氮（FeNO）检测：FeNO 测定可以作为评估气道炎症和哮喘控制水平的指标，也可以用于判断吸入激素治疗的反应。

Q: 得了哮喘还需要哪些检查？

1. 胸部 X 线 /CT 检查：哮喘发作时胸部 X 线可见两肺透亮度增加，呈过度通气状态，缓解期多无明显异常。部分患者胸部 CT 可见支气管壁增厚、黏液阻塞。

2. 动脉血气分析：严重哮喘发作时可出现缺氧。由于过度通气可使动脉血二氧化碳分压（$PaCO_2$）下降，pH 上升，表现为呼吸性碱中毒。若病情进一步恶化，可同时出现缺氧和二氧化碳（CO_2）潴留，表现为呼吸性酸中毒。当 $PaCO_2$ 较前增高，即使在正常范围内也要警惕严重气道阻塞的发生。

Q: 如何诊断哮喘？

1. 典型哮喘的临床症状和体征。

（1）反复发作性喘息、气急，胸闷或咳嗽，夜间及晨间多发，常与接触变应原、冷空气、理化刺激，以及病毒性上呼吸道感染、运动等有关。

（2）发作时双肺可闻及散在或弥漫性哮鸣音，呼气相延长。

上述症状和体征可经治疗缓解或自行缓解。

2. 可变气流受限的客观检查。

（1）支气管舒张试验阳性：吸入支气管舒张剂后，FEV_1 增加大于 12%，且 FEV_1 绝对值增加大于 200 mL；或抗感染治疗 4 周后与基线值比较 FEV_1 增加大于 12%，且 FEV_1 绝对值增加大于 200 mL（除外呼吸道感染）。

（2）支气管激发试验阳性：一般应用吸入激发剂为乙酰胆碱或组胺，通常以吸入激发剂后 FEV_1 下降≥ 20%，判断结果为阳性，提示存在气道高反应性。

（3）平均每日 PEF 昼夜变异率大于 10% 或 PEF 周变异率大于 20%。

符合上述症状和体征，同时具备可变气流受限客观检查中的任何一条，并除外其他疾病所引起的喘息、气促、胸闷和咳嗽，可以诊断为哮喘。

Q: 不典型哮喘如何诊断？

临床上还存在着既无喘息症状、也无哮喘音的不典型哮喘，患者仅表现为反复咳嗽、胸闷或其他呼吸道症状，若同时具备可变气流受限客观检查中的任何一条，并除外其他疾病所引起的咳嗽或胸闷，按哮喘治疗有效，可诊断为哮喘。

Q: 临床医生如何对哮喘进行分期、分级？

根据临床表现哮喘可分为急性发作期、慢性持续期和临床缓解期。

1. 急性发作期：是指喘息、气促、咳嗽、胸闷等症状突然发生，或原有症状急剧加重，常有呼吸困难，以呼气流量降低为其特征，常因接触变应原、刺激物，或呼吸道感染诱发。其程度轻重不一，病情加重可在数小时或数天内出现，偶尔可在数分钟内危及生命。

根据急性发作时的严重程度分为轻度、中度、重度和危重 4 级：①轻度：步行或上楼时气短，可有焦虑，呼吸频率轻度增加，闻及散在哮鸣音，肺通气功能和血气检查正常；②中度：稍事活动感气短，讲话常有中断，时有焦虑，呼吸频率增加，可有三凹征，闻及响亮、弥漫的哮鸣音，心率增快，可出现奇脉，使用支气管舒张剂后 PEF 占预计值的 60% ~ 80%，SaO_2 91% ~ 95%；③重度：休息时感气短，端坐呼吸，只能发单字表达，常有焦虑和烦躁，大汗淋漓，呼吸频率 > 30 次 / 分，常有三凹征，闻及响亮、弥漫的哮鸣音，心率增快常 > 120 次 / 分，奇脉，使用支气管舒张剂后 PEF 占预计值的 60% 或绝对值 < 100 L/min 或作用时间 < 2 小时，PaO_2 < 60 mmHg，$PaCO_2$ > 45 mmHg，SaO_2 ≤ 90%，pH 可降低；④危重：患者不能讲话，嗜睡或意识模糊，胸腹矛盾运动，哮鸣音减弱甚至消失，脉率变慢或不规则，严重低氧血症和高二氧化碳血症，pH 降低。

2. 慢性持续期：是指患者虽然没有哮喘急性发作，但在相当长的时间内仍有不同频度和不同程度的喘息、咳嗽、胸闷等症状，可伴有肺通气功能下降。

3. 临床缓解期：是指患者经过治疗或未经治疗，症状、体征消失，无喘息、气急、胸闷、咳嗽等症状，肺功能恢复到急性发作前水平，并维持 1 年以上。

Q: 得了哮喘有哪些治疗手段？

治疗上需贯彻"长治久安"的策略。在急性发作期，纠正引起哮喘诱因的基础上，给予静脉糖皮质激素和氨茶碱类等药物，吸入短效 β_2 受体激动剂等综合控制；在稳定期，则以长期吸入糖皮质激素和长效 β_2 受体激动剂（ICS/LABA）为主，进行维持治疗。综合治疗包括非药物治疗、免疫治疗和经典的药物治疗。

1. 确定并减少危险因素接触：部分患者能找到引起哮喘发作的变应原或其他非特异刺激因素，使患者脱离并长期避免接触这些危险因素是防治哮喘最有效的方法。

2. 免疫疗法：分为特异性和非特异性两种。

（1）特异性免疫治疗是指将诱发哮喘发作的特异性变应原（如螨、花粉、猫毛等）配制成各种不同浓度的提取液，通过皮下注射、舌下含服或其他途径给予对该变应原过敏的患者，使其对此种变应原的耐受性增高，当再次接触此变应原时，不再诱发哮喘发作，或发作程度减轻，此法又称脱敏疗法或减敏疗法。适用于变应原明确，且在严格的环境控制和药物治疗后仍控制不良的哮喘患者。一般需治疗 1 ~ 2 年，若治疗反应好，可坚持 3 ~ 5 年。

（2）非特异性免疫治疗，如注射卡介苗及其衍生物、转移因子、疫苗等，有一定辅助的疗效。应用此疗法应严格在医生指导下进行。

Q: 得了哮喘有哪些经典的药物治疗方法？

1. 糖皮质激素：简称激素，是目前控制哮喘最有效的药物。给药途径包括吸入、口服和静脉用药。

（1）吸入：常用药物有倍氯米松、布地奈德、氟替卡松等。通常需规律吸入 1 ~ 2 周或以上方能起效。根据哮喘病情选择吸入不同吸入性糖皮质激素（ICS）剂量。不同的剂型装置也不同，适用的病情程度不一，应在医生指导下使用。为减少吸入大剂量激素的不良反应，可采用低、中剂量 ICS 与长效 β_2 受体激动剂、白三烯调节剂或缓释茶碱联合使用。

（2）口服：常用泼尼松和泼尼松龙。用于吸入激素无效或需要短期加强治疗的患者。起始 30 ~ 60 mg/d，症状缓解后逐渐减量至 ≤ 10 mg/d，然后停用或改用吸入剂。

（3）静脉：重度或严重哮喘发作时应及早静脉给予激素。可选择琥珀酸钠氢化可的松，常用量 100 ~ 400 mg/d，或甲泼尼龙，常用量 80 ~ 160 mg/d。地塞米松因在体内半衰期较长、不良反应较多，宜慎用。

2. β_2 受体激动剂

（1）SABA：为短效 β_2 受体激动剂，常用药物有沙丁胺醇和特布他林等，首选吸入给药，能够迅速缓解支气管痉挛，在数分钟内起效，维持 4 ~ 6 小时，是缓解哮喘急性发作的首选药物。

（2）LABA：为长效 β_2 受体激动剂，目前常用 ICS 加 LABA 的联合制剂，如氟替卡松/沙美特罗吸入干粉剂，吸入给药，可维持 10～12 小时。需要注意的是，LABA 不能单独用于哮喘治疗。

Q: 临床上治疗哮喘还有哪些经典的药物？

除上述激素和 β_2 受体激动剂以外，临床上常用的还有以下几种。

1. 白三烯调节剂：是目前除 ICS 外唯一可单独应用的哮喘控制性药物，可作为轻度哮喘 ICS 的替代治疗药物和中、重度哮喘的联合治疗用药，尤适用于阿司匹林哮喘、运动性哮喘和伴有过敏性鼻炎哮喘患者的治疗。常用药物有孟鲁司特和扎鲁司特。

2. 茶碱类药物：主要起到舒张支气管和气道抗炎作用，是目前治疗哮喘的有效药物之一。给药途径主要为口服和静脉用药。

（1）口服：常用药物有氨茶碱和缓释茶碱。口服缓释茶碱尤适用于夜间哮喘症状的控制。

（2）静脉：氨茶碱首剂使用负荷剂量，注意首次剂量速度及每日最大量。静脉给药主要用于重症和危重症哮喘。

3. 抗胆碱药：分为短效抗胆碱药（SAMA，维持 4～6 小时）和长效抗胆碱药（LAMA，维持 24 小时）。常用的 SAMA 异丙托溴铵有定量吸入剂和雾化溶液两种剂型。SAMA 主要用于哮喘急性发作的治疗，多与 β_2 受体激动剂联合应用。常用的 LAMA 噻托溴铵作用更强，持续时间更久（可达 24 小时），目前有干粉吸入剂和喷雾剂，主要用于哮喘合并慢性阻塞性肺疾病以及慢性阻塞性肺疾病患者的长期治疗。

4. 抗组胺药物：口服第二代抗组胺药（H_1 受体拮抗剂）如酮替芬、氯雷他定、氮卓斯汀等具有抗变态反应作用，在哮喘治疗中作用较弱。可用于伴有变应性鼻炎的哮喘患者。

5. 抗 IgE 单克隆抗体：是一种人源化的重组鼠抗人 IgE 单克隆抗体。主要用于经吸入 ICS 和 LAMA 联合治疗后症状仍未控制，且血清 IgE 水平增高的重症哮喘患者。可显著改善重症哮喘患者的症状、肺功能和生活质量，减少口服激素和急救用药，降低哮喘严重急性发作率和住院率，且具有较好的安全性和耐受性。

6. 白细胞介素 –5（IL–5）：IL-5 单抗治疗哮喘，可以减少患者体内嗜酸性粒细胞浸润，减少哮喘急性加重，改善患者生命质量，对高嗜酸性粒细胞血症的哮喘患者治疗效果好。

Q: 中医是如何认识哮喘的？中医治疗效果如何？

中医称支气管哮喘为哮病，病因病机为痰浊内伏、肺失宣降，常因感受外邪、饮食不当，或情志失调、劳累等因素而诱发。若反复发作，肺、脾、肾渐虚，当大发作时，正虚与邪实相互错杂，甚则发生喘脱。

哮病是一种顽固难愈的疾病，病程颇长，反复发作，根深蒂固，难以速除。如平时注意护理，调养正气，控制其发作，并坚持服用以扶正固本为主的方药，部分患者可望获得长时间缓解，亦可望减少或减轻发作。

Q: 中医有哪些治疗哮喘的方式？

中医以发时治标、平时治本为原则。由于痰浊是本病之宿根，故发时以宣肺豁痰为重点，并根据证候寒热之属性，或宣肺散寒，或宣肺清热。治本主要从肺、脾、肾着手，区别不同的证候，或补益脾肺，或肺肾双补。发作期常选用厚朴麻黄汤、射干麻黄汤、越婢加半夏汤加减以宣肺平喘；缓解期常用四君子汤、保元汤或金水六君煎以补益肺脾；危证时用四逆加人参汤以回阳救逆。

Q: 还有哪些中医手段帮助治疗哮喘？

1. 针灸：常用穴位有大椎、身柱、风门、肺俞、膻中、天突、肾俞等。

2. 穴位埋线：选取定喘、大椎、肺俞、厥阴俞、中府、尺泽等穴位，埋植羊肠线，20 ~ 30 日 1 次，连续数次。

3. 贴敷法：应用中药制剂在人体穴位外敷或贴穴位。

4. 其他：如割治、拔罐、梅花针、药物小剂量穴位注射等疗法。

Q: 哮喘患者如何进行饮食治疗？

支气管哮喘患者应尽量选择多样化的食物，如蔬菜、水果、肉类、蛋类、豆制品类等食物，这些都对身体有益。部分患者对某些食物过敏，常见的容易致过敏的食物如鱼、虾、蛋类、奶类等，需要通过变应原测试发现不适合的食物并加以避免。哮喘患者可以食用白萝卜排骨汤、川贝雪梨汤、冬瓜瘦肉汤、红枣银耳莲子粥、枸杞山药粥等，有健脾益肺之功效。总之，应保持均衡饮食，避免进食生冷食物，不吃辛辣刺激性食物，以免加重炎症反应。

Q: 哮喘的并发症有哪些？能治好吗？

哮喘严重发作时可并发气胸、纵隔气肿、肺不张、呼吸衰竭；长期反复发作或感染可致慢性并发症，如慢性阻塞性肺疾病、支气管扩张、间质性肺炎和肺源性心脏病等，而且是不可逆的，会导致患者生活质量严重下降，甚至危及生命。哮喘及其并发症都无法治愈，所以预防哮喘加重和减少哮喘发作频率、延缓哮喘的病情发展，是控制哮喘的主要目的。

Q: 哮喘能治好吗？

目前哮喘不能根治，但经过长期规范化的治疗和管理，大多数患者可达到良好或完全的临床控制。哮喘治疗的目标是长期控制症状、预防未来风险的发生，即在使用最小有效剂量药物或不用药物治疗的基础上，能使患者维持在一个长期稳定的状态，与正常人一样生活、学习和工作。

Q: 哮喘需治疗多长时间？能自愈吗？

一旦确定了哮喘的诊断，尽早开始规律的控制治疗，对于取得最佳疗效至关重要。应根据患者具体情况选择合适的级别治疗，要进行连续评估、调整并观察治疗反应。哮喘控制维持至少 3 个月以上可以考虑降级治疗，以找到最低的有效治疗级别。

哮喘是一种慢性炎症性疾病，是不能自愈的，需通过规范临床用药、定期复诊，并避免过敏性因素、增强体质、避免感染等方式制订综合管理方案。需要提醒患者，即使病情稳定，也应该在医生指导下做好长期控制管理。

Q: 哮喘会遗传吗？会传染吗？

哮喘是一种具有多基因遗传倾向的疾病，发病具有明显的家族集聚现象，亲缘关系越近，其患病率就越高。许多哮喘患者的父母、兄弟姐妹或子女都患有哮喘。

哮喘不会传染，但出现喘息样症状的疾病，与感染因素有关时，可能具有一定传染性。

Q: 得了哮喘需要静养吗？能做运动吗？如何确定运动强度？可以选择哪些运动？

哮喘急性发作的过程中，患者应以静养为主。当病情稳定时，建议患者进行康复训练及有氧运动。

1.腹式呼吸：肺功能受损会导致呼吸肌疲劳，可以通过腹式呼吸增强膈肌力量，减轻患者呼吸困难。训练方法是仰卧或者平卧，将一只手放在肚子上，另一只手放在前胸部，全身肌肉放松，呼吸时使上腹部运动而胸部保持不动。

2.缩唇呼吸：缩唇呼吸是当呼吸时，紧缩唇部以增加呼气时的阻力，先缩唇、腹内收、胸前倾、缓缓吐气的锻炼方式，并且尽量保持胸腹不动。

3.有氧运动：散步、慢跑、骑单车、游泳、打太极等节奏缓慢的有氧运动，可改善和增强心肺功能和提高肺活量。运动强度不宜过高，根据自身实际情况进行调节，避免剧烈运动，以免诱发急性发作。如过程中出现胸闷、咳嗽、气促等症状，应立即停止运动。

Q: 什么情况容易诱发哮喘加重？突发不适或症状加重怎么处理？

支气管哮喘多发生于有过敏体质的患者，常有幼年湿疹、荨麻疹、过敏性鼻炎、春秋季花粉症等病史及宠物饲养史、特殊职业接触史。受凉后呼吸道感染可作为哮喘发作的诱因，与季节、环境接触、职业、运动、服用阿司匹林等药物有密切关系。

轻度和部分中度急性发作的患者可在家庭中进行自我处理。SABA是缓解哮喘症状最有效的药物，可根据病情轻重每次使用 2 ~ 4 喷，一般间隔 3 小时重复使用，直到症状缓解。同时增加控制药物 ICS 的剂量，至少是基础剂量的两倍。如治疗 1 ~ 2 日症状无明显缓解或症状持续加重，应立即到医院就诊。

Q: 得了哮喘日常生活中需要注意什么？

1.哮喘患者应以清淡易消化饮食为主，平时避免生冷、过咸、过甜、辛辣刺激、油腻及致敏食物，如虾、蟹等。

2.避免空气中的变应原。花粉、粉尘、屋尘螨、动物皮毛等，是引起部分哮喘类型的元凶，要避免接触。

3.避免空气污染。避免受到有毒空气刺激，如油漆、烟草、杀虫剂等。

4.加强体育锻炼，选择适当的体育运动（如太极），以增强体质为好，不要剧烈运动，以免诱发哮喘发作。

5.注意天气变化。注意温度、气压、湿度、有无雾霾等。

6.避免情绪紧张、激动、恐惧等。

7.患者学会正确使用吸入装置，家属也应该熟知。

Q: 复诊随访的重要性，如何安排以及需要注意什么？

通常起始治疗后每2～4周需复诊，以后每1～3个月随访1次。医务人员定期对哮喘患者进行随访，包括患者主动按医嘱定期门诊复诊，或医生通过电话及应用远程视频等形式进行随访，指导患者正确掌握药物吸入技术，帮助患者进行自我病情监测和用药管理，可改善患者的症状控制水平和预后，减少门诊就诊的次数，降低再住院率。

随访内容主要包括以下两点。

1.评估哮喘控制：检查患者的症状或 PEF 日记，评估症状控制水平，如有加重应帮助其分析加重的诱因；评估有无并发症。

2.评估治疗问题：评估治疗依从性及影响因素；检查吸入装置使用情况及正确性，必要时进行纠正；询问对其他有效干预措施的依从性（如戒烟）；检查哮喘行动计划，如果哮喘控制水平或治疗方案变化时应及时更新哮喘行动计划。

Q: 性格 / 情绪与哮喘有什么关系？

哮喘患者会出现紧张、焦虑、易怒、恐惧等不良情绪，会导致机体免疫力下降，自主神经功能失调，从而导致哮喘的发生和恶化，形成恶性循环。因此，要养成良好的生活方式，睡眠起居时间要规律，调整心态，增强信心，积极地配合治疗。

Q: 家属应为哮喘患者提供哪些帮助？

1.家属要营造温馨、和谐的人文环境，鼓励患者树立战胜疾病的信心，调动其主观能动性，掌握发病规律，寻找发病原因，避免诱发因素。

2.居室内应保持清洁，减少烟尘等不良刺激，注意保暖，防止受凉、感冒。随气候变化增减衣服，外出时戴口罩。

3.家中要常备沙丁胺醇气雾剂及氧气罐或制氧机，在哮喘发作时应急。

4.注意观察患者咳嗽、喘息的轻重,以及痰的量、性状及排出的难易等,并做好记录,以便送医时提供参考。

5.鼓励患者多饮水,以免痰液不易咳出。对痰多而黏稠、咳出不畅时,可用温水雾化吸入,湿化呼吸道,稀释痰液,促进排出。

6.哮喘发作时,家人应安慰患者,消除顾虑,避免情绪激动。可给予氧气吸入,取半卧位或坐位,不要让患者多说话,不勉强进食。

Q: 睡眠与哮喘有什么关系?

全球哮喘防治倡议强调,要控制哮喘,应重视改善哮喘患者的生活质量,尤其睡眠质量。哮喘患者容易出现打鼾、呼吸暂停、白天嗜睡等情况,且哮喘发作常在夜间发作或加重。有调查发现哮喘患者出现阻塞性睡眠呼吸暂停低通气综合征的概率明显高于普通人群,说明哮喘患者容易发展为阻塞性睡眠呼吸暂停低通气综合征。

睡眠呼吸暂停综合征的患者,更容易出现哮喘控制不佳。研究分析表明,发现睡眠呼吸暂停综合征是哮喘急性加重的独立危险因素,对哮喘合并睡眠呼吸暂停综合征的患者,进行呼吸机正压通气模式(CPAP)的治疗可以明显改善哮喘症状,由此可见,如果哮喘患者发生了睡眠问题,应该同时治疗。

Q: 支气管哮喘患者如何自我管理与监测?

许多患者对哮喘缺乏认识,存在治疗误区、依从性差、吸入药物使用不正确等,久而久之病情得不到很好的控制和预防,最终发展为慢性阻塞性肺疾病、肺心病等。因此,患者的自我管理和日常监测尤为重要。

1.哮喘日记:记录咳嗽的程度和咳痰的量及颜色,平常观察喘息、气急、胸闷或咳嗽等症状的情况,判断是否影响工作和睡眠。评估自己使用药物的频繁程度及控制目前症状所需的药物。可采用日记形式记录发作时间、次数、症状变化及每日用药的情况,如症状明显加重或使用药物明显增多,提示哮喘控制不佳,需及时就诊。

2.使用呼气峰流速仪:呼气峰流速仪是一种可监测呼气流速的小型仪器,通过检测可反映当时气道的通畅程度,可帮助医生及患者客观地了解哮喘的病情变化,尽早发现病情加重的迹象,及时就医,避免哮喘大发作。它简单易行,安全有效,患者可以在家自己操作完成。

支气管哮喘是气道慢性炎症，需要长期、规范地用药和管理，患者应尽量避免接触一切致敏因素及刺激因素，遵照医嘱规范用药，掌握正确的吸药技术，才能使病情得到有效控制，和正常人一样工作生活。

Q: 哮喘患者如何选择医院和医生？

哮喘是一种很难治愈的疾病，患者一定要选择正规的、综合性的二级、三级医院进行规范诊治，以免误诊误治，耽误病情。可以参考以下方面。

1. 医院资质：选择正规专业的医院，其疗效和技术更值得信赖，为疾病康复打下坚实的基础。

2. 医疗团队：医生要有丰富的临床诊疗经验，以及扎实的诊断经验，同时掌握国内外最先进、最有效的治疗方法。

3. 医疗设备：这是选择医院的核心，只有技术、设备、医疗资源有了良好的保障，疗效才能得到肯定。

4. 治疗费用：在治好病的前提下，能够节省治疗费用是患者共同的愿望。

5. 优质服务：品质服务，人民满意。

如果是轻到中度的哮喘，可以到呼吸内科就诊，如果患者是重症哮喘急性发作，要到急诊科就诊。

Q: 关于哮喘的常见认知误区有哪些？

患者对哮喘常见的误区有以下几种。

1. 把哮喘当肺炎来就诊：哮喘和肺炎的区别：肺炎表现为咳嗽、咳痰，多有全身表现，如发热、乏力等；哮喘则表现为反复干咳、胸闷、气喘，具有慢性、反复性、发作性特点，发作时间从几十分钟到数天不等。

2. 认为哮喘一定会"喘"：典型的哮喘患者会出现明显的喘息症状，但不典型的哮喘患者只有咳嗽或胸闷，需要医生结合症状、体征及相关检查进行诊断评估。

3. 症状消失后以为"根治"或"自愈"了：哮喘是气道慢性炎症，是不会根治的，凭感觉自行停药会导致病情复发或加重。如果评估患者处于稳定期，医生会循序渐进减少药量，所以一定要按照医嘱，定期复诊。

第二节　慢性阻塞性肺疾病

Q: **慢阻肺是什么？患病率如何？**

慢性阻塞性肺疾病（chronic obstructive pulmonary diseases，COPD）简称慢阻肺，是一种常见的、可预防和治疗的慢性气道疾病，其特征是持续存在的气流受限和相应的呼吸系统症状。

慢阻肺是一种严重危害人类健康的常见病，严重影响患者的生命质量，是导致死亡的重要病因，并给患者及其家庭以及社会带来沉重的经济负担。2018年，王辰院士牵头的"中国成人肺部健康研究"调查结果显示，我国 20 岁及以上成人慢阻肺患病率为 8.6%，40 岁以上人群患病率高达 13.7%，估算我国患者数近 1 亿，提示我国慢阻肺发病仍然呈现高态势。

Q: **哪些是慢阻肺的高危人群？个体的哪些方面影响慢阻肺？**

40 岁及以上有吸烟史、职业粉尘暴露史、化学物质接触史、生物燃料烟雾接触史、有慢阻肺家族史 5 类慢阻肺的高危人群。

个体影响慢阻肺的因素包括：①遗传因素：慢阻肺有遗传易感性。②年龄和性别：年龄是慢阻肺的危险因素，年龄越大，慢阻肺患病率越高。慢阻肺患病率在男女性别之间的差异报道不一致，但是，有文献报道女性对烟草烟雾的危害更敏感。③肺生长发育：从胎儿、出生到少年时期肺的生长发育不良是慢阻肺的危险因素。④支气管哮喘和气道高反应性：哮喘和慢阻肺同时存在，加速疾病进程。⑤低体质指数（BMI）：低 BMI 也与慢阻肺的发病有关，BMI 越低，慢阻肺的患病率越高。吸烟和 BMI 对慢阻肺存在交互作用。

Q: **哪些环境因素可以影响慢阻肺？**

1. 吸烟：是慢阻肺最重要的环境致病因素。孕妇吸烟可能会影响子宫内胎儿的发育及其肺脏的生长，并对胎儿的免疫系统功能有一定影响。

2. 燃料烟雾：柴草、煤炭和动物粪便等燃料产生的烟雾中含有大量有害成分，可能是不吸烟女性发生慢阻肺的重要原因。燃料所产生的室内空气污染与吸烟具有协同作用。改用清洁燃料，同时加强通风，能够延缓肺功能下降的速率，减少慢阻肺发病的危险度。

3. 空气污染：空气中的颗粒物（PM）和有害气体（二氧化硫、二氧化氮、臭氧和一氧化碳等）对支气管黏膜有刺激和细胞毒性作用，空气中 PM2.5 的浓度超过 35 $\mu g/m^3$ 时，慢阻肺的患病危险度明显增加。

4. 职业性粉尘：当职业性粉尘（二氧化硅、煤尘、棉尘和蔗尘等）的浓度过大或接触时间过久时，可导致慢阻肺的发生。

5. 感染和慢性支气管炎：呼吸道感染是慢阻肺发病和加剧的重要因素，病毒和（或）细菌感染都是慢阻肺急性加重的常见原因。儿童期反复下呼吸道感染可能是造成成年慢阻肺的病因。

6. 社会经济地位：居住环境长期空气污染严重、营养状况差等可能与发病存在一定联系。

Ⓠ 慢阻肺有哪些症状？

1. 主要临床表现：慢阻肺的主要症状是慢性咳嗽、咳痰和呼吸困难。早期慢阻肺患者可以没有明显的症状，随病情进展日益显著；咳嗽、咳痰症状通常在疾病早期出现，而后期则以呼吸困难为主要表现。

2. 症状特征及演变。

（1）慢性咳嗽：是慢阻肺常见的症状。咳嗽症状出现缓慢，迁延多年，以晨起和夜间阵咳为著。

（2）咳痰：多为咳嗽伴随症状，痰液常为白色黏液性或浆液性，常于早晨起床时剧烈阵咳，咳出较多黏液、浆液样痰后症状缓解；急性加重时痰液可变为黏液脓性而不易咳出。

（3）气短或呼吸困难：早期仅在劳动时出现，渐加重，轻微活动甚至休息时也感到呼吸困难；活动后呼吸困难是慢阻肺的标志性症状。

（4）胸闷和喘息：部分患者有明显的胸闷和喘息，此非慢阻肺特异性症状，常见于重症或急性加重患者。

Q: 慢阻肺有什么特点？

1. 长年咳嗽、咳痰，呈进行性加重，后伴胸闷、气短、呼吸困难，活动后呼吸困难，气候、季节改变常伴病情加重。

2. 既往常有呼吸道感染史，可有慢性肺心病，可有过敏史。

3. 个人史中常见多年、大量吸烟史，职业与化学物质、粉尘等接触频繁。

4. 家族史中可见家族聚集性发病倾向。

Q: 慢阻肺有哪几种分期？

根据 COPD 病程、症状缓急及治疗的相应改变，将 COPD 分为稳定期与急性加重期。急性加重期是指患者病情出现超越日常状况的持续恶化，并需改变目前治疗方案。患者在急性加重期往往表现咳嗽加重，频率增加，气短、喘息加重，痰量明显增加，合并细菌感染痰变为脓性，另可有发热等症状明显加重改变。稳定期时，患者一般症状如咳嗽、咳痰、气短等轻微或无明显变化。

Q: 慢阻肺一定会有喘息症状么？

慢阻肺患者大部分只有在病情较重时，才会出现喘息的情况，胸闷一般发生在劳作后。活动后呼吸困难是慢阻肺的"标志性症状"，但喘息和胸闷不一定是慢阻肺所导致的。建议具体情况要及时去医院检查，明确病因，在医生的帮助下针对性治疗。

Q: 怀疑慢阻肺必须做肺功能检查吗？

肺功能检查是目前检测气流受限公认的客观指标，是慢阻肺诊断的"金标准"，也是慢阻肺的严重程度评价、疾病进展监测、预后及治疗反应评估中最常用的指标。

Q: 怀疑慢阻肺还需要做哪些影像学检查？

1. 胸部 X 线检查。慢阻肺早期 X 线胸片可无明显变化，随后可出现肺纹理增多和紊乱等非特征性改变。主要 X 线征象为肺过度充气，表现为肺野透亮度增高、双肺外周纹理纤细稀少、胸腔前后径增大、肋骨走向变平、横膈位置低平、心脏悬垂狭长，严重者常合并有肺大疱的影像学改变。X 线胸片对确定肺部并发症及与其他疾病（如肺间质纤维化、肺结核等）鉴别具有重要意义。

2. 胸部 CT 检查：高分辨率 CT 对辨别小叶中心型和全小叶型肺气肿以及确定肺大疱的大小和数量，有较高的敏感度和特异度，多用于鉴别诊断和非药物治疗前评估。对预测肺大疱切除或外科减容手术等效果有一定价值。利用高分辨率 CT 可计算肺气肿指数、气道壁厚度、功能性小气道病变等指标，有助于慢阻肺的早期诊断和表型评估。

Q: 怀疑慢阻肺还需要做实验室检查吗？

1. 动脉血气分析检查：动脉血气对判断低氧血症、高碳酸血症、酸碱失衡，以及呼吸衰竭的类型有重要价值。呼吸衰竭的动脉血气分析诊断标准为在海平面、静息状态、呼吸空气条件下，$PaO_2 < 60$ mmHg（1 mmHg=0.133 kPa），伴或不伴有 $PaCO_2 > 50$ mmHg。

2. 心电图和超声心动图检查：对于晚期慢阻肺以及慢阻肺急性加重的鉴别诊断、并发肺源性心脏病以及慢阻肺合并心血管系统疾病的诊断、评估和治疗具有一定的临床意义与实用价值。慢阻肺合并慢性肺源性心脏病超声心动图可出现心脏右心室增大，右心室流出道内径增宽；右心室内径增大；右心室前壁厚度增厚，以及肺动脉瓣曲线出现肺动脉高压征象等。

Q: 是否能够在家自检发现慢阻肺？

在家无法自检发现患慢阻肺，因为慢阻肺必须做肺功能检查，可根据慢性咳嗽、咳痰、活动时气促、喘息等症状来高度怀疑自己是否得慢阻肺。确诊必须通过肺功能检查结合症状。

Q: 如何诊断慢阻肺？

慢阻肺的诊断主要依据危险因素暴露史、症状、体征及肺功能检查等临床资料，并排除可引起类似症状和持续气流受限的其他疾病，综合分析确定。肺功能检查表现为持续气流受限是确诊慢阻肺的必备条件，吸入支气管舒张剂后 $FEV_1/FVC < 70\%$ 即明确存在持续的气流受限。临床医生可使用图 1-1 的诊断流程进行慢阻肺诊断。

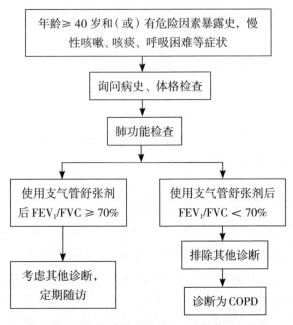

图 1-1　慢性阻塞性肺疾病（COPD）诊断流程

Q: 怎么简易的判断自己是否患慢阻肺？

　　当基层医院不具备肺功能检查条件时，可通过筛查问卷（表 1-1）发现慢阻肺高危个体，疑诊患者应向上级医院转诊，进一步明确诊断；非高危个体建议定期随访。

表 1-1　中国慢阻肺自我筛查问卷

问题	选项	评分标准	得分
您的年龄	40 ~ 49 岁	0	
	50 ~ 59 岁	3	
	60 ~ 69 岁	7	
	70 岁以上	10	
您的吸烟量（包·年） = 每天吸烟＿＿包 × 吸烟＿＿年	0 ~ 14 包·年	0	
	15 ~ 30 包·年	1	
	≥ 30 包·年	2	
您的 BMI（kg/m^2） = 体重 / 身高 ^{2} 如果不会计算，您的体重属于哪一类：很瘦（7），一般（4），稍胖（1），很胖（0）	< 18.5 kg/m^2	7	
	18.5 ~ 23.9 kg/m^2	4	
	24.0 ~ 27.9 kg/m^2	1	
	≥ 28.0 kg/m^2	0	

续表

问题	选项	评分标准	得分
没有感冒时您是否经常咳嗽	是	3	
	否	0	
您平时是否感觉有气促	没有气促	0	
	在平地急行或爬小坡时感觉气促	2	
	平地正常行走时感觉气促	3	
您目前使用煤炉或柴草烹饪或取暖吗	是	1	
	否	0	
您父母、兄弟姐妹及子女中，是否有人患有支气管哮喘、慢性支气管炎、肺气肿或慢阻肺	是	2	
	否	0	
		总分	

注：总分≥16分需要进一步检查明确是否患有慢阻肺。

Q: 慢阻肺分为哪几级？

确诊COPD后，应根据气流受限的严重程度对COPD进行分级，FEV_1占预计值百分比作为气流受限程度的敏感指标，以及COPD分级的依据，COPD可分为1级（轻度）、2级（中度）、3级（重度）、4级（极重度）共四级。

Q: 怎么通过症状来简单评估慢阻肺的严重程度？

COPD分级虽然可反映气流受限的程度。但首先，新入院患者往往不能立即完成肺功能检查，或因急性加重期无法完成检查；其次，COPD的严重程度除气流受限，还需其他指标综合评定，因此可根据改良版英国医学研究委员会（mMRC）呼吸困难问卷（表1-2）来简单评估。

表1-2 改良版英国医学研究委员会（mMRC）呼吸困难问卷

0级	只有在剧烈活动时才感明显呼吸困难
1级	在平地快步行走或步行爬小坡时出现气短
2级	由于气短，平地行走时比同龄慢或需要停下来休息
3级	在平地行走100米左右或数分钟后需要停下来喘气
4级	因严重呼吸困难以至于不能离开家，或在穿衣服、脱衣服时出现呼吸困难

Q: 慢阻肺药物治疗有哪些?

1. 支气管舒张剂: 主要的支气管舒张剂有 β_2 受体激动剂、抗胆碱能药物及茶碱类药物。

(1) β_2 受体激动剂: β_2 受体激动剂分为短效和长效两种类型。短效 β_2 受体激动剂 (short-acting beta2-agonist, SABA) 主要有特布他林、沙丁胺醇及左旋沙丁胺醇等; 长效 β_2 受体激动剂 (long-acting beta2-agonist, LABA) 作用时间持续 12 小时以上, 临床的药物包括沙美特罗 (salmeterol) 和福莫特罗 (formoterol)、茚达特罗 (indacaterol)、奥达特罗 (oladaterol) 和维兰特罗 (vilanterol) 等。

(2) 抗胆碱能药物: 抗胆碱能药物可分为短效和长效两种类型。短效抗胆碱能药物 (short-acting anticholinergic agents, SAMA) 主要有异丙托溴铵 (ipratropium bromide)。长效抗胆碱能药物 (long-acting anticholinergic agents, LAMA) 包括噻托溴铵 (tiotropium bromide)、格隆溴铵 (glycopyrronium bromide)、乌美溴铵 (umeclidinium bromide) 和阿地溴铵 (aclidinium bromide) 等。

(3) 茶碱类药物: 茶碱类药物可解除气道平滑肌痉挛。茶碱联合 LABA 对肺功能及呼吸困难症状的改善效果优于单独使用 LABA。

2. 吸入糖皮质激素: 慢阻肺稳定期长期单一应用 ICS 治疗并不能阻止 FEV_1 的降低趋势, 对病死率亦无明显改善; 因此不推荐对稳定期慢阻肺患者使用单一 ICS 治疗。在使用 1 种或 2 种长效支气管舒张剂的基础上可以考虑联合 ICS 治疗。慢阻肺对 ICS 复合制剂长期吸入治疗的反应存在异质性, 外周血嗜酸粒细胞计数可用于指导 ICS 的选择, 但目前尚缺乏外周血嗜酸粒细胞计数指导中国慢阻肺人群 ICS 治疗的研究。对于稳定期患者在使用支气管舒张剂基础上是否加用 ICS, 要根据症状和临床特征、急性加重风险、外周血嗜酸粒细胞数值和合并症及并发症等综合考虑。

3. 联合治疗: 不同作用机制的支气管舒张剂联合治疗优于单一支气管舒张剂治疗。SABA 联合 SAMA 对肺功能和症状的改善优于单药治疗。LABA 和 LAMA 联合治疗也可更好改善肺功能和症状, 降低疾病进展风险等。目前已有多种 LABA 和 LAMA 联合制剂, 如福莫特罗 / 格隆溴铵、奥达特罗 / 噻托溴铵、维兰特罗 / 乌镁溴铵、茚达特罗 / 格隆溴铵。研究结果显示, 与单药治疗比较, 联合治疗能显著改善患者肺功能, 减少急性加重, 也能改善呼吸困难症状及健康状态, 提高生活质量。目前已有布地奈德福莫特罗、氟替卡松 / 沙美特罗、倍氯米松福莫特罗、糠酸氟替卡松 / 维兰特罗等多种联合制剂。使用三联治疗的患者能获得更好的疗效，目前国内有布地奈德 / 富马酸福莫特罗 / 格隆溴铵和糠酸氟替卡松 / 维兰特罗 / 乌镁溴铵 2 种三联制剂。

初始治疗方案推荐：A 组选用 1 种支气管舒张剂（短效或长效）。B 组选用 1 种长效支气管舒张剂；若患者过氧化氢酶（CAT）大于 20 分，可考虑使用 LAMA+LABA 联合治疗。C 组选用 LAMA 或 ICS+LABA。D 组根据患者的情况选择 LAMA 或 LAMA+LABA 或 ICS+LABA 或 ICS+LAMA+LABA；若 CAT 大于 20 分，推荐首选双支气管舒张剂联合治疗。

对于血嗜酸粒细胞计数 ≥ 300 个 / μL 或合并哮喘的患者首先推荐含 ICS 的联合治疗。

4. 磷酸二酯酶 4（PDE-4）抑制剂：其主要作用是通过抑制细胞内环腺苷酸降解来减轻炎症，目前应用临床的选择性 PDE-4 抑制剂罗氟司特（roflumilast）在亚洲人群中耐受性良好，口服罗氟司特 1 次 / 天可改善应用沙美特罗或噻托溴铵治疗患者的 FEV_1，同时对于固定剂量 ICS+LABA 控制不佳的患者，加用罗氟司特对肺功能也有改善。对于存在慢性支气管炎、重度至极重度慢阻肺、既往有急性加重病史的患者，罗氟司特可使需用激素治疗的中重度急性加重发生率下降约 17%。目前，尚未见关于罗氟司特和 ICS 的对照或联合治疗研究。

不良反应：最常见的有恶心、食欲下降、体重减轻、腹痛、腹泻、睡眠障碍和头痛，通常发生在治疗早期，可能具有可逆性，并随着治疗时间的延长而消失。对照研究结果显示，在罗氟司特治疗期间会出现不明原因的体重下降，因此建议在治疗期间监测体重，低体重患者避免使用。对有抑郁症状的患者也应谨慎使用，罗氟司特与茶碱不应同时应用。

5. 其他药物。

（1）祛痰药及抗氧化剂：祛痰药及抗氧化剂的应用可促进黏液溶解，有利于气道引流通畅，改善通气功能。黏液活性药物种类较多，临床常用祛痰抗氧化药物主要有 N- 乙酰半胱氨酸（NAC）、羧甲司坦、厄多司坦、福多司坦和氨溴索等。

（2）免疫调节剂：采用常见呼吸道感染病原菌裂解成分生产的免疫调节药物。

（3）中医治疗：对慢阻肺患者也应根据辨证施治的中医治疗原则，某些中药具有祛痰、支气管舒张和免疫调节等作用，可有效缓解临床症状，改善肺功能和免疫功能，提高生活质量。

（4）α-1 抗胰蛋白酶强化治疗：有研究表明，α-1 抗胰蛋白酶强化治疗可减缓慢阻肺患者肺功能的进展，但仍缺乏足够的获益证据。考虑到治疗花费等问题，目前未能形成推荐意见，临床上需要个体化选择应用。

Q: 慢阻肺的呼吸康复治疗有哪些建议？

呼吸康复的定义是"在全面评估基础上，为患者提供个体化的综合干预措施，包括但不限于运动锻炼、教育和行为改变，目的是改善慢性呼吸疾病患者的生理及心理状况，并促进健康行为的长期保持。"呼吸康复可减轻患者呼吸困难症状、提高运动耐力、改善生活质量、减轻焦虑和抑郁症状、减少急性加重后 4 周内的再住院风险。对于有呼吸困难症状的患者，呼吸康复应作为常规推荐。相对禁忌证包括不稳定心绞痛、严重的心律失常、心功能不全、未经控制的高血压等，或存在影响运动的神经肌肉疾病、关节病变、周围血管疾病等，或严重的认知功能或精神障碍等。

规律的运动训练是呼吸康复的核心内容。每个慢阻肺患者的运动训练计划应根据全面评估结果、康复目标、康复场所以及可提供的仪器设备来决定。运动训练处方包括运动方式、频率、持续时间、运动强度和注意事项。运动方式分为有氧训练、阻抗训练、平衡柔韧性训练、呼吸肌训练等。有氧训练又称耐力训练，指机体动用全身大肌群按照一定的负荷、维持长时间运动能力，常见的有氧运动包括快走、慢跑、游泳、打球等；阻抗训练又称力量训练，是指通过克服一定量的负荷来训练局部肌肉群的一种运动方式。阻抗训练方式通常包括器械训练和徒手训练，器械训练主要包括哑铃、弹力带、各种阻抗训练器械，徒手训练采用抗自身重力方式如深蹲、俯卧撑等；平衡柔韧训练可以提高患者柔韧性，对于预防运动损伤、扩大关节活动范围有重要作用，常见的柔韧训练包括太极拳、八段锦、瑜伽等；呼吸肌功能下降是导致慢阻肺患者肺通气功能不足、气促的常见原因之一，呼吸训练主要包括缩唇呼吸、腹式呼吸及呼吸肌耐力训练。

Q: 慢阻肺的氧疗有哪些建议？

慢性呼吸衰竭的患者进行长期氧疗（long-term oxygen therapy，LTOT）可以提高静息状态下严重低氧血症患者的生存率，对血流动力学、血液学特征、运动能力、肺生理和精神状态都会产生有益的影响。长期氧疗的目的是使患者在海平面水平、静息状态下，$PaO_2 \geq 60$ mmHg 和（或）使 SaO_2 达到 90%，以维持重要器官的功能，保证周围组织的氧气供应。同时也有新的研究证实，患者从运动训练中获益并不需要补充氧气来纠正 SaO_2 降低。因此，对于慢阻肺患者，他们在休息时 SaO_2 正常，但在运动过程中出现 SaO_2 下降，可以在没有补充氧气的地方提供运动训练计划，便于在社区开展肺康复计划。

Q: 如何进行家庭无创通气？

家庭无创正压通气（hNIPPV）可治疗稳定期慢阻肺患者。对于存在严重二氧化碳潴留（$PaCO_2 \geq 52$ mmHg，pH 大于 7.30）的重度或极重度慢阻肺患者，hNIPPV 可以改善症状、降低住院需求和病死率，尤其适合于合并阻塞性睡眠障碍的患者。

Q: 慢阻肺适合接种哪些疫苗？

疫苗接种是预防相应病原体感染的有效治疗手段。在慢阻肺中，尤其是年龄大于 65 岁的患者，推荐每年接种流感疫苗和每 5 年接种肺炎球菌疫苗。对于从未接种百白破疫苗（DPT）的慢阻肺患者，建议补接种，以预防百日咳、白喉和破伤风的发生。

Q: 还有哪些治疗手段应用于慢阻肺治疗？

内科介入治疗：经支气管镜肺减容术（bronchoscopic lung volume reduction，BLVR）。与标准内科治疗相比，肺减容术能改善肺功能、呼吸困难、运动能力和生活质量。

外科干预：①肺移植；②外科肺减容术（lung volume reduction surgery，LVRS）等。

Q: 中医是如何认识慢阻肺的？

慢阻肺在中医上称为肺胀，是一个正虚邪实的疾病，其病位主要在于肺，与心、脾、肾关系密切。一方面患者多有正气虚弱；另一方面患者多受到外邪的侵袭，两者共同作用，使机体产生痰浊、水饮、血瘀这三种病理产物，相互缠绵，导致慢阻肺的病程很长，且不易痊愈。故需辨别虚弱的脏腑所产生的病理产物，并针对性地治疗。

Q: **中医治疗慢阻肺的方法有哪些？**

1. 喘证的辨证治疗：包括风寒滞肺证（宣肺散寒）、痰热郁肺证（清热化痰、宣肺平喘）和肺气郁闭证（开郁降气平喘）。

2. 肺胀的辨证治疗：包括痰蒙神窍证（涤痰、开窍、息风）和阳虚水泛证（温阳化饮利水）。

Q: **慢阻肺的并发症有哪些？预防措施是什么？**

慢阻肺最常见的并发症为慢性肺源性心脏病。慢阻肺的慢性缺氧状态可导致肺动脉高压，并逐渐形成肺心病，甚至右心衰竭。慢阻肺也容易并发栓塞性疾病，如深静脉栓塞、肺栓塞。此外，由于肺的结构毁损而形成的肺大疱很容易破裂，常导致自发性的气胸，所以自发性气胸也是常见的并发症之一。

慢阻肺并发症无法完全避免，也无法治愈，应积极预防，如讲究卫生、戒烟和增强体质，提高全身抵抗力，减少感冒及各种呼吸道疾病的发生。

Q: **慢阻肺能治好么？有传染性么？遗传吗？**

慢阻肺无法根治，是不可逆气道改变。无传染性。某些遗传因素可导致患 COPD 的风险增高。遗传性 α-抗胰蛋白酶缺乏可致肺泡弹力纤维破坏，诱发肺气肿和气道阻塞，但在我国极为少见，无正式报道，在西方国家则相对较多。另外，气道高反应性可能与遗传因素有关，COPD 可有家族遗传。

Q: **慢阻肺患者的护理应该注意些什么？**

1. 心理护理：对患者进行疾病认识方面的宣教，消除对疾病的恐惧心理，鼓励患者维持最佳的呼吸形态，尽最大可能让患者呼吸形态正常和呼吸平稳，并教会患者有效咳嗽，保持呼吸道通畅。

2. 生活饮食：叮嘱患者戒烟并养成良好的生活习惯；加强营养摄入（肉、蛋、奶）少食多餐，清淡饮食，多饮水，每日饮水量大于 1500 mL。

3. 环境：保持环境清洁、干净、阳光充足，避免鲜花、空气消毒剂的不合理摆放和使用，

4. 体位：给予哮喘发作患者靠背架，患者伏桌而坐，保持气道通畅。

Q: **怎样给慢阻肺患者进行氧疗？**

持续低流量吸氧，氧流量 1 ~ 2 L/min；日常家庭氧疗每日持续吸氧不少于

15 小时。若低流量氧疗不能解决问题，缺氧严重，应及时反馈信息，进行必要的机械通气。同时做好基础护理，防止口腔炎症，做好口腔和呼吸道护理。吸氧的流量，应根据患者的缺氧情况实时调整，不增加患者对吸氧的恐惧。床边，家庭多为双鼻吸氧。

Q: 什么是体位引流？怎么做？如何拍背？

通过调整体位的方式，将支气管内的痰液引流至较大气管，配合叩背，以便痰液咳出，一般采取端坐位或头低脚高侧卧位。结合正确的拍背有助于痰液排出。手掌合成杯状，腕关节不动，利用肘关节带动手掌，依次从背部、腋下开始拍。

Q: 慢阻肺患者怎么锻炼呼吸肌？日常生活指导是什么？

在日常生活注意进行缩唇呼吸、腹式呼吸，改善肺功能，并做力所能及的体育锻炼，如太极拳、气功，适当散步。保证生活规律，睡眠充足。保持家中空气清新，必要时安装空气清新机。不建议家中养宠物，同时也不建议使用难以清理的地毯。

Q: 慢阻肺健康教育及积极的态度有帮助吗？

对患者进行有关 COPD 知识的介绍有助于患者更好地配合治疗，加强对疾病急性发作的预防，使患者掌握改善症状的方法，包括以下几方面。

1. 教育、督促有吸烟史的患者戒烟，对于有吸烟史的患者，戒烟是唯一可以有效缓解肺功能进行性降低的方式。

2. 使患者掌握 COPD 的基本知识，加强患者对疾病的了解，有助于患者日常回避危险因素，树立治疗的信心。

3. 使患者掌握一般及一些特殊的治疗方法，如吸氧及吸入支气管扩张剂、表面激素的方法。

4. 教给患者自我控制病情的方法，如腹式呼吸、缩唇呼吸。

5. 使患者了解赴医院就诊的时机。

6. 教育患者家属加强互利的方法，如协助患者排痰等。

7. 建议患者避免接触职业性烟雾、粉尘和化学物质，加强保暖，避免着凉，外出佩戴口罩。

第三节　睡眠呼吸暂停低通气综合征

Q: 什么是睡眠呼吸暂停低通气综合征？

要了解睡眠呼吸暂停低通气综合征首先需要明白两个概念，即睡眠呼吸暂停及低通气。呼吸暂停系指睡眠中口和鼻气流均停止 10 秒以上；低通气则是指睡眠中呼吸气流幅度较基础水平降低 50% 以上并伴有血氧饱和度下降 ≥ 3%，持续时间 ≥ 10 s，或呼吸气流幅度较基础水平降低 ≥ 30% 并伴有血氧饱和度下降 ≥ 4%，持续时间 ≥ 10 s；而睡眠呼吸暂停低通气综合征是指 7 小时睡眠中呼吸暂停及低通气反复发作在 30 次以上。

睡眠呼吸暂停低通气综合征（SAHS）通常习惯被简称为睡眠呼吸暂停综合征（SAS）。

Q: 睡眠呼吸暂停综合征的分型有哪些？

睡眠呼吸暂停综合征主要分为以下 3 型。

1. 阻塞性睡眠呼吸暂停（OSA）：指呼吸暂停发生时，胸腹式呼吸仍然存在。系因上气道阻塞而出现呼吸暂停，但是中枢神经系统呼吸驱动功能正常，继续发出呼吸运动指令兴奋呼吸肌，因此胸腹式呼吸运动仍存在。呼吸睡眠暂停综合征以此型最为多见。

2. 中枢性睡眠呼吸暂停（CSA）：指呼吸暂停发生时，口鼻气流与胸腹式呼吸同时消失。由呼吸中枢神经功能调节异常引起，呼吸中枢神经不能发出有效指令，呼吸运动消失，口鼻气流停止。

3. 混合性睡眠呼吸暂停：指一次呼吸暂停过程中，一开始口鼻气流与胸腹式呼吸同时消失，数秒或数十秒后出现胸腹式呼吸运动，仍无口鼻气流。

Q: 睡眠呼吸暂停综合征的发病率如何？

根据 20 世纪 90 年代美国威斯康星睡眠队列研究的结果，有症状的睡眠呼吸暂停在中年人的发病率是 2% ~ 4%。根据国际睡眠疾病分类第三版对成人睡眠呼吸暂停的诊断标准，最新的流行病学研究结果表明，30 ~ 70 岁的美国人群中，成人男性睡眠呼吸暂停综合征的发生率为 14%，而女性则为 5%。2013 年 Vandeleur M 等研究表明，Prader-Willi 综合征在儿童睡眠呼吸暂停综合征中的发病率高达 44% ~ 100%。上海市 2000 年初期的数据表明，睡眠呼吸暂停患病率估计为 3.62%。随着超重和肥胖人群的不断增多，睡眠呼吸暂停的患病率在全球范围内逐年上升，已成为重要的公共卫生问题。

Q: 睡眠呼吸暂停综合征的高危人群有哪些？

睡眠呼吸暂停综合征多发于 30 ~ 49 岁的中年男性，男性的发病率是女性的 2 ~ 3 倍，且多见于肥胖和脖子周围皮下脂肪组织过多的人群，这是由身体体重增加，咽腔部分的脂肪堆积而引起，此外呼吸道狭窄性疾病如扁桃体肥大、下颌过小、鼻中隔偏曲、下颌后屈、胃食管反流、甲状腺功能下降、肢端肥大等都可引起此病，长期大量吸烟、酗酒，口服某些药物如镇静剂、安眠药，也容易引起睡眠呼吸障碍。家族中有该病相关人员也是睡眠呼吸暂停综合征的高危因素。

Q: 为什么会发生睡眠呼吸暂停综合征？会有哪些影响？

通常情况下，吸气时，上气道产生负压容易导致气道闭合，而咽部扩张肌可以维持气道开放。在呼吸睡眠暂停综合征患者中，上气道扩张肌不足以预防气道狭窄或者闭塞，这是导致气道阻塞的主要原因。随着夜间反复的呼吸暂停和低通气事件，患者可出现间歇低氧。呼吸暂停和低通气事件发生时也可出现轻度高碳酸血症。此外，睡眠呼吸暂停综合征的患者由于反复的低氧和交感神经兴奋，会出现全身炎症反应、氧化应激增加，这可能与睡眠呼吸暂停综合征并发高血压、心血管疾病的机制有关。

Q: 睡眠呼吸暂停综合征有哪些临床表现及危害？

睡眠呼吸暂停综合征以睡眠打鼾伴反复的呼吸暂停为主要特征，其可破坏睡眠结构，造成夜间睡眠质量下降，深睡眠和快速动眼睡眠时间减少，患者白天常出现晨起口干、头疼、困倦、嗜睡等症状。此外，患者还容易出现注意力不集中、记忆力下降、易怒、焦虑或抑郁等精神症状。

睡眠呼吸暂停综合征可造成患者夜间慢性间歇性缺氧、高碳酸血症、交感神经系统激活、睡眠结构破坏及高胸腔负压，继发多系统损伤（并发高血压、糖尿病、心律失常、心肌梗死、精神异常、性功能障碍等疾病）。

Q: 怎样判定自己是否患有睡眠呼吸暂停综合征？

当出现睡眠打鼾伴反复的呼吸暂停时，应该怀疑是否患有睡眠呼吸暂停综合征，并到医院进行睡眠呼吸监测。经医生检查，如果患者在每夜 7 小时的睡眠过程中，呼吸暂停及低通气反复发作 30 次以上，或呼吸暂停低通气指数（AHI）≥ 5 次 / 小时，伴有打鼾、呼吸睡眠暂停、白天嗜睡、夜间觉醒等症状时，可以判定患者患有睡眠呼吸暂停综合征。

Q: 睡眠呼吸暂停综合征需要进行哪些检查？

1. 实验室检查：部分患者可出现红细胞和血红蛋白增高，亦可见血糖增高。动脉血气分析可有不同程度的低氧血症、高碳酸血症、呼吸性酸中毒。

2. 心电图、超声心动图：可出现心律失常，如有高血压、冠心病、肺动脉高压，则有相应表现。

3. 肺功能：部分可表现为限制性通气功能障碍。

4. 胸部 X 线：如有高血压、冠心病、肺动脉高压，则有相应表现。

Q: 什么是确诊睡眠呼吸暂停综合征的检查？

多导睡眠图是确诊睡眠呼吸暂停综合征的检查手段。该项检查同步记录患者睡眠时的脑电图、肌电图、口鼻气流、动脉血氧饱和度等多项指标，可准确地了解患者睡眠时呼吸暂停及低通气的情况。本病的病情分度如表 1–3 所示。

表 1–3　睡眠呼吸暂停综合征病情分度

病情分度	AHI（次 / 小时）	夜间最低 SaO_2（%）
轻度	5 ~ 15	85 ~ 90
中度	> 15 ~ 30	80 ~ 85
重度	> 30	< 80

Q: 睡眠呼吸暂停综合征的诊治流程是什么？

对于常规体检的患者来说，如果有下述情况，应该进行更详细的睡眠病史评估和体格检查。

睡眠病史：内容包括打鼾的情况、可观察到的呼吸暂停、夜间窒息或憋气、不能解释的白天嗜睡、睡眠时间、夜尿情况、白天头痛、易醒/失眠、记忆力减退、注意力和白天警觉性下降、性功能障碍等。

医生将对患者进行呼吸睡眠监测，对患者的病史、症状、体征、影像学检查结果等进行综合评判后，做出临床诊断。

Q: 睡眠呼吸暂停综合征的诊断标准是什么？

1. 出现以下任何 1 项及以上症状。①白天嗜睡、醒后精力未恢复、疲劳或失眠。②夜间因憋气、喘息或窒息而醒。③习惯性打鼾、呼吸中断。④高血压、冠心病、脑卒中、心力衰竭、心房颤动、2 型糖尿病、情绪障碍、认知障碍。

2. 每夜 7 小时睡眠过程中，呼吸暂停及低通气反复发作 30 次以上；呼吸暂停低通气指数（AHI）≥ 5 次/小时。

3. 无上述症状，每夜 7 小时睡眠过程中，AHI ≥ 15 次/小时。

符合条件①和②或者只符合条件③可以诊断成人睡眠呼吸暂停综合征。

Q: 睡眠呼吸暂停综合征一般治疗措施有哪些？

一般治疗包括危险因素控制及体位治疗。

1. 危险因素控制：应控制体重，包括饮食控制、加强锻炼。戒酒、戒烟、慎用镇静催眠药物及其他可引起或加重睡眠呼吸暂停综合征的药物。

2. 体位治疗：侧卧位睡眠，抬高床头，应对患者进行体位睡眠教育和培训。

Q: 睡眠呼吸暂停综合征药物治疗措施有哪些？

由于个体差异大，用药不存在绝对的最好、最快、最有效，除常用非处方药外，应在医生指导下充分结合个人情况选择最合适的药物。目前尚无疗效确切的药物可以针对性使用，药物治疗主要用于对因治疗，如针对上气道炎症的病因（鼻 - 鼻窦炎、过敏性鼻炎等）进行治疗，可使用鼻喷激素等。

Q: 睡眠呼吸暂停综合征是否需要进行手术治疗？

对于睡眠呼吸暂停综合征主要是采用非手术治疗方式。手术治疗需要严格掌握手术适应证，仅适合于手术确实可解除上气道阻塞（包括咽部黏膜组织肥厚、鼻腔狭小、悬雍垂肥大、软腭过低、扁桃体肥大）并且 AHI < 20 次 / 小时者；不适用于肥胖及 AHI > 20 次 / 小时者。

Q: 睡眠呼吸暂停综合征有哪些手术治疗方法？

研究证明，鼻腔阻塞是咽腔阻塞的源头。根据鼻腔、咽腔的阻塞情况可以分别选择不同手术治疗，包括鼻中隔或鼻腔手术（鼻中隔三线减张成形术、鼻腔扩容术等）、腭咽或咽腔手术（悬雍垂腭咽成形术），以及其他手术（如下颌骨前徙术等）。

对于某些非肥胖而口咽部阻塞明显的重度阻塞性睡眠呼吸暂停低通气综合征患者，可以考虑在应用持续气道正压通气治疗 1 ~ 2 个月，在夜间呼吸暂停及低氧已基本纠正的基础上，施行悬雍垂腭咽成形手术（UPPP）治疗。经手术治疗的患者，术后 3 个月、6 个月应进行多导睡眠监测（PSG）复查，以了解治疗及康复情况。

Q: 睡眠呼吸暂停综合征有哪些其他治疗措施？

无创正压通气治疗是成人阻塞性睡眠呼吸暂停综合征的首选和初始治疗手段。临床上常用的无创辅助通气，包括普通固定压力持续气道正压通气、智能型持续气道正压通气和双水平气道正压通气，以持续气道正压通气最为常用，通过持续对气道施加正压力，起到睡眠时气体支撑上气道的作用。

口腔矫治器适用于单纯鼾症及轻中度的阻塞性睡眠呼吸暂停低通气综合征患者，特别是有下颌后缩者，对于不能耐受 CAPA、不能手术或手术效果不佳者可以试用，也可作为 CAPA 治疗的补充或替代治疗措施。重度颞下颌关节炎或功能障碍、严重牙周病、严重牙列缺失者，不宜采用此种治疗方式。

Q: 无创气道正压通气治疗的适应证和禁忌证有哪些？

1.适应证：①中、重度阻塞性睡眠呼吸暂停（OSA）。②轻度 OSA 但临床症状明显，合并或并发心脑血管疾病、糖尿病等。③ OSA 患者围手术期治疗。④经过手术或其他治疗后仍存在 OSA。⑤ OSA 合并慢性阻塞性肺疾病。

2.禁忌证：①胸部 X 线或 CT 检查发现肺大疱。②气胸或纵隔气肿。③血压明显降低［血压低于 90 / 60 mmHg（1 mmHg=0.133 kPa）］或休克。④急性心肌梗死患者血流动力学指标不稳定。⑤脑脊液漏、颅脑外伤或颅内积气。⑥急性中耳炎。

Q: 无创气道正压通气治疗常见不良反应和处理措施有哪些？

具体不良反应和处理措施见表 1-4。

表 1-4 无创气道正压通气治疗常见不良反应和处理措施

不良反应	处理措施
面罩相关症状	
漏气、结膜炎、不适感、噪音	选择合适的面罩及固定方式，心理疏导
皮肤压痕	避免头带过紧，或更换为其他类型的面罩，或使用皮肤保护敷料
口干	使用下颌托，或加温湿化，或换用口鼻面罩，适当调低治疗压力或更换其他类型呼吸机
幽闭恐惧感	脱敏，心理疏导，或使用鼻枕
面罩移位	设置低压报警或增加治疗压力
鼻部症状	
鼻塞、充血	经鼻吸入糖皮质激素，若存在过敏因素使用抗组胺药物，夜间局部使用缩血管剂，鼻腔内滴入生理盐水、加温湿化或更换面罩类型，至耳鼻喉科就诊处理鼻部和鼻窦病变
鼻衄	鼻腔内滴入生理盐水、加温湿化或更换面罩类型
疼痛	加温湿化
鼻炎、流涕	吸入异丙托溴铵
其他症状	
压力不能耐受	更换机型，应用双水平气道正压通气或自动气道正压通气，重新设置延时升压，降低治疗压力，或加用辅助治疗策略（减肥、侧卧、抬高床头）；使用双水平气道正压通气，具有压力释放设置的呼吸机，或降低治疗压力
腹胀	调整体位（睡眠期适当抬高上半身）、口服活性炭类药，治疗胃食管流病变，避免咀嚼口香糖且勿饮用含碳酸饮料

Q: 睡眠呼吸暂停综合征无创气道正压通气治疗的疗效体现在哪些方面？

1. 睡眠期鼾声、憋气消退，无间歇性缺氧，SpO_2（经皮动脉血氧饱和度）正常。

2. 白天嗜睡明显改善或消失，其他伴随症状显著好转或消失。

3. 相关并发症如高血压、冠心病、心律失常、糖尿病和脑卒中等得到改善。

Q: 睡眠呼吸暂停综合征可否进行中医治疗？

该疾病的中医治疗暂无循证医学证据支持，但一些中医治疗方法或药物可缓解症状，建议到正规医疗机构，在医生指导下治疗。

Q: 睡眠呼吸暂停综合征减肥后会完全缓解吗？

睡眠呼吸暂停综合征是患者在睡觉时呼吸停止的病症，该病的主要诱因是患者自身上呼吸道狭窄或阻塞，进而造成气喘等症状。患者通过减肥可以相应地缓解气道闭塞，因此症状会有一定程度的好转，但依然建议患者做后续对症治疗。

Q: 睡眠呼吸暂停综合征患者日常生活管理要注意什么？

积极控制鼻、咽喉等原发性疾病；适度运动锻炼，合理膳食，控制体重指数；肥胖者应进行减重；体位性阻塞性睡眠暂停综合征患者可采取侧卧位睡眠；必要时夜间佩戴呼吸机睡眠。

Q: 睡眠呼吸暂停综合征的预后如何？

睡眠呼吸暂停综合征是一种常见病，轻、中度睡眠呼吸暂停综合征预后较好，但重度患者合并严重并发症，如高血压、心脑血管疾病、糖尿病、内分泌功能紊乱、甲状腺功能低下等，通常预后不良，但有相关研究表明佩戴呼吸机可减少心脑血管疾病的发生。

Q: 阻塞性睡眠呼吸暂停综合征需要和哪些疾病做鉴别？

1. 鼾症：睡眠时打鼾声音很大，超过 60 分贝，但是不伴有憋气、缺氧等症状。

2. 肥胖低通气综合征：肥胖低通气综合征患者有肥胖（BMI $\geq$ 30 kg/m^2），且清醒时 $PaCO_2 \geq$ 45 mmHg，并且可排除其他疾病引起的高碳酸血症。不过，该病患者常常会并发阻塞性睡眠呼吸暂停综合征。

3. 上气道阻力综合征：主要是指不伴有呼吸暂停的习惯性鼾症患者，在睡眠过程中出现周期性上气道阻力增加的现象。患者一般伴有睡眠过程中呼吸气流的降低，但达不到低通气的标准。

4.发作性睡病：是一种原因不明的慢性睡眠障碍，临床上以不可抗拒的短期睡眠发作为特点，多于儿童或青年期起病。往往伴有猝倒发作、睡眠瘫痪症、睡眠幻觉等其他症状。

Q: 阻塞性睡眠呼吸暂停综合征怎么预防？

睡眠呼吸暂停综合征可采取分级预防的形式。

一级预防：针对打鼾者进行戒烟、戒酒、体重管理、睡眠卫生教育等。

二级预防：针对睡眠呼吸暂停综合征高危人群，早发现、早诊断、早治疗，防止睡眠呼吸暂停综合征发展为中、重度。

三级预防（康复、护理及出院后随访）：对于确诊的睡眠呼吸暂停综合征患者，要积极治疗，减少疾病带来的不良作用，预防并发症，提高患者生命质量和劳动能力。

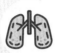

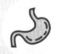

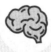

▶▶▶ 第二章

心血管系统
常见疾病

第一节　心力衰竭

Q: 心力衰竭是一种什么疾病？

心力衰竭简称心衰，也称泵衰竭，是心血管疾病的终末期表现和最主要的死因，是多种原因导致心脏结构和（或）功能的异常改变，使心室收缩和（或）舒张功能发生障碍，心排血量不能满足机体组织代谢需要，导致肺循环和（或）体循环淤血，器官、组织血液灌注不足，从而引起的一组复杂的临床综合征。主要表现为呼吸困难、体力活动受限和体液潴留。心血管患者一旦出现心力衰竭的临床表现，提示预后差。心力衰竭越重，死亡风险越高。

Q: 现阶段心力衰竭在人群中发病情况如何？

我国对 35 ~ 74 岁城乡居民共 15 518 人进行随机抽样调查的结果：心力衰竭患病率为 0.9%，70 岁及以上人群患病率 ≥ 10%。病因中冠心病占 45.6%，居各种病因之首；高血压病占 12.9%；风湿性心瓣膜病占 18.6%。近 30 年来，针对心力衰竭的发生机制、病理生理及防治的研究均取得了显著成效，心力衰竭的整体预后在改善，对国内 10 714 例住院心力衰竭患者的调查显示：1980 年、1990 年、2000 年、2010 年心力衰竭患者住院期间病死率分别为 15.4%、12.3%、6.2%、5.3%，主要死亡原因依次为左心衰竭（59%）、心律失常（13%）及心脏性猝死（13%）。

Q: 什么样的人容易患心力衰竭？

心力衰竭多见于老年，患有高血压、冠心病、糖尿病、心肌病及家族史、心肌炎、心脏瓣膜病、肺源性心脏病、各种心律失常、甲状腺功能亢进或减低的心肌病、心包炎、肥胖和代谢综合征累及心脏、应用心脏毒性药物史、酗酒史等疾病的人会发生心脏重塑导致结构和功能变化，发生心功能不全，在一些诱因的基础上出现相应的临床症状即心力衰竭。

Q: 什么情况容易诱发心力衰竭？

有基础心脏病的患者，其心力衰竭症状往往由一些增加心脏负担的因素诱发。常见因素有以下几种。

1. 各种感染，如上呼吸道感染、消化道感染、泌尿系感染。

2. 血容量增加，如钠盐摄入过多，饮水过量，输液过多、过快，应用激素类药物，均会造成血容量的增加。

3. 药物的不当使用，如不恰当停用利尿药物，或高血压患者降压药物的漏服、忘服，甚至停药，非甾体类抗炎药的过度应用。

4. 过度体力消耗或情绪激动，如妊娠后期及分娩过程、暴怒等。

5. 原有心脏疾病加重或并发其他疾病，如冠心病发生心肌梗死、风湿性心瓣膜病出现风湿活动、合并甲状腺功能亢进或贫血等。

6. 心律失常，心律失常是心力衰竭的病因，也是诱发心力衰竭的重要因素。各种类型的快速性心律失常以及严重的缓慢性心律失常均可诱发，最常见的有心房颤动。

Q: 心力衰竭是如何发展、形成的？

心力衰竭发展过程有 4 个阶段。

1. 阶段 A（心力衰竭易患阶段）：包括心力衰竭的高发危险人群，但没有明显的心脏结构异常，也无心力衰竭的症状、体征。危险因素包括高血压、动脉粥样硬化、糖尿病、肥胖、代谢综合征、服用过对心脏有毒害作用的物质，或酗酒史、风湿热史、心肌病家族史等。这一阶段应强调心力衰竭是可以预防的。

2. 阶段 B（无症状性心力衰竭阶段）：无心力衰竭的症状和体征，但心脏已经有器质性改变，如出现左心室肥厚或纤维化、左心室扩大或收缩力降低、心脏瓣膜狭窄、心脏瓣膜关闭不全、陈旧性心肌梗死等。这一阶段患者的积极治疗极其重要，而治疗的关键是阻断或延缓心肌重构。无症状性心力衰竭是在充血性心力衰竭之前的一个阶段，可历时数月至数年。

3. 阶段 C（有症状性心力衰竭阶段）：患者有器质性心脏病，出现过心力衰竭的症状和体征，并因此治疗过。

4.阶段 D（顽固性或终末期心力衰竭阶段）：器质性心脏病严重，尽管经过充分治疗，休息状态时仍有心力衰竭的症状，需要特殊治疗。

Q: 心力衰竭会有什么临床表现？

1.不同程度的呼吸困难，劳力性呼吸困难、夜间阵发性呼吸困难、端坐呼吸。活动后气促可以是左心衰竭最早出现的症状；患者入睡后突然因憋气而惊醒，被迫坐起，多是心力衰竭的特征性表现。后期可发展为端坐呼吸，不能平躺，多需要紧急去医院就诊。

2.咳嗽、咯血、咳白色或粉红色泡沫样痰。

3.乏力、疲倦、运动耐量下降、头晕、心慌等器官灌注不足及代偿性心率增快导致的症状。

4.少尿及肾功能损害的症状，可出现血尿素氮、肌酐升高，并可有肾功能不全的相应症状。

5.右心衰竭可出现消化道症状，如胃肠道及肝淤血引起腹胀、食欲不振、恶心、呕吐等。

Q: 怎么尽早发现自己得了心力衰竭？

要早期发现心力衰竭，可以从以下几个方面进行。

1.早期心力衰竭患者的临床症状往往不特异，如果患者有心力衰竭的危险因素，像高血压、冠心病等，在劳动时出现了心慌、胸闷、乏力的症状，休息时症状消失，这种情况就要考虑发生了早期心力衰竭。因为心脏功能受损比较轻，所以这些症状只出现在劳动或者运动时，休息时症状可以恢复。

2.通过心脏彩超检查能帮助了解心脏结构，测量患者的心脏收缩功能，即射血分数，如果射血分数低于 50% 以下，要考虑心力衰竭的问题。

3.化验脑钠肽，因为患者在心力衰竭发生时，脑钠肽会明显升高，甚至这种升高还出现在症状以前。所以，对没有症状的患者，如果已经出现了脑钠肽升高，就要考虑心脏功能已经出现了心力衰竭的问题。

Q: 心力衰竭有哪些临床类型？

心力衰竭按照心脏衰竭部位，分为左心衰竭、右心衰竭和全心衰竭；按照病情发生、发展速度，分为急性心力衰竭和慢性心力衰竭；按照左心室功能射血分数（LVEF）的测量，分为射血分数降低的心力衰竭（HFrEF）、射血分数轻度降低的心力衰竭（HFmEF）、射血分数保留的心力衰竭（HFpEF）。

Q: 如何判断慢性心力衰竭的严重程度？

慢性心力衰竭程度可以分为以下 4 级。

Ⅰ级："动也不喘"，心脏病患者日常活动量不受限制，一般活动不引起乏力、呼吸困难等心力衰竭症状。

Ⅱ级："不动不喘"，心脏病患者体力活动量轻度受限，休息时无自觉症状，一般活动下可出现心力衰竭症状。

Ⅲ级："动则气喘"，心脏病患者体力活动量明显受限，低于平时一般活动即可引起心力衰竭症状。

Ⅳ级："不动也喘"，心脏病患者不能从事任何体力活动，休息状态下也存在心力衰竭症状，活动后加重。

Q: 得了心力衰竭需要做哪些化验？

1. 利钠肽测定：利钠肽检测是心力衰竭诊断、患者管理、临床事件风险评估中的重要指标，临床上常用 B 型利钠肽（BNP）或 N 末端 B 型利钠肽原（NT-proBNP）。若未经治疗者利钠肽水平正常可基本排除心力衰竭诊断，已接受治疗者利钠肽水平高则提示预后差。

2. 肌钙蛋白：严重心力衰竭或心力衰竭失代偿期的患者肌钙蛋白可有轻微升高，但心力衰竭患者检测肌钙蛋白更重要的目的是明确是否存在急性冠状动脉综合征。肌钙蛋白升高，特别是同时伴有利钠肽升高，也是心力衰竭预后的强预测因子。

3. 常规检查：血常规、尿液分析、肝功能、肾功能、血糖、糖化血红蛋白、血脂、电解质、甲状腺功能为心力衰竭患者初始常规检查。对于老年及长期服用利尿剂、RAAS 抑制剂类药物的患者尤为重要，在接受药物治疗的心力衰竭患者随访中也需要监测。甲状腺功能检测不容忽视，因为甲状腺功能亢进或减退均可导致心力衰竭。这些检查可以发现并控制心力衰竭的危险因素及诱因。

Q: 如何解读利钠肽化验对于心力衰竭的诊断?

生物学标志物 BNP 或 NT-proBNP 的检测有助于诊断或排除心力衰竭。

1. BNP < 100 pg/mL、NT-proBNP < 300 pg/mL 通常可排除急性心力衰竭。

2. BNP < 35 pg/mL、NT-proBNP < 125 pg/mL 时通常可排除慢性心力衰竭,但其敏感性和特异性较急性心力衰竭低。

3. 诊断急性心力衰竭时,NT-proBNP 水平应根据年龄和肾功能不全的程度进行分层:50 岁以下患者 NT-proBNP > 450 pg/mL,50 岁以上患者 NT-proBNP > 900 pg/mL,75 岁以上患者 NT-proBNP > 1800 pg/mL,肾功能不全(肾小球滤过率 < 60 mL/min)患者 NT-proBNP > 1200 pg/mL。

Q: 得了心力衰竭需要做哪些常规检查?

1. 心电图:所有心力衰竭以及怀疑心力衰竭患者均应行心电图检查。心力衰竭患者并无特异性心电图表现,但能帮助判断心肌缺血、既往心肌梗死、传导阻滞及心律失常等。

2. 胸部 X 线:是确诊左心衰竭肺水肿的主要依据,并有助于心力衰竭与肺部疾病的鉴别。心影大小及形态为心脏病的病因诊断提供了重要的参考资料。心脏扩大的程度和动态改变也间接反映了心脏的功能状态,但并非所有的心力衰竭患者均存在心影增大。

3. 心脏超声心动图:是评估心脏结构和功能的首选方法,可提供房室容量、左 / 右心室收缩和舒张功能、室壁厚度、瓣膜功能及肺动脉高压的信息。左心室射血分数(LVEF)可反映左心室收缩功能。

Q: 患有心力衰竭需要做哪些特殊检查?

1. 心脏磁共振成像(以下简称磁共振):心脏磁共振是测量左 / 右心室容量、质量及射血分数的"金标准"。当超声心动图未能做出诊断时,心脏磁共振是最好的替代影像检查。心脏磁共振是复杂性先天性心脏病(先心病)的首选检查方法。

2. 经食管超声心动图:适用于经胸超声心动图声窗不佳且心脏磁共振不可用或有禁忌证,高度怀疑心内膜炎或先心病,评估心房内或左心耳内血栓等情况。

3. 冠脉造影或冠脉 CTA:观察患者是否由冠脉缺血导致心脏功能衰竭。能够有效评估冠状动脉病变,以及冠状动脉钙化情况,反映冠状动脉粥样硬化总负荷。

4. 基因检测：对于肥厚型心肌病、特发性扩张型心肌病及致心律失常性右心室心肌病患者，推荐基因检测和遗传咨询。限制型心肌病和孤立的致密化不全心肌病亦可能具有遗传起源，也可考虑基因检测。

5. 有创性血流动力学检查：右心漂浮导管和脉搏指示剂连续心排血量监测。通常仅适用于具备条件的心脏重症监护室（CCU）、重症监护室（ICU）等病房。

6. 核素心室造影及核素心肌灌注和（或）代谢显像：当超声心动图未能做出诊断时，可建议使用核素心室造影评估左心室容量和射血分数。核素心肌灌注和（或）代谢显像包括单光子发射计算机断层成像和正电子发射计算机断层成像，可用于诊断心肌缺血。

Q: 心力衰竭做心电图检查可起到什么作用？

心力衰竭患者一般有心电图异常，心电图完全正常的可能性极低。心电图部分异常可提示病因或治疗适应证（如心房颤动的抗凝治疗、运动不同步的再同步化治疗、心动过缓的起搏治疗等）。有心律失常或怀疑有无症状性心肌缺血时应行 24 小时动态心电图检查。

Q: 什么样的心力衰竭患者应该做有创性血流动力学检查？

有创性血流动力学检查在慢性心力衰竭患者中适用于：①考虑心脏移植或机械循环支持的重症心力衰竭患者的术前评估；②超声心动图提示肺动脉高压的患者，在瓣膜 / 结构性心脏病干预治疗前评估肺动脉高压及其可逆性；③对于规范治疗后仍存在严重症状，或血流动力学状态不清楚的患者，为调整治疗方案可考虑行此检查。

Q: 心力衰竭应该与哪些疾病相鉴别？

心力衰竭的患者往往会出现咳嗽、咳痰、呼吸困难、气短、喘憋、心慌、乏力、倦怠等不舒服的症状，这些症状没有特异性。需要与多种疾病做鉴别，详细地询问病史及综合症状，仔细查体，合理检查，做出正确的诊断。

1. 支气管哮喘，尤其是左心衰竭夜间阵发性呼吸困难的时候，这个时候称为心源性的哮喘，更难和支气管哮喘鉴别开。支气管哮喘多见于青少年，而且有过敏的病史；而心源性哮喘多见于老年人，有高血压或者是慢性心瓣膜疾病的病史。可以通过心脏彩超或者是通过脑钠肽的检查来进行鉴别。

2. 心包积液、缩窄性心包炎，要根据病史、心脏及周围血管的体征，还有超声心动图检查来进行鉴别。

3. 肝硬化腹水伴有下肢水肿，这种情况最容易和慢性右心衰竭混淆，可以通过体征和心脏彩超，还有肝脏的 B 超来进行鉴别。

Q: 心力衰竭 A ~ D 阶段在治疗上有什么方案？

1. A 阶段：主要针对心力衰竭危险因素治疗，包括：①控制血压、血脂、血糖、肥胖等，戒烟限酒，规律运动；②避免心脏毒性药物；③药物：血管紧张素转化酶抑制剂（ACEI）或血管紧张素 II 受体阻滞剂（ARB）。

2. B 阶段：主要是预防及改善心室重构、预防心力衰竭症状。①继续 A 阶段的治疗建议；②药物：ACEI/ARB、β 受体阻滞剂；③心脏性猝死高危患者：植入型心律转复除颤器。

3. C 阶段：①继续 B 阶段治疗；②有症状患者限制钠的摄入；③药物：利尿剂、ACEI/ARB/ 血管紧张素受体脑啡肽酶抑制剂（ARNI）、β 受体阻滞剂、醛固酮受体拮抗剂、伊伐布雷定、地高辛；④治疗合并疾病；⑤有适应证者行心脏再同步化治疗 CRT 或植入 ICD。

4. D 阶段：①继续 C 阶段药物治疗；②限水、正性肌力药、静脉用药、预防静脉血栓形成 / 栓塞；③应用机械辅助装置、心脏移植、超滤；④姑息治疗、临终关怀等。

Q: 心力衰竭有哪些基础治疗药物？

1. 利尿剂：①袢利尿剂，有呋塞米、托拉塞米、布美他尼；②噻嗪类利尿剂，有氢氯噻嗪；③保钾利尿剂，如氨苯蝶啶、螺内酯和阿米洛利；④血管加压素 V_2 受体拮抗剂，代表药物为托伐普坦。

2. 肾素血管紧张素转化酶抑制剂：① ACEI：被公认是治疗心力衰竭的基石和首选药物。有卡托普利、依那普利、培哚普利、贝那普利、雷米普利、福辛普利等普利类药物；② ARB：在降低心力衰竭病死率和发病率方面的效果与 ACEI 相同。有替米沙坦、氯沙坦、缬沙坦、厄贝沙坦等沙坦类药物；③ ARNI：ARNI 具有 ARB 和脑啡肽酶抑制剂的作用效果。有沙库巴曲缬沙坦。

3. β 受体阻滞剂：β受体阻滞剂可降低患者全因死亡风险、降低猝死风险、降低心血管死亡或住院风险，并提高患者的心功能分级和生活质量。包括有琥珀酸美托洛尔、比索洛尔及卡维地洛。

4. 正性肌力药物：①洋地黄类药物，有地高辛、去乙酰毛花苷、毒毛花苷 K；②非洋地黄类正性肌力药物，有 β 受体激动剂，如多巴胺和多巴酚丁胺；磷酸二酯酶抑制剂，如米力农、氨力农等。

5. 扩血管药物：心力衰竭伴有心绞痛或高血压病的患者可考虑联合扩血管药物治疗，对于存在心脏流出道或瓣膜狭窄的患者应禁用。

Q: 心力衰竭患者使用利尿剂应该注意什么？

心力衰竭患者使用利尿剂应该注意以下几个方面。

1. 要警惕电解质紊乱：利尿剂可以导致水电解质的平衡紊乱，因此相应地会出现低钠血症、低钾血症等。用药期间需定期复查电解质。

2. 要注意患者血压的变化：心力衰竭患者本身就容易血压偏低，如果再过度使用利尿剂有可能造成血压更低，导致重要脏器供血不足。用药期间可自行监测血压变化。

3. 要注意肾功能的变化：利尿剂可以导致肾功能的一过性改变，如血肌酐增高，同时可以导致血尿酸增高，因此对于有高尿酸血症或痛风的患者一定要给予注意，用药期间需定期复查肾功能。

4. 一些利尿剂如噻嗪类，可以导致一部分男性的性功能障碍，停药以后可以逐渐的改善。而螺内酯可以导致男性的乳房发育，因此对于年轻的男性来说也要给予注意。

Q: 心力衰竭有哪些营养心肌的治疗药物？

心肌细胞的能量代谢在心力衰竭的发生和发展中发挥一定作用，能量代谢治疗是药物在不改变心率、血压及冠状动脉血流的前提下，通过改善心肌细胞的能量代谢过程，使心肌细胞获得更多的能量物质，来满足细胞完整性，实现其生理功能需要的一种治疗方法。常用药物有以下几种。

1. 曲美他嗪：属于抗缺血性药物，可抑制长链线粒体 3- 酮酰辅酶 A 硫代酶活性，减少脂肪酸吸收和氧化，促进葡萄糖有氧氧化，进而提高心力衰竭患者的能量代谢效率。

2. 辅酶 Q10：辅酶 Q10 直接参与氧化磷酸化及能量的生成，并具有抗氧自由基及膜稳定作用。

3. 左卡尼汀：又称左旋肉毒碱，属维生素类生理活性物质，是哺乳动物能量代谢过程中必需的体内天然物质。

4. 注射用磷酸肌酸钠：磷酸肌酸是参与细胞能量代谢的重要物质之一，在氧化代谢减慢时为能量供给不足的心肌细胞提供 ATP 再合成的底物，临床上多将注射用磷酸肌酸钠用于治疗心肌损伤。

Q: 心力衰竭有哪些治疗新药物？

1. 伊伐布雷定：伊伐布雷定是首个选择性特异性心脏窦房结起搏电流（If）的抑制剂，降低窦房结发放冲动的频率，减慢心率，对心内传导、心肌收缩力或心室复极化无影响，且无 β 受体阻滞剂的不良反应或反跳现象。研究结果显示，伊伐布雷定组患者心血管死亡和心力衰竭恶化住院的风险明显降低，患者左心室功能和生活质量均显著改善。

2. 人重组脑钠肽：如心复素、奈西立肽，具有排钠利尿、抑制交感神经系统、扩张血管等作用，适用于急性失代偿性心力衰竭。

3. 左西孟旦：适用于无显著低血压或低血压倾向的急性左心衰患者。

4. 维立西呱：适用于近期心力衰竭失代偿经静脉治疗后病情稳定、射血分数减低（射血分数小于 45%）的症状性慢性心力衰竭成人患者，以降低发生心力衰竭住院或需要急诊静脉利尿剂治疗的风险。

Q: 心力衰竭有哪些手术治疗方法？

1. 心脏再同步化治疗（CRT）：也就是安装心脏三腔起搏器。可改善心力衰竭症状、运动耐量，提高生活质量，减少住院率并明显降低死亡率。什么样的患者可以安装心脏三腔起搏器，需要有专业的心脏科医生来指导确定。

2. 左心室辅助装置：适用于严重心脏事件后或准备行心脏移植术患者的短期过渡治疗和急性心力衰竭的辅助性治疗。

3. 心脏移植：是治疗顽固性心力衰竭的最终治疗方法，但因其供体来源及排异反应而难以广泛开展。

4. 细胞替代治疗：干细胞移植在修复受损心肌、改善心功能方面表现出有益的趋势，但存在移植细胞来源、致心律失常、疗效不稳定等诸多问题，仍需进一步解决。

Q: 得了心力衰竭可以使用中药治疗吗？

药物治疗是慢性心力衰竭治疗的基础，慢性心力衰竭亦为中药治疗的优势病种之一。在西药常规治疗基础上，合理加用中药治疗不仅有助于改善慢性心力衰竭患者的临床症状，增强活动耐量，提高生活质量，甚至可改善部分患者的长期预后，为慢性心力衰竭患者的治疗提供新的途径与选择。但是一定要中西医结合，在西药常规治疗基础上加用中药，而不要中断了西药的基础治疗及一些合并症的控制。

Q: 中医是如何认识心力衰竭的？

中医学认为慢性心力衰竭属于本虚标实之证。慢性心力衰竭常见的中医证型有气虚血瘀证、气阴两虚证、阳虚水泛证、痰饮阻肺证、心阳亡脱证。气虚血瘀证多以胸痛、乏力、唇色紫黯为主要症状；气阴两虚证多以心悸、心烦、气短为主要症状；阳虚水泛证多以气短、形寒肢冷、肢体水肿为主要症状；痰饮阻肺证多以喘促、不能平卧、痰多为主要症状；心阳亡脱证可见于慢性心力衰竭的急性发作，多以喘促、烦躁、冷汗淋漓为主要症状。

Q: 中医有哪些治疗心力衰竭的药物？

根据证型不同，选用相应的方剂及药物。

1. 气虚血瘀证治疗以益气活血为主，代表方：血府逐瘀汤合保元汤；中成药：芪参益气滴丸、麝香保心丸。

2. 气阴两虚证治疗以益气养阴为主，代表方：生脉饮；中成药：参麦口服液。

3. 阳虚水泛证治疗以温阳利水为主，代表方：真武汤；中成药：芪苈强心胶囊。

4. 痰饮阻肺证治疗以化痰逐饮为主，代表方：葶苈大枣泻肺汤合苓桂术甘汤。

5. 心阳亡脱证治疗以回阳救逆为主，代表方：参附汤；中成药：芪苈强心胶囊。

Q: 高血压并发心力衰竭的概率高吗？

高血压是心力衰竭的常见病因，是发生、发展为射血分数保留的心力衰竭（HFpEF）和射血分数降低的心力衰竭（HFrEF）的主要危险因素。我国心力衰竭注册研究结果显示，心力衰竭患者合并高血压的比率为 54.6%。收缩压每增加 20 mmHg，舒张压每增加 10 mmHg，心力衰竭的风险增加 23% ~ 27%。高血压导致的慢性心力衰竭通常早期表现为 HFpEF，晚期或合并其他病因时表现为 HFrEF。长期积极的降压达标能够降低心力衰竭的发生率（50%）。合并高血压的心力衰竭患者应优化血压控制。

Q: 高血压并发心力衰竭应该怎么选择降压药物？

高血压已经变成心力衰竭的主要原因之一，对于存在多种心血管疾病危险因素的高血压患者，即高危/很高危的患者，建议将血压降至 130/80 mmHg 以下。高血压合并心力衰竭的情况比较多见，此时候要求使用能够降压，又能够改善预后的药物，所以首选药物是 ACEI，即普利类药物，如卡托普利、依那普利、培哚普利、贝那普利、雷米普利、福辛普利等。当这类药不能够耐受的时候，选用 ARB 替代，即沙坦类药物，如替米沙坦、氯沙坦、缬沙坦、厄贝沙坦等，它既能够降压，又能够兼顾改善心力衰竭患者的预后，往往作为降压药物的首选。另一类药物是 β 受体阻滞剂，即洛尔类药物，如美托洛尔、比索洛尔等，它一方面可以降低血压，另一方面可改善心力衰竭患者的预后。但是 β 受体阻滞剂对于心力衰竭患者有使用时机选择的考虑，左心衰患者在急性期，血流动力学还不够稳定的时候，β 受体阻滞剂不能使用，这种情况什么时候开始使用 β 受体阻滞剂还需要听取医生的安排。

Q: 糖尿病并发心力衰竭的概率是多少？

心力衰竭和糖尿病常同时存在，相互增加发生风险。糖尿病患者心力衰竭的患病率为 9% ~ 22%，是普通人群的 4 倍。糖尿病显著增加缺血性心脏病的心力衰竭风险，糖尿病本身也可能引起心脏结构和功能改变，发生糖尿病性心肌病，后期也可能出现收缩功能障碍；糖尿病还会使心力衰竭患者的预后进一步恶化；糖耐量异常和胰岛素抵抗也可能导致心力衰竭发生风险增加。心力衰竭患者糖尿病的患病率为 10% ~ 47%，射血分数降低的心力衰竭住院患者约 40% 合并糖尿病。研究显示 HbA1c 每增加 1%，心力衰竭风险增加 8%。

Q: 心力衰竭合并糖尿病的治疗中如何选择降糖药物？

对于心力衰竭合并糖尿病患者应逐渐、适度进行血糖控制，目标应个体化（一般 HbA1c < 8%），在血糖达标的情况下，应尽量避免低血糖事件。在治疗中，降糖药物对心力衰竭患者的作用各不相同，须优先选择既安全又能减少心力衰竭相关事件的药物。

目前指南推荐 SGLT-2 抑制剂，如达格列净、恩格列净、艾托格列净或索格列净等用于 2 型糖尿病合并心血管疾病和（或）心血管危险因素或慢性肾脏疾病患者，可以预防心力衰竭、心血管死亡及肾功能恶化。达格列净和恩格列净也适用于 2 型糖尿病合并射血分数降低性心力衰竭患者。

与胰岛素和磺脲类药物相比，二甲双胍对心力衰竭患者是安全的；磺脲类药物与较高的心力衰竭事件风险相关，它们不是心力衰竭患者的首选治疗方法。如果需要使用，应监测患者在治疗开始后是否出现心力衰竭恶化的表现。

噻唑烷二酮类（格列酮类）会导致钠和水潴留，并增加心力衰竭恶化和住院的风险，因此心力衰竭患者禁用。部分糖尿病患者需要使用胰岛素来控制高血糖，试验显示，胰岛素并未增加糖尿病患者的心力衰竭风险。如果心力衰竭患者需要使用胰岛素，建议监测患者在治疗开始后是否出现心力衰竭恶化的表现。

Q: 心力衰竭合并心房颤动应该怎么治疗？

心房颤动是心力衰竭患者最常合并的心律失常，二者具有共同的危险因素，常同时存在，相互促进，互为因果。调查显示，在新发心力衰竭患者中超 1/2 合并心房颤动，在新发心房颤动患者中超过 1/3 患有心力衰竭，二者同时存在时死亡风险更高。

在心房颤动的治疗过程中主要有以下 3 个方面。

1. 心室率控制：目前建议心室率控制以缓解运动和静息时的症状为目的，可以控制在 60 ~ 100 次 / 分，不超过 110 次 / 分。

2. 节律控制：尝试恢复并且维持窦性心律，即在适当抗凝和控制心室率的基础上进行心脏电复律、抗心律失常药物治疗及射频消融治疗等。

3. 预防血栓栓塞：心力衰竭合并心房颤动时，血栓栓塞风险显著增加，抗凝治疗需要权衡获益与出血风险。此外要治疗基础疾病，并注意寻找、纠正诱发因素，如感染、电解质紊乱（低钾血症、低镁血症、高钾血症）、心肌缺血、低氧、高血压、甲状腺功能亢进症或甲状腺功能减退症等。

Q: 心力衰竭合并痛风和关节炎选择药物时应注意什么？

在慢性心力衰竭患者中，高尿酸血症的患病率高达 50%，推荐别嘌醇作为无禁忌证的心力衰竭患者的首选降尿酸药物。关于急性痛风发作的治疗，非甾体类抗炎药（NSAID）会恶化肾功能并导致急性心力衰竭失代偿，应首选秋水仙碱，因为它的不良反应较小。秋水仙碱也应谨慎用于严重肾功能不全的患者，并且禁用于透析患者。对于关节炎患者，非甾体类抗炎药是相对禁忌的，因为可能导致心力衰竭患者出现急性代偿失调。

Q: 肥胖可引发心力衰竭吗？

肥胖是可以引发心力衰竭的，肥胖者发生心力衰竭的风险约为正常体重者的 2 倍。肥胖在心力衰竭人群中常见，心力衰竭患者肥胖的患病率为 27% ~ 41%。

肥胖是高血压、糖尿病、冠心病、睡眠呼吸暂停综合征、肾脏疾病及心房颤动等疾病的危险因素，而上述疾病均可能促进心力衰竭的发生。

肥胖还直接导致心脏血流动力学、心功能的改变。肥胖时，过多的脂肪组织和去脂体重的代谢需求增加，引起高动力循环，使血容量和心排血量增加。血容量增加使双心室回心血量和室壁张力增加、心室扩张。由于肥胖时外周血管阻力和主动脉僵硬度增加，导致左心室后负荷增加。

长期肥胖，特别是合并高血压时，常导致左心室肥厚、扩张，右心室也可能出现一定程度的肥厚、扩张。肥胖患者心脏各腔室结构变化，心肌整体和局部应变下降，且肥胖患者运动时射血分数可能无法代偿性增加。

所以，心力衰竭患者控制体重避免肥胖是很重要的。

Q: 老年人患心力衰竭应该注意些什么？

老年心力衰竭，具有其相应特点，一些诱因对老年人群心功能的影响较年轻人明显。

1.推荐每年接种流感疫苗、定期接种肺炎疫苗以预防感染。老年人特别是严重心力衰竭患者容易合并消瘦甚至恶病质，应注意营养支持。

2.运动康复治疗已被证实能改善心力衰竭患者预后、提高生活质量，而且活动量不足甚至长期卧床无疑会增加老年人发生深静脉血栓和肺炎等并发症的风险，因此老年心力衰竭患者也需要适量运动，争取回归正常生活。但老年人面临肌肉萎缩和骨质疏松等问题，跌倒风险增加，因此老年心力衰竭患者要特别注意运动安全，从运动时的穿着、陪同人员的状态，再到环境是否明亮、有无障碍物等诸多细节均不容忽视。

3. 老年患者面临更多的经济社会问题，就医和随访难度大，家属需结合其生活状态选择合适的方式，适当运用电话和微信联系主治医生，配合家庭监测和社区随访诊治。

4. 老年人用药需遵循小剂量起始，老年人药物剂量多低于年轻人的最大耐受剂量，出现不适应及时就诊，调整治疗方案，如静脉输液速度过快和感染，要注意避免。

Q: 围产期心肌病是一种什么样的疾病？

围产期心肌病是指既往没有心肌病的病史，生产前 3 个月或生产后半年之内发生了心肌病，主要是围绕着生产前后时间出现的心脏损害、心功能的改变，导致心脏扩大、心力衰竭，常发生于经产妇、年龄偏大的患者。

围产期心肌病的主要症状可以使无心脏病的妊娠女性出现活动性心慌、胸闷、气短，伴有不能平卧甚至呼吸困难、血痰、肝大、水肿等心力衰竭症状，类似于扩张型心肌病的表现。行心脏彩超和 BNP 检查可以明确诊断围产期心肌病，一旦确诊为围产期心肌病，需要正规的住院治疗，可以选择针对性药物治疗。但是在治疗中最关键的是针对心功能不全进行治疗。

在治疗过程中，如果患者并未分娩，这时用药需选择避免对胎儿有不良影响的药物，而且要评价患者的心功能能不能完成分娩的过程，是不是需要提前终止妊娠。如果是产后出现的围生期心肌病，治疗上与其他心力衰竭没有太多的差异。产后出现心功能不全的患者建议不再继续哺乳，因为哺乳可能会加重疾病的过程。

患者痊愈后至少要休息半年以上，正规口服治疗慢性心力衰竭的药物，定期到医院复查心脏彩超。一年以后复查心脏彩超结果完全正常甚至治愈，可以停药。

本病如能早期诊断、及时治疗，一般预后良好，80% 以上的患者可以完全治愈。但也有部分患者会发生扩张型心肌病，严重时可危及生命。

Q: 心力衰竭是否能够预防?

答案是肯定的,防大于治,且防优于治,健康查体发现心力衰竭危险因素和相应的预防最为重要。慢性心力衰竭前期是无症状期,也是整个心力衰竭病程中最长的时期,因为无明显不适,最不为许多患者重视,导致心力衰竭不能有效预防。所以,民众对健康科普教育的重视非常重要。

Q: 心力衰竭各个阶段的预防策略有何特点?

心力衰竭建议做好三级预防。

一级预防,亦称病因预防,预防心力衰竭阶段 A 进展至阶段 B,即防止有心力衰竭危险因素者发生结构性心脏病;即治疗高血压、高脂血症、糖尿病,戒烟,限酒,控制体重,保持健康的生活方式,是在心力衰竭疾病尚未发生时针对致病因素(或危险因素)采取的措施,也是预防疾病和消灭疾病的根本措施。

二级预防,亦称"三早"预防,即早发现、早诊断、早治疗,预防心力衰竭阶段 B 进展至阶段 C,即防止无心力衰竭症状的心脏病患者进展为症状性心脏病,有临床证据显示通过控制危险因素、治疗无症状的左心室收缩功能异常等有助于延缓或预防心力衰竭的发生。

三级预防,亦称临床预防,防止心力衰竭阶段 C 和阶段 D 的患者出现心力衰竭加重、恶性心律失常、猝死等恶性心血管事件,是在疾病发生后为防止伤残、提高生存质量、降低病死率而采取的对症治疗和康复治疗措施。

Q: 得了心力衰竭能治好吗?

部分心力衰竭可以治好,但是需要具备以下两个条件。

1. 心力衰竭发现早:如果心力衰竭多年,并且出现心脏重构、心脏增大,一般治不好。

2. 病因可去除:如长期大量喝酒引起的心力衰竭,如果及时戒酒并服用抗心力衰竭药物,心力衰竭可好转,因此喝酒的人要注意检查心功能。妊娠妇女的围生期心肌病也可引起心力衰竭,终止妊娠、经过药物治疗后可好转。

如果是长期心力衰竭导致心脏重构,心梗导致心肌坏死引发心力衰竭,长期慢性扩张型心肌病、慢性心肌炎导致心力衰竭,一般不能治好。经过规范治疗,如开通血管、进行规范药物治疗，患者能达到无症状生存状态，尤其是对生活质量要求比较高或者要工作的人群，能保持和同龄人一样的工作、生活状态。

Q: 得了心力衰竭会影响寿命吗？心力衰竭会传染吗？

慢性心力衰竭有可能会影响寿命，主要与患病的严重程度和治疗的措施有一定关系，如果患上慢性心力衰竭后，积极配合医生采取治疗措施，而且要定期进行复诊，病情控制较好，一般不会对寿命造成较大的威胁。如果慢性心力衰竭的程度比较严重，而且出现了心律不齐和血压降低或升高的现象，没有采取较好的治疗措施，或者在饮食上不加控制，就有可能会危及生命。

心力衰竭不会传染，所有的心力衰竭都是心脏问题引起的，它不是传染性疾病，所以大可放心。

Q: 有心脏病的女性能不能妊娠？

有心脏病的女性要根据心脏病的情况决定能不能怀孕，也不是所有的心脏病妇女都不能够怀孕。如果患者有心脏器质性的疾病，目前没有明显的临床症状，心功能 1 ~ 2 级，也是可以怀孕的，但是怀孕期间要定期做好产检，在妊娠期间应该重复进行风险评估，根据妊娠期间可能发生的心内科和产科事件调整风险状态，进行多学科管理。不能生孩子的心脏病患者包括心功能 3 ~ 4 级经治疗无好转者、心功能曾经 3 ~ 4 级经治疗好转后又反复者、近期有感染性心内膜炎或活动性风湿热者、室间隔缺损较大伴肺动脉高压及右向左分流者、出现发绀和心力衰竭者、中重度主动脉狭窄有明显临床症状者、法洛四联症未经手术治疗者不宜妊娠。围生期心肌病和扩张型心肌病患者不推荐在射血分数恢复正常前妊娠，即使左心室功能已经恢复，妊娠（或再次妊娠）前仍推荐进行心力衰竭复发风险评估，在多学科管理模式下进行个体化处理。

Q: 心力衰竭女性患者如何避孕？

心脏病患者不宜使用药物避孕，这是因为短、长效避孕药中都不同程度地含有雌激素，使用后体内雌激素的含量过多，使体内钠离子和水分排出减少，血容量增加，加重心脏负担，甚至引起心力衰竭。而且，使用药物避孕能使血液黏性增加，容易形成血栓，对心脏不利。工具避孕（避孕套）和宫内节育器是安全、有效的避孕措施。

Q: 得了心力衰竭如何自我评估心力衰竭的严重程度？

可以做 6 分钟步行试验，通过判断患者的运动耐力来评估心力衰竭的严重程度。这是一种简单易行、安全方便的方法，可以进行自我评估。

方法：在平直走廊里尽快行走，测定 6 分钟的步行距离。

判定标准：6 分钟步行距离 < 150 米为重度心力衰竭；150 ~ 450 米为中度心力衰竭；> 450 米为轻度心力衰竭。

Q: 得了心力衰竭日常生活中需要注意什么？

1. 不要喝过多水，心力衰竭患者由于心脏泵血功能欠佳，会有不同程度的体液淤积，出现水肿、腹胀等表现，过量饮水可能导致上述症状加重。应鼓励心力衰竭患者准备有刻度的水杯、尿壶，并每日记录饮水量、尿量。根据心力衰竭症状的程度决定是否限水及饮水量。

2. 饮食上建议清淡为主，不要吃过咸、过于油腻、脂肪含量过高及辛辣刺激性食品，每餐建议不要吃得过饱，可以多吃新鲜水果及蔬菜等膳食纤维丰富的食物，保持大便通畅。

3. 生活中要注意规律作息，尽量避免熬夜、过度紧张、压力过大等，不抽烟、喝酒，不喝浓茶、咖啡等。

4. 体重管理：日常体重监测能简便直观地反映患者体液潴留情况及利尿剂疗效，帮助指导调整治疗方案。体重改变往往出现在临床液体潴留症状和体征之前，所以对于体重的监测很重要，体重增加（3 天内突然增加 2 kg 以上）时，应增加利尿剂的剂量并及时就诊。

Q: 心力衰竭患者日常生活中选择哪些食物较好？

心力衰竭患者日常要合理、科学地选择食物，要注意以下几个方面。

1. 食物应容易消化，如大米粥、藕粉、蛋花汤、牛奶、酸奶、细面条、饼干、面包片等。避免吃坚硬生冷、油腻及刺激性食物。

2. 食物中要富含足够的维生素，中等量的蛋白质，适量的碳水化合物及脂肪。

3. 少量多餐，避免餐后胃肠过度充盈。有夜间阵发性呼吸困难者，宜将晚餐时间提前。

4.低盐饮食，每天控制在 3 g 以内。若水肿明显、尿量减少、气短、心慌、不能平卧时，按照医嘱适当限盐。咸菜、酱菜、咸肉、酱油及一切腌制品均禁忌，另外饮水量也应控制。

5.禁食或少食的食物还有油条、油饼、霉豆腐、香肠、咸肉、腊肉、熏鱼、海鱼、咸蛋、酱菜、皮蛋、豆瓣酱、汽水、啤酒等。

Q: 得了心力衰竭如何合理地安排休息与运动？

心力衰竭患者在急性期，需要卧床进行药物治疗，安静卧床可以在短期内减少心脏做功，是心力衰竭加重时治疗的基本原则。

待病情稳定后，可以进行适当的运动。适宜的活动能提高骨骼肌功能，改善活动耐量，根据病情轻重，在不诱发症状的前提下从床边小坐开始，逐步增加有氧运动，逐渐增加运动强度，详细记录运动计划和实际情况，包括运动时间、强度等，树立长期运动的自信心，培养定期进行运动训练的习惯。

运动应以有氧运动为主，禁忌剧烈运动及饱餐后运动，如运动中出现胸痛、呼吸困难等症状，应立即停止运动，经休息或服药后症状仍无明显缓解者应立即就诊。

Q: 心力衰竭患者运动中应该遵循什么原则？

1.个体化：根据年龄、性别、爱好、病情、个人对康复治疗的要求、过去的生活习惯等选择不同的运动方式。

2.循序渐进：按生理学规律，由小到大，逐渐增加强度、复杂性和时间，不断增加训练效应。

3.长期坚持：如果停止运动超过 1 周，下一次运动应从低一级开始。增加运动量首先应增加运动的持续时间或运动频率，然后才是强度。

Q: 心力衰竭患者该做什么样的运动？

运动项目：以有氧运动为主，如步行（散步、快走）慢跑、健身操、太极拳等。

运动时间和频率：每次运动时间为 15 ~ 60 分钟，理想时长为 20 ~ 40 分钟，其中要包含 5 ~ 10 分钟的热身和恢复，餐前、餐后 2 小时为宜。每周 3 ~ 5 次。

运动环境：选择空气新鲜、清洁卫生、阳光充足的环境。穿着宽松、舒适、透气的衣服；鞋大小合适，鞋底软而不滑。运动前后不宜大量饮水。

Q: 心力衰竭患者外出旅游时应该注意什么？

稳定的心力衰竭患者可以回归正常生活，和家人朋友一起外出游玩，但要避免劳累，量力而行。建议患者旅行时携带记录既往病史和当前治疗方案的病历，可能的话携带一份近期的心电图。最好多带些药物并放在不同的行李箱中，以保证旅行期间用药的连续性。监测并调整水分摄入量，特别是飞行时和高温环境下。游玩中要注意防寒、防晒。

Q: 心情不好会加重心力衰竭吗？如何调节、管理压力？

心力衰竭与心情不好是有直接关系的，任何疾病的发病过程、临床表现与情绪都有相当大的关系，因此保持一个良好的心态对战胜疾病是至关重要的。

保持良好、平稳的心态，不要大喜大悲，不自寻烦恼，各种活动要量力而行，既不逞强，也不过分依赖别人。并且要注意卧床休息，全身放松。同时还要结合低盐、低糖、低脂的饮食结构，并且适当运动。

消除对于疾病的盲目恐惧，减轻压力。慢性心力衰竭患者常年卧床或反复住院，易产生一些消极负面情绪，对生活信心不足。因此，心力衰竭患者应注意保持乐观、平和的心态，对自己的疾病不能忽视，也不要过分关注，保持良好的情绪。

Q: 心力衰竭患者家属需要了解哪些陪护技巧？

患者家庭成员需要了解心力衰竭的疾病知识，及时发现患者的早期症状，注意减少诱因，避免诱发因素，利于早期治疗。督促患者严格按照医生的建议，不得擅自停止或更换药物，以免造成严重的不良后果；熟悉常用药物的毒副作用。患者的家庭成员也应帮助患者树立起坚持治疗疾病的决心，给予患者心理支持。鼓励患者参加各种娱乐活动，营造和谐的家庭气氛，调动生活情趣，使其思想放松，注意力转移，调整心情，提高免疫力，加强身体素质，从而减少心力衰竭的发生。

Q: 心力衰竭患者能抽烟喝酒吗？

心力衰竭的患者绝对不能抽烟，吸烟会进一步加重心力衰竭。抽烟后香烟中的尼古丁和焦油会引起心肌细胞功能不全；还会破坏呼吸系统的黏膜和内皮细胞，会导致呼吸系统免疫和屏障功能减退，会进一步加重呼吸道感染的机会，增加心力衰竭的发病率。因此，心力衰竭患者绝对不可以吸烟。心力衰竭患者必须戒烟！心力衰竭的患者也是不能喝酒的，乙醇导致交感神经兴奋，导致心率增快、血压升高，严重的心力衰竭患者会在饮酒之后出现心源性猝死，所以患者一定要戒酒。

Q: 什么样的环境适合于心力衰竭患者？

心力衰竭患者存在水肿情况，尤其是下垂部位，病情好转时也有隐性水肿，所以容易导致皮肤的感染。生活中一定要保持被褥、床单整洁、舒适，床单要选择一些柔软、棉质的布料，尽量避免接触刺激性的护肤品，避免蚊虫叮咬等。

Q: 心力衰竭患者如何判断是否需要减重？

心力衰竭患者在病情加重的时候往往体重会增加，这不是由于他的身体状态好转，往往是因为水钠潴留导致的体重增加。心力衰竭患者每日要详细记录出入量和体重，通过监测体重和出入量，可以判断有没有水肿。如果患者 3 天体重出现了 2 kg 以上的增长，这则提示存在有隐性水肿，这时候就要控制饮食中钠的摄入量，控制水量；保持入水量少于出量 300 mL 左右，药物中增加利尿剂的用量；低脂、清淡易消化饮食，多吃一些蔬菜、高纤维素的食物，少量多餐，避免过饱，保持大便通畅；控制体重在合适的范围。生活中做好体重管理，及早发现心力衰竭的征象，减轻心脏负担，避免心力衰竭的急性发作，减少住院次数，更好地保护心功能。

Q: 心力衰竭患者如何阶段性自我评估康复情况？

心力衰竭患者需学会自我监测心力衰竭的症状和体征，掌握一些心力衰竭知识，做好自我护理，能够做到与医护人员共同参与的医患合作治疗模式。监测血压、心率，如出现气短、乏力、夜间憋醒、咳嗽加重、倦怠、嗜睡、烦躁、少尿，可能为心力衰竭加重的表现，应及时就医。注意监测体重，每日清晨排空后测体重，若 3 天内体重增加 ≥ 2 kg，应怀疑隐形水肿，需增加利尿剂剂量，并限制盐的摄入，或咨询专科医生调整治疗。可以自测 6 分钟步行试验，评价自身的心功能情况。配合积极正规的治疗模式，坚持心脏康复，患者同样可以很长寿，并且获得很好的生活质量。

Q: 患有慢性心力衰竭能不能继续工作？

患者需要根据心力衰竭的严重程度来决定能否工作。如果心功能轻度异常，心力衰竭为1级和2级的话，患者一般体力活动不会受到明显影响。此时患者可以参加一些工作，建议患者选择轻体力或脑力劳动，环境相对比较舒适的工作，而且还要注意工作的时间，尽量以短工为主，工作时不要疲劳，最好在办公室；高度集中的工作是不适合做的。如果心力衰竭症状严重，稍微活动或者不活动时，就出现明显的气喘，此时的心力衰竭属于3级或者4级，应该不要去工作。

Q: 基层医院医生面对心力衰竭患者有什么注意事项？

1. 当社区基层医生面对一位心力衰竭患者出现以下情况时要紧急转诊。

（1）社区初诊或怀疑心力衰竭的患者。

（2）社区管理的慢性稳定性心力衰竭患者病情加重，经常规治疗不能缓解，出现以下情况之一，应当及时转至二级以上医院救治。①出现心力衰竭症状和体征加重，如呼吸困难、水肿加重；②利钠肽等心力衰竭生物标志物水平明显升高；③原有心脏疾病加重，如冠心病患者出现心绞痛加重等；④出现新的疾病，如肺部感染、电解质紊乱、心律失常、肾功能恶化、血栓栓塞等。

2. 诊断明确、病情平稳的心力衰竭患者每半年应该由专科医生进行一次全面评估，对治疗方案进行评估和优化。

3. 对具有中医药治疗需求的心力衰竭患者，出现以下情况之一，应当转诊。

（1）基层医疗卫生机构不能提供心力衰竭中医辨证治疗服务时。

（2）经中医辨证治疗临床症状控制不佳或出现急性加重。

Q: 二级医院医生诊疗慢性心力衰竭患者有什么注意事项？

当二级医院医生诊疗疑难危重的心力衰竭患者，出现以下任一情况，应当及时上转至三级医院救治。

1. 经二级医院积极治疗后生命体征不稳定。

2. 严重心律失常。

3. 严重合并症（如呼吸衰竭、肝肾衰竭、严重电解质紊乱等）。

4. 要进一步调整治疗方案，需要有创检查及治疗，包括血运重建、心脏手术、植入心脏复律除颤器（ICD）、心脏再同步治疗（CRT）等。

5. 新发且需明确病因和治疗方案的心力衰竭患者。

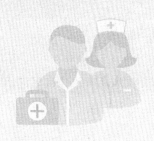

第二节　心律失常

Q: 什么是心律失常？

心律失常是指心脏冲动的频率、节律、起源部位、传导速度或激动次序的异常。心律失常不是一个单纯疾病，而是一组多种形式组成的疾病总称。通俗地讲，就是正常心脏的跳动是规律的，心律失常发作时，这个规律被破坏了，心脏的跳动变得或快，或慢，或时快时慢、时强时弱。

Q: 心律失常有什么样的临床表现？

各型心律失常临床症状差异很大，既可以无任何症状，也可以意识丧失，抽搐，甚至猝死。

1. 房性、交界区性、室性期前收缩：大多无任何症状，有些患者表现为心悸、胸闷、乏力症状，自觉有停跳感。

2. 窦性停搏：大于 3 秒且无逸搏发生时，患者可出现黑蒙、短暂意识障碍或晕厥，严重者可发生阿 – 斯综合征，甚至死亡。

3. 房性心动过速、室上性心动过速：可表现为心悸、头晕、胸闷、焦虑不安、胸痛、憋气、乏力等症状，有些患者可能无任何症状，合并器质性心脏病的患者甚至可表现为晕厥、心绞痛、心力衰竭与休克等。症状发作可呈短暂、间歇或持续发生。

4. 房扑和房颤：症状的轻重受心室率快慢的影响。心室率超过 150 次 / 分，患者可发生心绞痛与充血性心力衰竭。心室率不快时，患者可无症状。

5. 室扑和室颤：临床症状包括意识丧失、抽搐、呼吸停顿甚至死亡。

6. 房室阻滞：分三度。临床表现：一度房室阻滞患者通常无症状；二度房室阻滞可引起心搏脱漏，可有心悸症状，也可无症状；三度房室阻滞的症状取决于心室率的快慢与伴随病变，症状包括疲倦、乏力、头晕、晕厥、心绞痛、心力衰竭。房室阻滞因心室率过慢导致脑缺血，患者可出现暂时性意识丧失，甚至抽搐，称为阿－斯综合征，严重者可致猝死。

Q: 心律失常是如何分型的?

正常情况下，心脏的冲动起源于窦房结，凡是由窦房结冲动引起的心律称为窦性心律，频率为 60 ~ 100 次 / 分（有专家建议正常窦性心律频率改为 50 ~ 90 次 / 分）。

按心律失常发生时心率的快慢，可分为快速性心律失常与缓慢性心律失常。

按照心律失常发生的部位，可分为窦性心律失常、房性心律失常、房室交接区性心律失常、室性心律失常。

按其发生机制，可分为冲动形成异常和冲动传导异常。

Q: 什么是窦性心律失常? 常见类型有哪些?

窦性心律失常是由窦房结冲动发放频率异常或窦性冲动向心房的传导受阻所导致的心律失常。根据心电图可分为窦性心动过速，窦性心动过缓，窦性停搏，窦房传导阻滞，病态窦房结综合征。

Q: 什么是窦性心动过速、过缓、停搏?

成人窦性心律的频率超过 100 次 / 分为窦性心动过速。通常逐渐开始和终止，频率大多在 100 ~ 150 次 / 分。

成人窦性心律的频率低于 60 次 / 分为窦性心动过缓。一般为 45 ~ 59 次 / 分，偶尔可慢至 40 次 / 分。常见于健康的青年人、运动员及睡眠状态。窦性心动过缓常伴有窦性心律不齐（不同 PP 间期的差异 > 0.12 秒），严重窦性心动过缓可产生逸搏。

停搏指窦房结不能产生冲动，心房无除级和心室无搏动。多见于窦房结变性与纤维化、急性下壁心肌梗死、脑血管意外等病变以及迷走神经张力增高或颈动脉窦过敏；应用洋地黄类药物、乙酰胆碱等药物亦可引起窦性停搏。过长时间的窦性停搏（3 秒）且无逸搏发生时，患者可出现黑蒙、短暂意识障碍或晕厥，严重者可发生阿－斯综合征，甚至死亡。心电图表现为在较正常 PP 间期显著长的间期内无 P 波发生或 P 波与 QRS 波均不出现，长的 PP 间期与基本的窦性 PP 间期无倍数关系。

Q: 什么是窦房传导阻滞？

指窦房结冲动传导至心房时发生延缓或阻滞。部分或全部不能到达心房，引起心房和心室停搏。理论上可分为三度。

由于体表心电图不能显示窦房结电活动，因而无法确立一度窦房阻滞的诊断。

二度窦房阻滞分为两项：①莫氏Ⅰ型即文氏阻滞，表现为PP间期进行性缩短，直至出现一次长PP间期，该长PP间期短于基本PP间期的两倍；②莫氏Ⅱ型阻滞时，长PP间期为基本PP间期的整倍数。窦房阻滞后可出现结性或室性逸搏，以及逸搏心律。

三度窦房阻滞与窦性停搏鉴别困难。

窦房阻滞是一种少见的心脏传导障碍，多为间歇性，常见于迷走神经亢进或颈动脉窦过敏者，持续窦房阻滞多见于器质性心脏病患者，此外高血钾及应用洋地黄、奎尼丁、β受体阻滞剂也可以引起窦房阻滞。

Q: 什么是病态窦房结综合征？

病态窦房结综合征简称病窦综合征，是由窦房结病变导致功能减退，产生多种心律失常的综合表现，表现形式有窦性停搏、窦房阻滞、严重窦性心动过缓。患者可在不同时间出现一种以上的心律失常，常同时合并心房自律性异常，其中近半数患者在心动过缓时发生室上性心动过速（心房颤动居多），称为慢快综合征。

Q: 什么是房性心律失常？常见类型有哪些？

房性心律失常是起源于左、右心房的心律失常。包括房性期前收缩、房性心动过速、心房扑动、心房颤动。房性心动过速在儿童中发生率较高，占儿童室上性心动过速的第二位。老年人房性心动过速的发病率超过室上性心动过速的20%。心房扑动和心房颤动是一类与左、右心房的功能和解剖密切相关的心率失常，彼此之间既相互独立又能相互诱发或相互转化。

Q: 什么是房性期前收缩？心电图有什么特征？

房性期前收缩是指起源于窦房结以外心房的任何部位的心房激动。主要表现为心悸，一些患者有胸闷、乏力症状，自觉有停跳感，有些患者可能无任何症状。多为功能性，正常成人进行24小时心电监测，大约60%有房性期前收缩发生。

心电图特征如下：①P波提前发生，与窦性P波形态不同；②PR间期＞120毫秒；③QRS波群呈室上性，部分可有室内差异性传导；④多为不完全代偿间歇。

Q: 什么是房性心动过速？

房性心动过速简称房速，指冲动起源于心房且无须房室结参与维持的心动过速。根据起源点不同，分为局灶性房性心动过速和多源性房性心动过速，后者也称为紊乱性房性心动过速，是严重肺部疾病常见的心律失常，最终可能发展为心房颤动。

Q: 局灶性房性心动过速心电图有什么特征？

1.心房率通常为150～200次/分。

2.P波形态与窦性P波不同。

3.当房率加快时可出现二度Ⅰ型或Ⅱ型房室阻滞，呈现2∶1房室传导者亦属常见，但心动过速不受影响。

4.P波之间的等电线仍存在（与心房扑动时等电线消失不同）。

Q: 多源性房性心动过速心电图有什么特征？

1.通常有3种或以上形态各异的P波，PR间期各不相同。

2.心房率100～130次/分。

3.大多数P波能下传心室，但部分P波因过早发生而受阻，心室率不规则。

Q: 什么是心房扑动？

心房扑动是介于房速和心房颤动之间的快速型心律失常，简称房扑。患者多伴有器质性心脏病。房扑通常表现为2∶1房室传导，导致心室率为120～160次/分（大多为150次/分）。常为阵发性，少数病例可持续数年，甚至引起心律失常型心肌病，导致心脏扩大、心力衰竭。心室率不快时，患者可无症状。当房扑伴有极快的心室率，可诱发心绞痛与充血性心力衰竭。房扑往往有不稳定的倾向，可恢复窦性心律或进展为心房颤动，但亦可持续数个月或数年。房扑患者也可产生心房血栓，进而引起体循环栓塞。

Q: 心房扑动心电图有什么特征?

1. 窦性 P 波消失,代之以振幅、间距相同的有规律的锯齿状扑动波,称为 F 波扑动波之间的等电线消失,频率常为 250 ~ 350 次 / 分。

2. 心室率规则或不规则,取决于房室传导比例是否恒定,房扑波多以 2 : 1 及 4 : 1 交替下传。

3. QRS 波形态正常,当出现室内差异传导、原先有束支阻滞或经房室旁路下传时,QRS 波增宽、形态异常。

Q: 什么是心房颤动?

简称房颤,是最常见的心律失常之一,是指规则有序的心房电活动丧失,代之以快速无序的颤动波,是严重的心房电活动紊乱。心房无序的颤动即失去了有效的收缩与舒张,心房泵血功能恶化或丧失,加之房室结对快速心房激动的递减传导,引起心室极不规则的反应。因此,心室律紊乱、心功能受损和心房附壁血栓形成是房颤患者的主要病理生理特点。

房颤常发生于器质性心脏病患者,如果房颤发生在无结构性心脏病的中青年,称为孤立性房颤或特发性房颤。

Q: 房颤在临床上是如何分类的?

房颤的分类及临床特点见表 2-1。

表 2-1 房颤的分类及临床特点

名称	临床特点
首诊房颤	首次确诊(首次发作或首次发现)
阵发性房颤	持续时间小于 7 天(常小于 48 小时),能自行终止
持续性房颤	持续时间大于 7 天,非自限性
长期持续性房颤	持续时间 ≥ 1 年,患者有转复愿望
永久性房颤	持续时间大于 1 年,不能终止或终止后又复发

Q: 房颤的危害有多大?

房颤时心房有效收缩消失,心脏每搏排血量比窦性心律时减少达 25% 或更多。

临床症状的轻重受心室率快慢的影响。心室率不快时,患者可无症状。心室率超过 150 次 / 分，患者可发生心绞痛与充血性心力衰竭。房颤并发血栓栓塞的危险性甚大，尤以脑栓塞危害最大，常可危及生命并严重影响患者的生存质量。栓子来自左心房，多在左心耳部，因心房失去收缩力、血流淤滞所致。非瓣膜性心脏病合并房颤者发生脑卒中的机会较无房颤者高出 5 ~ 7 倍。二尖瓣狭窄或二尖瓣脱垂合并房颤时脑栓塞的发生率更高。

Q: 房颤的心电图有什么特征？

1.P 波消失，代之以小而不规则的基线波动，形态与振幅均变化不定，称为 f 波，频率为 350 ~ 600 次 / 分。

2. 心室率极不规则。

3. QRS 波形态通常正常，当心室率过快，发生室内差异性传导，QRS 波增宽变形。

Q: 什么是房室交界区性心律失常？常见类型有哪些？

房室交界区是心房和心室之间的特殊传导系统，包括心房进入房室结的纤维、房室结本身，以及希氏束的主要部分。起源于房室交界区的心律失常为房室交界区性心律失常。

常见类型包括房室交界区性期前收缩，房室交界区性逸搏与心律，非阵发性房室交界区性心动过速，房室交界区相关的折返性心动过速，预激综合征。

Q: 什么是房室交界区性期前收缩？

简称交界性期前收缩，是冲动起源于房室交界区的一种提早心搏。交界性期前收缩通常无须治疗。

Q: 房室交界区性期前收缩的心电图有什么特征？

1. 可前向和逆向传导，分别产生提前发生的 QRS 波群与逆行 P 波，逆行 P 波可位于 QRS 波群之前（PR 间期＜ 0.12 秒）、之中或之后（RP 间期＜ 0.20 秒）。

2.QRS 波群形态正常，当发生室内差异性传导，QRS 波群形态可有变化。

Q: 什么是房室交界区性逸搏和房室交界区性逸搏心律？

房室交界区组织在正常情况下不表现出自律性，称为潜在起搏点。由于窦房结发放冲动频率过于缓慢，低于上述潜在起搏点的固有频率；或由于传导障碍，窦房结冲动过迟的下传至交界区时，潜在起搏点除极产生逸搏。房室交界区性逸搏并非病理现象，当房室交界区性逸搏连续发生，出现了若干个逸搏形成的节律，构成房室交界区性逸搏心律。

房室交界区性逸搏或心律的出现，与迷走神经张力增高、显著的窦性心动过缓或房室阻滞有关，同时也是避免发生心室停搏的生理保护机制。二者心电图特征不同。

🅀 房室交界区性逸搏的心电图有什么特征？

1. 在长于正常 PP 间期的间歇后出现一个正常的 QRS 波群，P 波缺失。
2. 逆行 P 波位于 QRS 波群之前或之后。
3. 亦可见到未下传至心室的窦性 P 波。

🅀 房室交界区性逸搏心律的心电图有什么特征？

1. 正常下传的 QRS 波群，频率为 40 ~ 60 次 / 分。
2. 可有逆行 P 波。
3. 或存在独立的、缓慢的心房活动，从而形成房室分离。此时，心室率超过心房率。

🅀 什么是非阵发性房室交界区性心动过速？

发生机制与房室交界区组织自律性增高或触发活动有关。最常见的病因为洋地黄中毒，多见于器质性心脏病，如心肌梗死、心肌炎及心瓣膜手术后，偶见于正常人。特点是心动过速发作起始与终止时心率逐渐变化，有别于突发突止的阵发性心动过速，故称为"非阵发性"。心率 70 ~ 150 次 / 分或更快，心律通常规则，心电图特征是 QRS 波正常，有逆行 P 波。

🅀 什么是房室交界区相关的折返性心动过速？

房室交界区相关的折返性心动过速主要包括房室结折返性心动过速和房室折返性心动过速两大类。前者的折返环路位于房室结内，以阵发性室上性心动过速为代表。后者由房室交界区、旁道与心房、心室共同组成折返环路，以预激综合征常见。两者的心电图表现均为室上性 QRS 波群和规则 RR 间期，少部分患者为宽 QRS 波群。

Q: 什么是阵发性室上性心动过速？

患者通常无器质性心脏病表现，不同性别与年龄均可发生。心动过速发作突然起始与终止，持续时间长短不一。症状包括心悸、胸闷、焦虑不安、头晕，少见有晕厥、心绞痛、心力衰竭与休克者。症状轻重取决于发作时心室率快速的程度以及持续时间，亦与原发病的严重程度有关。若发作时心室率过快，使心输出量与脑血流量锐减或心动过速猝然终止，窦房结未能及时恢复自律性导致心搏停顿，则可发生晕厥。

Q: 阵发性室上性心动过速的心电图有啥特征？

1. 心率 150 ～ 250 次 / 分，节律规则。

2. QRS 波形态与时限均正常，但发生室内差异性传导或束支阻滞时，QRS 波形态异常。

3. P 波为逆行性（Ⅱ、Ⅲ、aVF 导联倒置），常埋藏于 QRS 波内或位于其终末部分，P 波就与 QS 波保持固定关系。

4. 起始突然，通常由一个房性期前收缩触发，其下传的 PR 间期显著延长，随之引起心动过速发作。

Q: 什么是预激综合征？

预激综合征是指心房部分激动由正常房室传导系统以外的先天性附加通道（旁道）下传，使心室某一部分心肌预先激动（预激），导致以异常心电生理和（或）伴发多种快速型心律失常为特征的一种综合征。40% ～ 65% 的预激综合征患者为无症状者。预激综合征患者亦可发生心房颤动与心房扑动，若冲动沿旁路下传，由于其不应期短，会产生极快的心室率，甚至演变为心室颤动。

Q: 预激综合征的心电图有什么特征？

1. 窦性心搏的 PR 间期短于 0.12 秒。

2. QRS 波群时限超过 0.12 秒，QRS 波群起始部分粗钝（称 δ 波），终末部分正常。

3.ST-T 波呈继发性改变，与 QRS 波群主波方向相反。

根据胸导联 QRS 波群的形态，将预激综合征分成两型，A 型为胸导联 QRS 波群主波均向上，预激发生在左心室或右心室后底部；B 型为 QRS 波群在 V_1 导联主波向下，V_5、V_6 导联主波向上，预激发生在右心室前侧壁。

Q: 什么是室性心律失常？常见类型有哪些？

室性心律失常是指起源于希氏束以下水平的左右心室肌或心脏的特殊传导系统的心律失常。室性心律失常在临床上十分常见，同时临床表现差异很大，患者可以毫无症状，也可有明确的心悸或黑矇，甚至发生心脏性猝死。在许多基础心脏疾病患者，室性心律失常多伴随出现，而在有些心脏异常的患者，室性心律失常可能为患者最早或唯一的临床表现。

室性心律失常包括室性期前收缩、非持续性与持续性室性心动过速、心室扑动与心室颤动。

Q: 什么是室性期前收缩？

室性期前收缩是指希氏束分叉以下部位过早发生的，提前使心肌除极的心搏。是一种最常见的心律失常，正常人与各种心脏病患者均可发生室性期前收缩。正常人发生室性期前收缩的机会随年龄的增长而增加。

Q: 室性期前收缩的心电图有什么特征？

1. 提前发生的 QRS 波群，时限常超过 0.12 秒、宽大畸形。

2. ST 段与 T 波的方向与 QS 主波方向相反。

3. 室性期前收缩与其前面的窦性搏动心律间期（称为配对间期）恒定，后可出现完全性代偿间歇。

Q: 什么是室性心动过速？

室性心动过速简称室速，是起源于希氏束分支以下的特殊传导系统或者心室肌的连续 3 个或 3 个以上的异位心搏。偶可发生在无器质性心脏病者，称为特发性室速。及时正确地判断和治疗室速具有非常重要的临床意义。室速最常见于冠心病，其次是心肌病、心力衰竭、二尖瓣脱垂、心瓣膜病等器质性心脏病患者，其他病因包括代谢障碍、电解质紊乱、长 QT 间期综合征等。少部分室速与遗传因素有关，又称为离子通道病，如长 QT 间期综合征、Brugada 综合征等。

Q: 室性心动过速的心电图有什么特征？

1. 3 个或以上的室性期前收缩连续出现。

2. 心室率常为 100 ~ 250 次 / 分。

3. 节律规则或略不规则。

4. 心房独立活动与 QRS 波无固定关系，形成室房分离。

5. 偶可见心室激动逆传夺获心房。心室夺获（表现为在 P 波之后，提前发生一次正常的 QRS 波）与室性融合波（QRS 波形态介于窦性与异位心室搏动之间）的存在对确立室性心动过速诊断提供重要依据。

Q: 什么是心脏传导阻滞？

心脏传导阻滞是由解剖或功能失常造成的永久性或暂时性冲动传导障碍，包括窦房阻滞、房室阻滞、房内阻滞、室内阻滞。

按照传导阻滞的严重程度，通常可将其分为三度：

一度阻滞的传导时间延长，但全部冲动仍能传导。

二度阻滞分为Ⅰ型和Ⅱ型。Ⅰ型阻滞表现为传导时间进行性延长，直至一次冲动不能传导；Ⅱ型阻滞表现为间歇出现的传导阻滞。

三度阻滞又称完全性阻滞，此时全部冲动不能被传导。

Q: 什么是房室阻滞？

房室阻滞是指房室交界区脱离了生理不应期后，心房冲动传导延迟或不能传导至心室。部分健康的成年人、儿童及运动员可发生一度或二度Ⅰ型房室阻滞，可能与静息时迷走神经张力增高有关。老年持续性房室阻滞以原因不明的传导系统退行性病变多见。

多种器质性心脏病、心脏手术损伤、电解质紊乱（如高钾血症）、洋地黄中毒、黏液性水肿等也可导致房室阻滞。

Q: 房室阻滞的心电图有啥特征？

1. 一度房室阻滞：PR 间期超过 0.20 秒。QRS 波群形态与时限多正常。

2. 二度房室阻滞：分为Ⅰ型和Ⅱ型。Ⅰ型又称文氏阻滞，是最常见的二度房室阻滞类型。

二度Ⅰ型：①P 波规律出现；②PR 间期逐渐延长，直到 P 波下传受阻，脱漏 1 个 QRS 波群，QRS 波群正常。

二度Ⅱ型：房室阻滞心电图表现为 PR 间期恒定，部分 P 波后无 QRS 波群。

高度房室阻滞：二度房室阻滞中，连续 2 个或者 2 个以上的 P 波不能下传心室者。

3. 三度（完全性）房室阻滞：①P 波与 QRS 波群各自成节律、互不相关；②心房率快于心室率；③心室起搏点位于希氏束及其附近，心室率为 40 ~ 60 次/分，QRS 波群正常，心律亦较稳定；如位于室内传导系统的远端，心室率可低至 40 次/分以下，QRS 波群增宽，心室律亦常不稳定。

Q: 什么是室内阻滞？

室内阻滞是指希氏束分叉以下部位的传导阻滞。室内传导系统由右束支、左前分支和左后分支三部分组成，室内传导系统的病变可波及单支、双支或三支。右束支阻滞较左束支阻滞常见，左前分支阻滞较左后分支阻滞常见。

Q: 室内阻滞心电图有什么特征？

1. 右束支阻滞：QRS 波群时限 ≥ 0.12 秒。V_1、V_2 导联呈 rsR'，R' 波粗钝；V_5、V_6 导联呈 QRS 或 RS，S 波宽阔。T 波与 QRS 波群主波方向相反。不完全性右束支阻滞的图形与上述相似，但 QRS 波群时限 < 0.12 秒。

2. 左束支阻滞：QRS 波群时限 ≥ 0.12 秒。V_5、V_6 导联 R 波宽大，顶部有切迹或粗钝，其前方无 Q 波。V_1、V_2 导联呈宽阔的 QS 波或 RS 波形，S 波宽大。V_5 ~ V_6T 波与 QRS 波群主波方向相反。不完全性左束支阻滞图形与上述相似，但 QRS 波群时限 < 0.12 秒。

3. 左前分支阻滞：额面平均 QRS 电轴左偏达 -45° ~ -90°。Ⅰ、aVL 导联呈 QR 波，Ⅱ、Ⅲ、aVF 导联呈 RS 图形，QRS 时限 < 0.12 秒。

4. 左后分支阻滞：额面平均 QRS 电轴右偏达 +90° ~ +120°（或 +80° ~ +140°）。Ⅰ 导联呈 RS 波，Ⅱ、Ⅲ、aVF 导联呈 QR 波且 R Ⅲ > R Ⅱ，QRS 时限 < 0.12 秒。

Q: 为什么会发生心律失常？

心律失常可分为先天遗传性心律失常和后天获得性心律失常。

遗传性心律失常多为基因突变导致的离子通道病，使得心肌细胞离子流发生异常。目前已经明确的遗传性心律失常包括长 QT 间期综合征、短 QT 间期综合征、Brugada 综合征、儿茶酚胺敏感性室性心动过速、早期复极综合征等，部分心房颤动和预激综合征患者也具有基因突变位点。临床上确定或者怀疑遗传性心律失常疾病导致的心脏猝死患者或幸存者及其直系亲属，应加强离子通道病和心肌病基因检测与风险评估。

后天获得性心律失常中，生理因素如运动、情绪变化等可引起交感神经兴奋而产生快速型心律失常，或因睡眠等迷走神经兴奋而产生缓慢型心律失常；病理因素又可分为心脏本身、全身性和其他器官障碍的因素。心脏本身因素主要为各种器质性心脏病，包括冠状动脉粥样硬化性心脏病、风湿性心脏病、心肌病、心肌炎和先天性心脏病等；全身性因素包括药物毒性作用、各种原因的酸碱平衡及电解质紊乱、神经与体液调节功能失调等。交感和副交感神经系统两者张力平衡时心电稳定，而当平衡失调时容易发生心律失常。心脏以外的其他器官在发生功能性或结构性改变时可诱发心律失常，如甲状腺功能亢进、贫血、重度感染、脑卒中等。此外，胸部手术（尤其是心脏手术）、麻醉过程、心导管检查、各种心脏介入治疗及药物与毒素（如河豚素）等可诱发心律失常。

Q: 什么情况容易诱发心律失常？

多种行为和疾病均可诱发心律失常，如吸烟、饮酒、喝咖啡、运动、情绪变化、各种器质性心脏病（包括冠状动脉粥样硬化性心脏病、风湿性心脏病、高血压性心脏病、心肌病、心肌炎和先天性心脏病）、酸碱平衡及电解质紊乱（低钾、高钾、低镁等）、神经与体液调节功能失调、甲状腺功能亢进、贫血、重度感染、脑卒中、胸部手术（尤其是心脏手术）、麻醉过程、心导管检查、各种心脏介入治疗、药物与毒素（如河豚素）、慢性肺部疾病、洋地黄中毒，以及各种代谢障碍均可诱发心律失常发作。

Q: 心律失常病程持续多久？

若是运动、情绪波动或睡眠诱发的心律失常基本会反复发作；如果是有些可以治愈的疾病，如贫血、酸碱平衡及电解质紊乱、感染、脑卒中、麻醉及心导管检查等诱发的心律失常，在诱发疾病治愈或检查结束后，心律失常基本可以缓解甚至消失；还有些结构性心脏病引发的心房颤动和频发室性期前收缩及阵发性室上性心动过速和预激综合征均可能因为行射频消融术治疗而痊愈。遗传性心脏病诱发的心律失常基本持续终生。

Q: 如何尽早发现自己有心律失常？

心律失常在不发作时因无症状的确难以提前发现，有些心律失常发作期在不引起血流动力学改变时，也可以没有任何不适症状，这类患者经常是因为体检心电图检查被发现。因为心律失常形式多样，针对普通人在家中自查，期前收缩有可能通过自己或家人号脉，数脉搏时有漏跳而发现。节律改变明显的心律失常会出现心悸、心慌、心跳加快、自感心跳搏动增强等症状，及时就医，尽快到医院做心电图检查。必要时需 24 小时动态心电图检查，多可以明确具体心律失常类型。

Q: 如何诊断心律失常？需要哪些检查？

常规心电图检查，结合临床症状就可确诊大部分心律失常。有些心律失常间歇发作，则需要反复心电图检查或 24 小时动态心电图检查。

临床上同时结合化验血常规、电解质、血生化及甲状腺功能，以及心脏超声、心脏磁共振、肺 CT 检查。

明确一些心律失常的病因。对有阵发性发作，但就医时症状消失，也无心电图改变的，可行心腔内电生理检查确诊。

Q: 心律失常典型的临床征象是什么？

各型心律失常临床症状差异较大。有的心律失常患者没有任何症状，有的可以有轻度不适，如心悸，胸闷、乏力、自觉心脏有停跳感等，病情较重者可出现短暂意识障碍或晕厥，恶性心律失常发作时也可以随时猝死。因不可能有统一的临床症状，故没有典型的临床征象。

Q: 心律失常非药物治疗手段有哪些？

1. 对心室扑动和心室颤动须立即电除颤转复心律。

2. 对房扑和房颤伴快速心室率、室上性心动过速和室性心动过速者可行同步电复律转复心律。

3. 对病窦综合征或房室阻滞，心室率低于 50 次 / 分，且有明显症状者心室率低于 40 次 / 分，或有长达 3 秒的 RR 间期；二度 Ⅱ 型、高度或三度房室阻滞；房颤患者有长达 5 秒的 RR 间期；颈动脉窦刺激或压迫诱导的心室停搏＞ 3 秒的情况需安装永久心脏起搏器起搏治疗。

4. 对房速、房扑、房颤、预激综合征合并房颤、室上性心动过速、频发室性期前收缩（＞ 10 000 次 /24 小时）、特发性室速反复发作等可行射频消融术治疗。

5. 对室颤和持续室速导致心搏骤停幸存者、器质性心脏病自发持续性室速、原因不明晕厥伴持续性室速或室颤、心肌梗死所致 LVEF < 35%、NYHA 心功能 Ⅱ 级或 Ⅲ 级、NYHA 心功能 Ⅱ 级或 Ⅲ 级，LVEF < 35% 的非缺血性心肌病患者、有猝死危险的肥厚性心肌病和扩张性心肌病及右心室心肌病、有晕厥和室速记录的遗传性心脏病患者，可安装植入型心律转复除颤器预防心脏性猝死。

6. 对房颤预防附壁血栓可行左心耳封堵术等。

Q: 心律失常药物治疗手段有哪些?

目前临床常用的抗心律失常药物分为四大类。

1. Ⅰ 类药阻滞快速钠通道。

Ⅰ a 类药物减慢动作电位 0 相上升速度（V_{max}），延长动作电位时程，奎尼丁、普鲁卡因胺、丙吡胺等属此类。Ⅰ b 类药物不减慢 V_{max}，缩短动作电位时程，美西律、苯妥英钠与利多卡因等属此类。Ⅰ c 类药减慢 V_{max}，减慢传导与轻微延长动作电位时程，氟卡尼、恩卡尼、普罗帕酮等属此类。

2. Ⅱ 类药阻断 β 肾上腺素能受体，美托洛尔、阿替洛尔、比索洛尔等属此类，是目前已明确的可以改善患者长期预后的抗心律失常药物。

3. Ⅲ 类药阻滞钾通道与延长复极，胺碘酮、决奈达隆、索他洛尔、多非利特等属此类。

4. Ⅳ 类药阻滞慢钙通道，维拉帕米和地尔硫䓬属此类。

Q: 传统中医药对心律失常治疗有效吗?

目前循证医学研究显示，中成药如参松养心胶囊、稳心颗粒等亦具有减少期前收缩和减轻症状的作用。对于心力衰竭合并室性期前收缩的患者，参松养心胶囊在减少室性期前收缩发生的同时，一定程度上也可以改善患者的心功能；对于窦性心动过缓合并室性期前收缩的患者，参松养心胶囊在减少室性期前收缩数量的同时，不增加窦性心动过缓的风险，甚至还能有限提高窦性心动过缓的心率。

Q: 心律失常的并发症有哪些?

快速心律失常可导致心功能不全、心源性休克。房扑、房颤可因心房血栓形成脱落后导致心肌梗死、脑梗死、肾栓塞、肠系膜动脉栓塞等疾病。出现并发症时需多科室协同治疗。

Q: 心律失常合并妊娠要注意什么？

对于一些没有特殊症状心律失常如房性、交界区性、室性期前收缩、窦性心动过速、窦性心动过缓，合并妊娠时无须特殊对待。对病窦综合征或二度Ⅱ型、高度或三度房室阻滞；房颤患者有长达5秒的RR间期孕妇需安装心脏起搏器起搏治疗。

对于频繁发作阵发性室上性心动过速的育龄妇女，因长时间持续的心动过速可能诱发心力衰竭，危及胎儿生命，建议射频消融术根治后再怀孕。对于有房扑或房颤的育龄妇女，可能因房扑或房颤所致的心房附壁血栓脱落，导致急性心肌梗死、急性脑梗死、肾动脉栓塞、肠系膜血管栓塞等急危重症危及生命，建议射频消融术根治后再妊娠。

Q: 高体重影响心律失常的治疗吗？

肥胖本就是代谢失衡的结果，是一种低度炎症反应。高血压、糖尿病、高脂血症均与肥胖息息相关，这些慢性病变又可诱发心、脑、肾等脏器血管疾病的发作，促使心律失常发作，加重已有心律失常治疗的难度。因心律失常治疗药物多按千克体重给药，体重增加，势必因增加药物剂量而更容易出现药物不良反应，同时会减弱治疗效果。

Q: 心律失常的预后如何判断？

无论哪种心律失常，导致出现经常晕厥、心力衰竭、休克，或有多种基础疾病，或伴心脏病有结构性改变的、合并电解质紊乱的、需要安装心脏起搏器或ICD但因各种原因未能安装的患者，预后较差，需要患者及家属严密观察病情，积极药物治疗，必要时需射频消融、安装心脏起搏器或ICD治疗。患者无心律失常所致症状，既无高血压、糖尿病等基础疾病，也无各种器质性心脏病，无论哪一型心律失常，预后均较好。

Q: 心律失常患者的日常生活应注意哪些？

各种心律失常患者应运动适量，不建议过度活动。对需要长期服药治疗的患者，早期安装起搏器或 ICD 的患者，在对机器的稳定性没完全适应之前，以及因心律失常导致慢性心力衰竭、肢体功能障碍的患者，因生活质量下降，患者早期普遍情绪不稳定，均需家人多加谅解和陪伴，对饮食、起居多加关心，必要时服用抗焦虑药物，也可以请心理医生行心理疏导，以缓解焦虑或紧张情绪，恢复生活的信心。

Q: 心律失常患者行射频治疗时有哪些建议？

一般怀孕后就不建议行射频消融术治疗，但是近年来兴起了无射线引导的三维定位导航系统，是在患者体表贴上参考的电极，以磁场或者电场作为定位参考。当导管在体内移动时，他的磁场或电场发生了改变，定位系统能够迅速地做出反应，感知以及定位电极位置好消融导管的顶端位置及运动方向，由计算机处理后，医生借助软件调整导管，标测靶点，进行治疗。这种无射线的射频消融在妊娠期间是可以做的。

Q: 心律失常患者还有哪些就医建议？

对诊断明确，有症状且预后较好的心律失常，可以选用 β 受体阻滞剂、非二氢吡啶类钙通道阻滞剂和普罗帕酮等缓解症状，对症状较重且合并器质性心脏病，预后差者尽早住院治疗。如果基层医生不能熟练和全面地掌握心电图知识，对各种疾病对应的心电图特征性改变不能了然于胸，比如急性心肌梗死的病理性 Q 波，ST-T 的动态演变，建议尽早安全地把患者转入上级医院治疗。

第三节　冠状动脉粥样硬化性心脏病

Q: 什么是冠心病？

冠心病（CHD）全称为冠状动脉粥样硬化性心脏病，是指冠状动脉（冠脉）发生粥样硬化引起管腔狭窄或闭塞，导致心肌缺血缺氧或坏死而引起的心脏病，也称缺血性心脏病。

冠心病是动脉粥样硬化导致器官病变的最常见类型，严重危害人类健康。本病多发于 40 岁以上成人，男性发病早于女性，经济发达国家发病率较高；近年来发病呈年轻化趋势，已成为威胁人类健康的主要疾病之一。

Q: 冠心病有哪些类型？

由于病理解剖和病理生理变化的不同，冠心病有不同的临床表型。1979 年世界卫生组织（WHO）曾将之分为五型：①隐匿型或无症状性冠心病；②心绞痛；③心肌梗死；④缺血性心肌病；⑤猝死。近年趋向于根据发病特点和治疗原则的不同，将其分为两大类：①慢性冠脉疾病，也称慢性心肌缺血综合征，包括稳定型心绞痛、缺血性心肌病和隐匿性冠心病等；②急性冠状动脉综合征（ACS），包括不稳定型心绞痛（UA）、非 ST 段抬高型心肌梗死（NSTEMI）和 ST 段抬高型心肌梗死（STEMI），也有将心源性猝死包括在内。

Q: 冠心病的高危人群和风险因素有哪些？

冠心病高危人群包括有早发心血管病家族史的人群（指男性在 55 岁以前，女性在 65 岁以前出现冠心病，则子代发生冠心病的风险明显增加）；患有高血压、糖尿病、高脂血症、肥胖、吸烟，并且有高盐、高脂、高糖的饮食习惯，久坐不动的生活方式，焦虑、紧张情绪因素的人群都属于高危人群。另外，冠心病常见于中老年男性和绝经以后的女性。

冠心病的形成是有一个过程的，若同时存在以上 5 种易患因素的人，冠心病非常容易发生。家族中有冠心病患者，其成员发生冠心病的概率是无冠心病家族史的 2 倍以上，所以有冠心病家族史的人群更应该重视防治上述易患因素。

以前认为只有高龄才易患冠心病，但现在年轻人群中患冠心病的概率越来越高。我科曾接诊一例 24 岁的急性心肌梗死患者，就同时存在吸烟、肥胖、高血压、高脂血症及糖耐量异常，外出几乎以车代步，喜好吃肥肉，作息不规律。所以，冠心病的易患因素越多，冠心病发生的可能性就越大。

不是所有的冠心病患者都存在易患因素，有些患者无高危因素，但多数都有一个共同的特点：脾气急躁。医学中把这些因素称为"不良应激"，对于这些人群，应加强心理疏导，多参加一些轻松愉快的活动，防止冠心病发生。

Q: 冠心病是否能够预防？

冠心病是可以预防的。因为冠心病的形成包括很多后天性因素，例如，高热量、高胆固醇、高盐、高脂肪饮食，以及缺乏运动、肥胖、吸烟和过度饮酒等不良的饮食习惯和不健康的生活方式。同时还包括长期的高血压、高血脂、糖尿病、高尿酸都会增加冠心病的风险。后天性因素与先天性遗传因素相互作用，共同影响冠心病的形成。因此，保持健康的生活方式、定期体检、控制相关的疾病风险因素，是预防冠心病的重要措施。

Q: 冠心病有什么典型症状？

冠心病较典型的症状包括：①胸骨后或心前区闷痛：在劳累或精神紧张时出现胸骨后或心前区闷痛，并向左肩、左上臂放射，持续 3 ~ 5 分钟，休息后自行缓解；②心悸、气短：在体力活动时有心悸、气短、疲劳和呼吸困难感，休息后自行缓解；③胸痛：饱餐、寒冷、听到噪声、观看惊险影片时会感到胸痛、心悸；④剧烈运动后呼吸不畅：在爬山、上楼或运动后，比以前更容易感到胸闷、心悸、呼吸不畅；⑤需要高枕卧位：睡眠时枕头低，会感到胸闷憋气，需要高枕卧位方感舒适；熟睡或白天平卧时突然胸痛、心悸、呼吸困难，需立即坐起或站立方能缓解；⑥左肩痛：长期发作的左肩痛，经一般治疗反复不愈；⑦脉搏不齐：反复出现脉搏不齐、不明原因的心跳过速或过缓。

一旦发生以上一种或多种症状，便有可能发生冠状动脉粥样硬化性心脏病，建议及时前往正规医疗机构，进行相应诊治。

Q: 冠心病为什么可能会误诊为其他疾病?

有些患者的冠状动脉粥样硬化性心脏病不会出现早期的典型症状,极易被忽视或被误以为是别的疾病而延误治疗的最佳时机。这些不典型的临床症状包括以下几种。

1. 有些患者无胸痛发作,仅表现为气促、夜间阵发性呼吸困难等症状,临床上称之为"心律失常和心力衰竭型冠状动脉粥样硬化性心脏病",是冠心病较少见的一种类型。

2. 有些患者表现为上腹胀痛不适等胃肠道症状,特别是疼痛剧烈时常伴有恶心、呕吐,易误诊急性胃肠炎、急性胆囊炎、胰腺炎。

3. 心绞痛部位发生在胸部以外,表现为头痛、牙痛、咽痛、肩痛、腿痛,常需要与相应器官导致的不适相鉴别。少数患者,尤其在发生急性心肌梗死时,仅出现脑血管病的表现,如头晕、肢体瘫痪、突然意识丧失和抽搐等脑循环障碍,原因在于心肌梗死时,脑血管痉挛、严重心律失常等导致脑供血减少。

4. 冠状动脉粥样硬化性心脏病合并其他急性疾病,如糖尿病酮症酸中毒、急性感染、外科急症等,症状常被掩盖,故患者及家属应及时向医生反映所患疾病情况,给医生提供参考。

总之,若出现上述不适症状,应前往医疗机构做心电图排查冠状动脉粥样硬化性心脏病。

Q: 冠心病需要做哪些检查?

冠心病患者常常需要完善心电图、心脏彩超检查,必要时需进一步完善冠脉造影检查。它们之间各有侧重,不能相互替代。打个比方,如果把心脏看成是一个房间。那么,心电图是看房子的电路通不通;心脏彩超是看房子大小、结构,有没有门窗闭合不严,有没有漏水情况;冠脉造影则是检查水管堵不堵,水管中是否有水碱造成血管狭窄。造影不但是诊断冠心病的金标准,还能指导下一步的治疗方案。如果发现冠状动脉严重狭窄,那患者随时可能发展为不稳定型心绞痛,甚至心肌梗死。冠脉狭窄严重就需要考虑做支架或搭桥治疗。如果狭窄并不严重,可先采用药物治疗。同时对于急症患者,我们还会筛查心肌酶,识别早期心肌梗死,同时要检查血脂、血糖(空腹和餐后 2 小时)等;一方面可以明确患者是否存在高血压、血脂异常、糖尿病等冠心病的危险因素；另一方面可以为今后疾病进展留个对照。冠心病每项检查各有用途，患者遵医嘱进行检查即可。

Q: 冠心病的诊断标准是什么?

对于怀疑冠心病患者，冠状动脉造影作为冠心病诊断的金标准，是一种诊断冠心病常用且有效的方法，是一种较为安全可靠的有创诊断技术，现已广泛应用于临床。通过冠脉造影，可以直观地观察冠脉有没有狭窄、斑块等，了解冠脉的内部形态及冠脉内的血流情况。

除此之外，我们可以根据患者症状及相关辅助检查明确诊断。

1. 有典型的心绞痛发作或心肌梗死，但无重度主动脉瓣狭窄、关闭不全、主动脉炎，也无冠状动脉栓塞或心肌病证据者可视为冠心病。

2. 心绞痛发作时心电图与不发作时心电图对比有演变（动态演变），或心电图运动负荷试验阳性者，可诊断为冠心病。

3. 40岁以上的患者，有心脏增大或心力衰竭，或乳头肌功能失调，伴有休息时心电图明显心肌缺血表现，而不能用心肌病或其他原因解释，并有下列3项中的2项：高血压、高胆固醇血症和糖尿病。如果没有临床症状，则可以诊断为无症状冠心病。

4. 可疑心绞痛或严重心律失常，无其他原因可解释，以下3项中有2项者：40岁以上、高胆固醇血症、休息或运动后心电图可疑，可诊断为冠心病。

Q: 冠心病有哪些治疗手段?

冠心病的治疗主要分为三种，即药物治疗、介入治疗和外科搭桥，后两者合称为血运重建（重新建立有效的供血体系）。

药物治疗：药物治疗应贯穿始终，无论采取哪种治疗手段，规范的药物治疗永远是防治冠心病的基石。

介入治疗：当冠状动脉狭窄到一定程度，仅依靠药物治疗不能改善心肌缺血的状态、血液供应时，就需要采取进一步的治疗措施，目前最主流的介入治疗方式就是"放支架"。

搭桥手术：对于一些结构复杂、病情严重的冠心病，通过支架介入治疗还不能完全改善心肌血供，可以采用搭桥手术来治疗。把人体健康的血管连接到缺血血管的一端，来替代狭窄的血管给心脏供血。

Q: 冠心病经典治疗（二级预防策略）的"ABCDE"是怎么一回事?

"ABCDE"为 5 种治疗方法。

抗血小板和抗心绞痛（A）：阿司匹林、氯吡格雷和替格瑞洛属于抗血小板药物，而 β 受体阻滞剂、硝酸酯类和非二氢吡啶类钙通道阻滞剂属于抗心绞痛药物，均可用于缓解症状。

控制血压及心率（B）：对于合并高血压的冠心病患者，应以血压≤ 130/80 mmHg 为降压目标，可选用多种降压药物，如血管紧张素转化酶抑制剂（ACEI）/血管紧张素 II 受体阻滞剂（ARB）、钙通道阻滞剂及利尿剂单药或联合应用，并应服用 β 受体阻滞剂将静息心率控制在 55 ~ 60 次/分。

戒烟和降低胆固醇（C）：一旦确诊冠心病、脑梗死及周围血管病，应长期服用他汀类药物，将低密度脂蛋白胆固醇（LDL-C）控制在 1.8 mmol/L 以下，或至少降低 50%；而对于发生过急性冠脉综合征、多支冠脉病变、植入支架或合并糖尿病的患者，应将 LDL-C 控制在 1.4 mmol/L 以下，且较基线降低 50%。对于服用中等强度他汀类药物血脂仍不达标的患者，可考虑联合使用依折麦布抑制肠道胆固醇吸收，或注射前蛋白转化酶枯草溶菌素 9（PCSK9）抑制剂，以增加胆固醇降解。

健康饮食并控制血糖（D）：规范使用降糖药物，建议将糖化血红蛋白控制在 7% 以下。

健康教育和锻炼（E）。

Q: 出院带药需要吃多久，什么时候能停药?

如果植入支架，阿司匹林及氯吡格雷（波立维及泰嘉）/替格瑞洛（倍林达）至少联合服用 12 个月，12 个月后若无明显支架再狭窄或其他需要处理的冠脉问题，可以维持阿司匹林单药服用终身；如有出血情况，请及时就诊。如植入药物球囊，阿司匹林及氯吡格雷（波立维及泰嘉）/替格瑞洛（倍林达）至少联合服用 3 个月，之后根据患者病情选择单药抗血小板或继续联合用药。

①他汀类降脂药（** 他汀）需要终身服用；②依折麦布为他汀类药物应用后血脂尚未达标情况下增加的辅助降脂药物，建议根据血脂情况确定应用时间；③ β 受体阻滞剂（如阿替洛尔、美托洛尔、比索洛尔），以及 ACEI（** 普利）/ARB（** 沙坦）如无禁忌证（如血压过低 < 100/60 mmHg，心率过慢 < 55 次/分或心脏传导阻滞），应坚持服用；④硝酸酯类药物（单硝酸异山梨酯或

硝酸异山梨酯），根据患者症状及冠脉病变情况，若患者没有症状，冠脉没有明显狭窄，可以不用服用；⑤消化系统用药，如泮托拉唑、雷贝拉唑、依卡倍特钠等，根据既往胃肠道疾病情况及目前服用药物是否有胃肠道不适确定服用时间，必要时消化科就诊调整用药。

Q: 什么是冠脉造影？冠脉造影会痛吗？

冠状动脉是心脏供血的重要大血管。冠状动脉如同一棵大树的主干，其他分支血管就像粗细不一的树枝，心脏的血液通过冠脉到分支血管，最后供应到每一个心肌细胞。冠脉造影就是为了看清这棵大树的枝干情况。通俗来说，就好比将一根管子伸入水管的主干，向水管内注入显影剂，这样我们就可以在屏幕上清晰地看到水管哪些地方狭窄，哪些地方有阻塞，从而指导医生决定下一步如何去治疗。

检查会采取局部麻醉，除穿刺时稍有些疼痛（程度类似输液扎针）外，其余基本没有疼痛感觉。因为血管腔内没有神经末梢，医生在操作时患者感觉不到导管在血管里面通过，顺利的话十几分钟就能完成。整个手术过程中患者均保持清醒状态，有任何的不适和诉求都可以与医护人员交流。

Q: 造影检查后的注意事项是什么？

检查结束后，需要压迫血管开口处止血，通常桡动脉压迫 4 ~ 6 小时，术后会间断减压直至撤除止血加压器，应避免术侧腕关节弯曲，肘关节及肩关节都可以活动，术后应适当多饮水，促进造影剂排泄。

检查后两周内，术侧手不能提重物。

Q: 如果患有冠心病，是应该吃药还是放支架？

对于经过规范药物治疗后仍然反复发作心绞痛的患者，建议其接受冠状动脉造影检查，若造影发现主支血管狭窄 70% 以上，或左主干血管狭窄 50% 以上，同时具有心肌缺血的证据（有典型的心绞痛症状、运动平板试验阳性、负荷心肌灌注显像发现灌注缺损等任何一条症状），医生就有可能建议患者植入支架以改善症状、提高生活质量。

对于狭窄程度介于 50% ~ 70% 的这部分"临界"病变患者，可以通过测定冠状动脉血流储备分数（FFR），或腔内影像学手段，如血管内超声（IVUS）

评估，来决定是否植入支架。临床上我们还时常遇到冠心病合并糖尿病的患者，往往表现为三支冠脉弥漫性病变，或者合并严重左主干病变，此时从长久的疗效考虑，建议患者优先选择外科搭桥放支架。

Q: 放了支架的话，剧烈运动后支架会掉下来吗？

冠状动脉支架都是通过高压扩张释放后嵌在血管内壁的，且随着时间的推移，血管内皮细胞会逐渐覆盖到支架钢梁表面，因此支架不仅不会掉落，甚至在强磁场下也不会有丝毫位移（事实上现在上市的支架都是弱磁性的，可以耐受 ≤ 3.0 T 的磁共振检查）。

但冠心病的治疗并非一劳永逸，规范药物治疗应当贯穿始终，若没有药物治疗的保障，即使使用再好的支架也可能会出现急性血栓、再狭窄等不良事件。

Q: 冠心病的并发症有哪些？

最常见的并发症是心律失常，冠心病患者会因心脏供血不足干扰心脏电活动，引起心律失常。长时间的冠心病会出现高血压、血压不稳定的情况发生。冠心病还会导致不稳定型心绞痛，严重时会引起心力衰竭，甚至心源性休克、猝死。冠心病还会有周身的并发症，严重时会出现多脏器功能衰竭，相应的靶器官，如肝脏、肾脏因出现灌注量不足而引起脏器功能衰竭。还会诱发脑供血不足，心脏功能受损后会影响泵血功能，导致脑血管供血不全。

Q: 冠脉介入治疗后并发症有哪些？发生率高吗？

冠脉介入治疗常见的并发症包括出血，如穿刺口出血、皮下淤血、局部血肿，严重的会有消化道、泌尿道、脑出血等，也会发生感染；虽然是微创手术，但毕竟也是手术，器械要进到血管里，就会有并发感染的可能性。而跟冠状动脉相关的并发症为冠状动脉夹层、冠状动脉穿孔，因为在术中要进行高压扩张冠状动脉，这些往往会有危险；扩张冠状动脉的过程中，会发生低血压、休克、心律失常、心力衰竭，甚至有心搏骤停的可能。此外，在扩张冠状动脉的过程中，冠状动脉短暂堵塞，会发生心肌缺血，而术中导管经过硬化动脉时会把斑块碰掉，若掉入脑血管，就会引起脑卒中。术中用到的造影剂会引起过敏，而造影剂本身也会引起肾功能不全。

虽然冠心病介入治疗有很多并发症，甚至会有危险的并发症。但只要术前做了完善的检查、充分的准备，术中做好应急预案，在现实的手术中，并发症的发生率极低，而严重的并发症的发生更是微乎其微。

Q: 冠心病患者口腔科治疗 / 胃肠镜检查时是否可以暂停阿司匹林？

支架植入后建议服用至少6个月~1年抗血小板药物（阿司匹林 / 氯吡格雷），若病情稳定，可以在相关科室医生的指导下暂停，停药期间密切注意病情变化，并在口腔科治疗 / 胃肠镜检查后及时恢复用药。

Q: 冠心病能治好吗？

目前为止，冠心病仍无法实现完全治愈。因为冠心病的病理基础就是冠状动脉粥样硬化，随着年龄增大，脂质沉积、斑块形成，血管壁中的胶原和弹性纤维逐渐减少等因素都会导致粥样硬化程度加重，冠心病发生概率也会逐年增加，整个过程会伴随终身，所以理论上彻底治愈冠心病是不可能的。但可以通过综合治疗方法来控制病情，减缓疾病进展，改善生活质量。这些方法包括药物治疗、改变生活方式如健康饮食和适度运动，并且必要时可能需要手术干预如冠状动脉搭桥手术或冠状动脉支架术。及早发现冠心病并积极治疗可以有效控制病情，延长患者的寿命。

Q: 冠心病会遗传吗？ 会影响寿命吗？

冠心病是遗传倾向性疾病，父母患冠心病，子女患冠心病的风险就高。但冠心病不仅仅是单一遗传相关的疾病，还是多因素导致的，如三高、抽烟、喝酒、肥胖、不运动、不健康饮食等，都会导致冠心病的高发。遗传不仅仅是基因遗传，或许生活习惯也会遗传。无法改变基因遗传倾向，就要注重从小养成健康的生活习惯，培养孩子低盐低脂低糖饮食，让孩子坚持运动，控制孩子体重，教孩子远离烟酒，培养孩子规律作息。

冠心病如果能够控制得当，并不明显影响患者的远期预后。但是如果患者得了冠心病以后不进行治疗，不积极控制基础疾病，如高血压、糖尿病、脑梗死等，其寿命比没有高危因素的人会受到一定的影响。

Q: 急性心肌梗死患者为什么要住冠心病监护病房（CCU）？

急性心肌梗死患者临床症状复杂，生命体征不稳。CCU 有良好的诊疗条件和先进技术，患者病情的任何变化都在医护人员的严密监护之下，环境安静，患者可以安心休息，有不舒适及时告诉医护人员即可。患者卧床休息及有效睡眠可以降低心肌耗氧量和交感神经兴奋性，有利于缓解疼痛。

Q: 冠心病患者怎样预防便秘发生？

冠心病患者排便会加重心脏负担。合理饮食，及时增加富含纤维素的食物如水果、蔬菜的摄入；无糖尿病患者每天清晨给予蜂蜜 20 mL 加温开水同饮；适当腹部按摩（按顺时针方向）以促进肠蠕动。一般在患者无腹泻的情况下常规应用缓泻药，以防止便秘时用力排便导致病情加重。若床边使用坐便器比床上使用便盆更为舒适，可允许患者床边使用坐便器，排便时应提供隐蔽条件，如屏风遮挡。一旦出现排便困难，应立即告知医护人员，可使用开塞露或低压盐水灌肠。

Q: 冠心病患者应选择什么时间段锻炼？

冠心病是一种在老人群体中常见的心血管病，冠心病患者除了积极配合医生的治疗之外，还可以通过一些简单的运动来改善自身症状。运动可以帮助增加冠状动脉的血流量，还可稳定血压，但是要注意选择适宜的运动时间。

首先，冠心病老人运动要避开"高峰期"，将运动时间安排在下午或晚上。"高峰期"是指上午 6 ~ 9 时，该时段为冠心病的高发期，因为经过一夜的睡眠，既没喝水又没活动，血液在血管里变得浓稠，血流速度过于缓慢，容易加重血栓的形成。所以，冠心病老人最好将锻炼安排在下午或晚上。

Q: 抽烟、饮酒对心血管疾病有哪些危害？

吸烟不仅对肺有很大的影响，是肺癌的诱发因素之一。吸烟还与心血管疾病密切相关。吸烟者及被动吸烟者的冠心病发病率比不吸烟者高 3.5 倍，病死率高 6 倍，心肌梗死发病率高 2 ~ 6 倍。死于心血管疾病的人中 30% ~ 40%与吸烟有关。吸烟已被公认为是导致心血管疾病的重要危险因素之一。稳定期可少量饮酒，但严格控制酒精度数和摄入量。

目前已知吸烟的危害包括：①升高血压，吸烟后肾上腺素和去甲肾上腺素的分泌增加，可使心跳加快，血压升高；②造成动脉粥样硬化，直接影响重要脏器功能；③诱发猝死，冠心病患者吸烟，可能促使心室颤动发生，而这正是引起猝死的最主要原因；④导致血栓闭塞性脉管炎，而且吸烟量越多，脉管炎越重；⑤促使血液形成凝块，易导致血栓；⑥降低人体对心脏病先兆的感应能力，尼古丁会抑制人体正常的痛感，影响人们对心脏病的"报警器"——心绞痛的感知，以致突发心肌梗死甚至猝死；⑦影响血脂、血糖，已有大量证据表明，心脑血管疾病是糖尿病的第一"等危症"，血糖受损等于直接伤害心脑血管健康。

Q: 得了冠心病，饮食有什么注意事项？

1. 低脂饮食：冠心病患者需要限制摄入高脂食物，如红肉、奶油、奶酪等。他们应该选择低脂饮食，包括鱼肉、家禽、豆类、水果和蔬菜等。

2. 控制钠摄入量：高钠饮食可以导致水肿和高血压等问题，这些问题可能会加重冠心病患者已有的症状。因此，他们应该限制摄入盐和高钠食物，包括加工食品、罐头食品、酱汁和咸味零食等。

3. 多吃富含纤维的食物：富含纤维的食物有助于降低胆固醇水平和控制血糖，因此冠心病患者应该多食用全麦面包、燕麦、谷物、水果和蔬菜等。

4. 限制咖啡因摄入量：大量摄入咖啡因可能会导致心律不齐和高血压等问题，这些问题可能会加重冠心病患者已有的症状。因此，应该限制摄入咖啡和茶等含咖啡因的饮料。

5. 控制饮酒量：过量饮酒可能会导致心脏负担增加，诱发高血压和心律不齐等问题，这些问题也可能会加重冠心病患者已有的症状。因此，患者应该限制饮酒量。

6. 低糖饮食：对于因糖尿病所引起的冠心病，要限制摄入高糖和高淀粉食物例如糖果、甜点、白米饭、面包等。选择低糖水果、全麦食品和非淀粉蔬菜。

Q: 冠心病患者可以选择哪些运动？

冠心病患者的运动方式以有氧训练为主，包括步行、骑车、爬山、游泳、打门球、打乒乓球和羽毛球等。有节律的舞蹈、中国传统的拳操等也是合适的运动方式。

散步：适度的步行是一种简单而有效的有氧运动，可以提高心肺功能，增强心脏的耐力。开始时可以选择较慢的步行速度，逐渐增加时间和速度。

游泳：游泳是一种低冲击的全身性运动，对心血管系统和肌肉群都有很好的锻炼效果。游泳可以提高心肺功能，增强心脏的耐力，同时减少对关节的压力。

自行车骑行：骑自行车是一种低冲击的有氧运动，可以提高心肺功能，增强心脏的耐力。可以选择室内或室外骑行，根据自身情况适度调整速度和阻力。

高强度间歇训练：对于一些稳定的冠心病患者，可以考虑进行高强度间歇训练（如短时间的快跑或快速踏步），这种运动方式可以提高心肺功能和代谢水平。

冠心病患者在运动过程中应注意适量运动，避免过度，选择适合自己身体状况的运动强度和时间。开始时可以选择较轻松的运动强度，逐渐增加运动时间和强度。在进行户外运动时，应注意天气状况，避免过热或过冷的环境。同时，穿着合适的运动鞋和舒适的运动服装。在运动过程中，注意身体的反应，如胸闷、呼吸困难、心悸等不适症状，及时停止运动并就医。最重要的是，在进行任何新的运动计划之前，冠心病患者应咨询医生的建议，并根据医生的指导进行适当的运动。

Q: 如何做好冠心病患者的情绪管理？

不良情绪会增加冠心病的发病率。不良的情绪刺激能够诱导冠心病的发作，特别是情绪激动、过饥、过饱、过度劳累、剧烈运动以后能够引起心肌缺血，发生心绞痛或者是心肌梗死。注意从多方面调节情绪，做好自己的情绪管理。

首先，要保持积极的心态。这意味着要尽量避免过度担忧和焦虑，因为这些负面情绪可能会加重冠心病的症状。可以尝试通过与亲友交流、参加喜欢的活动、听音乐等方式来放松自己，让自己保持开心和愉快的心情。

其次，要学会有效地应对压力。压力可能会加重冠心病的症状，所以患者需要找到适合自己的方式来缓解压力。这可以包括进行深呼吸、做瑜伽或冥想等放松的方法，也可以通过规律的运动来释放压力。此外，保持良好的生活习惯，如合理的饮食、充足的睡眠和适量的运动，也可以有助于减轻压力。

最后，要与医生保持良好的沟通。冠心病是一种严重的疾病，需要根据医生的建议进行治疗和管理。如果有任何的疑问或担忧，应该及时向医生提出，并遵循他们的建议。与医生的沟通可以帮助患者更好地理解和控制冠心病，并提供更好的情绪支持。

Q: 关于冠心病的常见认知误区有哪些？

误区 1. 只有老年人才会得冠心病。虽然冠心病在老年人中更为常见，但年轻人也有可能患上冠心病。

误区 2. 没危险因素就不会得冠心病。危险因素并不意味着一定会得冠心病，但它们增加了患病的可能性。但并不意味着没有危险因素就不会得冠心病。

误区 3. 胸痛就是冠心病。虽然胸痛是冠心病最常见的症状之一，但仅凭胸痛并不能确定是否患有冠心病，需要进一步的医学检查和诊断。

误区 4. 症状轻，能不吃药就不吃药。有些冠心病患者在症状轻微的时候可能会选择不服药，担心长期使用药物会导致耐药性。然而，冠心病患者在发作症状时应及时服用急救药物，以缓解心脏缺血症状。持续的心肌缺血未得到缓解可能会发展为心肌梗死，造成生命危险。

误区 5. 没症状或指标正常可以停药。一些冠心病患者需要长期甚至终身服用药物，包括抗血小板药物和降脂药物。如果患有高血压或糖尿病的患者还需要长期服用降压和降糖药物。不能随意停药，指标正常也应该在医生的指导下进行治疗方案调整，否则可能导致严重的心血管不良事件。

误区 6. 放了支架或搭过桥就好了。虽然放置支架或进行搭桥手术可以显著减轻冠心病症状，但手术后仍需要定期复查和监测。手术并不是治愈，仅仅是缓解症状和改善血液供应的一种手段，需要定期复查及时发现并处理手术后的并发症和疾病进展。

误区 7. 冠心病患者只能吃素食。冠心病患者并不需要完全素食，但他们需要控制总体摄入量，坚持低盐、低脂、低糖的原则。优质蛋白如鱼肉和鸡肉可以作为适度的摄入，而牛羊猪肉则需要限制摄入量。健康饮食应包括水果、蔬菜、坚果、豆类和全谷物，而精加工谷物、单一的碳水化合物、含糖饮料和乳制品的摄入应该有所限制。

误区 8. 冠心病患者需要运动，而且运动量越大越好。冠心病患者确实需要适度的运动，但并不意味着运动量越大越好。适当的运动强度应该是能够喘息、微微流汗、不感觉过度疲劳的程度。若运动后出现明显不适症状，则可能是运动过量。

Q：目前冠心病有哪些新的介入检查及治疗手段？

血管内超声（IVUS）和光学相干断层扫描（OCT）：是冠状动脉影像的设备，我们可以通过 OCT 和 IVUS，很明确地看到斑块的形态，判断患者血管管腔的真实直径和病变血管的长度，评估支架置入后的效果。

药物涂层球囊（DCB）：最初主要应用于支架内再狭窄病变，以降低支架内再狭窄的发生率。对于高危出血、金属过敏、正在服用抗凝药物或既往支架内血栓患者，药物球囊也是一个不错的选择。

血流储备分数（FFR）：是一个生理指标，也能给医生提供非常多的信息。

Q: 高血压的定义是什么?

高血压是指体循环血压升高为主要表现的血管综合征。在未用药的情况下，非同日三次血压测量，收缩压 ≥ 140 mmHg，舒张压 ≥ 90 mmHg，诊断为高血压。高血压是最常见的慢性病之一，也是心脑肾疾病的主要危险因素，分为原发性高血压和继发性高血压。

1. 原发性高血压就是高血压病，是一种以血压升高为主要临床表现但病因不明确的独立性疾病，占高血压的90%。

2. 继发性高血压，这类疾病病因明确，高血压只是这种疾病的一种表现，如肾病引起的肾性高血压，血压可暂时升高或者持续升高。

当收缩压和舒张压分属于不同分级时，以较高的级别作为标准。2017年，美国心脏病学会等11个学会提出的高血压诊断（ ≥ 130/80 mmHg ）和治疗目标值（ < 130/80 mmHg ），这对高血压的早防早治具有积极意义。我国应积累与分析更多的证据和研究，进一步确定我国高血压诊断标准和治疗目标值。

Q: 我国人群高血压患病率及变化趋势是什么样的?

在我国，高钠、低钾膳食是大多数高血压患者发病的主要危险因素之一。我国大部分地区人均每天盐摄入量 12 ~ 15g 或以上。超重和肥胖将成为我国高血压患病率增长的又一重要危险因素。在高血压与心血管风险方面，我国人群监测数据显示，心脑血管死亡占总死亡人数的40%以上，其中高血压是首位危险因素，且高血压的致病风险高于欧美国家人群，尤其是同样程度的血压升高也更易导致脑卒中的发生。更多研究表明，我国人群叶酸普遍缺乏，导致血浆同型半胱氨酸水平增高，与高血压发病呈正相关，尤其增加高血压引起脑卒中的风险。这既反映出中国心脑血管疾病的发病特点，也证明中国高血压患者补充叶酸减少脑卒中以及其他动脉粥样硬化性疾病具有重要价值，对于制订更有效的减少我国人群心血管风险的防治策略有重要意义。

Q: 我国人群高血压流行的一般规律是什么样的？

高血压患病率和发病率在不同国家、地区或种族之间有差别，工业化国家较发展中国家高，美国黑种人约为白种人的 2 倍。高血压患病率、发病率及血压水平随年龄增长而升高。高血压在老年人较为常见，尤以单纯收缩期高血压为多。

我国自 20 世纪 50 年代以来进行了 4 次（1959 年、1979 年、1991 年、2002 年）较大规模的成人血压普查，高血压患病率分别为 5.11%、7.73%、13.58% 和 18.80%，总体呈明显上升趋势。然而依据 2002 年的调查，我国人群高血压知晓率、治疗率和控制率分别为 30.2%、24.7% 和 6.1%，依然很低。我国高血压患病率和流行存在地区、城乡和民族差别，随年龄增长而升高。北方高于南方，华北和东北属于高发区；沿海高于内地；城市高于农村；高原少数民族地区患病率较高。男、女性高血压总体患病率差别不大，青年期男性略高于女性，中年后女性稍高于男性。

Q: 高血压的重要致病因素有哪些？

1. 遗传因素：高血压病有明显的家族聚集性。父母都有高血压病史者，其子女高血压患病率为无高血压家族史的两倍多。高血压病为多基因遗传，其遗传程度受环境等各种后天因素的影响而且变化较大。

2. 肥胖与超重：研究证明，体重与血压有明显的关系。超重及肥胖的人患高血压的危险性高于体重正常者。

3. 盐摄入过多：食盐、酱油、黄酱、辣椒酱及咸菜中含有大量的氯化钠。过多的钠进入机体，刺激"肾素 – 血管紧张素 – 醛固酮系统"激素分泌增加，引起细小动脉痉挛，血压升高。

4. 膳食结构不均衡：近十年来，我国居民的膳食结构发生了很大的变化。动物性食物、烹调油、鸡蛋的摄入量明显增加，而粗杂粮、豆类的摄入量明显较以前降低，奶类的消耗量仍然很低。

5. 吸烟、酗酒：烟雾中的一氧化碳等有害成分可引起全身组织缺氧，使动脉内膜损伤，并可引起血管痉挛，直接或间接引起血压升高。饮酒与高血压病之间有明显相关性，重度饮酒（相当于每天摄入 65 g 酒精）可引起外周小动脉收缩，导致血压升高。因此，不吸烟，少饮酒，保持健康的生活方式对预防高血压有积极意义。

6. 精神紧张：长期精神过度紧张也是高血压发病的危险因素，长期从事高度精神紧张工作的人群高血压患病率增加。

Q: 得了高血压会有哪些表现？

高血压表现多样，有的毫无症状，有的甚至一生都无症状，有一部分人在血压波动较大的时候，会出现一些头晕、头痛、烦躁的表现。

高血压的主要表现就是靶器官受损。比如，出现了高血压的脑损伤，带来脑卒中的临床表现。患者的首发症状就是脑卒中相应的表现，如流口水、面瘫或者肢体活动不灵等。另外就是一些心脏的表现，患者可以出现心绞痛，或者是心肌肥厚的一些表现，检查显示心脏 B 超异常，或者心电图异常。还有一种，就是在无意中查体发现了蛋白尿，然后出现了肾脏损害的临床表现，如水肿、恶心、呕吐、贫血等。

Q: 高血压是如何诊断和分级的？

根据《中国高血压防治指南（2021 年修订版）》将血压分以下几级。

正常血压：收缩压（高压）小于 120 mmHg，舒张压（低压）小于 80 mmHg。

正常高值：收缩压在 120 ~ 139 mmHg，舒张压 80 ~ 89 mmHg。

高血压：收缩压≥ 140 mmHg，舒张压≥ 90 mmHg。

Ⅰ级轻度：收缩压 140 ~ 159 mmHg，舒张压 90 ~ 99 mmHg。

Ⅱ级中度：收缩压 160 ~ 179 mmHg，舒张压 100 ~ 109 mmHg。

Ⅲ级重度：收缩压≥ 180 mmHg，舒张压≥ 110 mmHg。

单纯收缩期高血压收缩压≥ 140 mmHg，舒张压＜ 90 mmHg。

Q: 得了高血压需要做哪些检查？

一旦诊断高血压应当对患者进行诊断性评估，诊断性评估的内容包括以下三方面。

1. 确定血压水平及其他心血管危险因素。

2. 判断高血压的原因，明确有无继发性高血压。

3. 寻找靶器官损害以及相关临床情况，从而做出高血压病因的鉴别诊断和评估患者的心血管风险程度，以指导诊断与治疗。

Q: 对于高血压患者应该怎样了解其病史？

对于高血压患者，还应全面详细了解患者的病史，内容有以下几方面：①目前症状、既往史：患者是否有冠心病、心功能不全、脑血管意外、2型糖尿病、痛风、支气管哮喘、血脂异常、肾脏疾病等。症状和治疗有无提示继发性高血压的症状。比如患者有肾炎史，则提示肾实质性高血压。有无低血钾及肌无力表现，提示原发性醛固酮增多症。有无血压突然增高明显伴头痛、多汗，则提示嗜铬细胞瘤的可能。②家族史：应询问患者既往有无高血压、血脂异常、冠心病、糖尿病或肾脏病的家族史。③病程长短：询问患者高血压多久了？平时血压最高值是多少，有无口服降压药的历史。④生活方式：平素是否有抽烟、饮酒嗜好，平时是否进行体育锻炼，饮食结构如何及体重变化。是否长期口服可能导致血压升高的药物。⑤社会心理因素：包括文化程度及家庭状况、是否有精神方面的创伤史。

Q: 高血压患者怎样做全面的体格检查？

仔细的体格检查有助于发现继发性高血压线索和靶器官损害情况。体格检查包括：①正确测量血压和心率，必要时测定立卧位血压和四肢血压；②测量 BMI、腰围及臀围；③观察有无库欣面容、神经纤维瘤性皮肤斑、甲状腺功能亢进性眼肌病或下肢水肿；④听诊颈动脉、胸主动脉、腹主动脉和股动脉有无杂音；⑤触诊甲状腺；⑥全面的心肺检查；⑦检查腹部有无肾脏增大（多囊肾）或肿块，检查四肢动脉搏动和神经系统体征。

Q: 高血压检查项目具体有哪些？

患高血压的患者，首先需要完善血糖、血脂、尿酸、肝肾功能等基本生化检查，评估有无合并其他心脑血管危险因素。其次，要完善心脏彩超，颈动脉彩超、眼底检查、尿蛋白/尿微量白蛋白、肌酐比值等评估有无高血压靶器官损害及严重程度的检查项目，若患者有胸闷、心悸，还需完善冠脉 CT 排查冠心病，若有明显的头晕头痛症状，必要时还要进行头颅 CTA 或 MRA 检查。24 小时动态血压监测也是必要的检查项目，既可以了解血压的波动节律，也可以评估患者服药后疗效如何，血压是否整体控制平稳。对于初次确诊高血压的患者，为了进一步判断是原发性高血压还是继发性高血压，建议其可以进行继发性高血压的一些初筛检查项目，包括血皮质醇及促肾上腺皮质激素的水平及节律测定、醛固酮、血管紧张素Ⅱ、肾素活性、尿 VMA 等，以及肾血管＋肾上腺 CT 等检查项目。

Q: 原发性高血压应该与哪些疾病相鉴别？

1.假性高血压：老年人，糖尿病或者严重动脉硬化患者，甚至尿毒症患者，在使用血压袖带测量时，发现测量的血压值是高于实际上的血压值，只是因为动脉硬化而导致血压值的增高，但是并不是真实的大动脉血压数值。

2.白大衣高血压：在诊所测的血压偏高，但是在诊室以外的环境、在家庭里面测血压又正常，并且 24 小时动态血压监测是正常人的血压水平。

3.继发性高血压：最常见的继发性高血压有肾实质性高血压和肾血管性高血压。①肾实质疾病引起的，如患者有肾小球肾炎、肾病综合征、多囊肾、肾结石、肾肿瘤、糖尿病肾病等，都有可能引起继发性高血压，如果患者有这些病史，有可能是继发性高血压；②肾动脉狭窄引起高血压，如先天性的肾动脉发育异常或者肾动脉硬化，建议做肾动脉彩超来进行筛查。常规检查肾上腺，判断有无肾上腺的腺瘤引起的高血压。

Q: 高血压该怎样预防及治疗？

一般地说，高血压的治疗应包括药物和非药物两种。非药物治疗包括一般治疗（合理休息、适当镇静）、饮食治疗、运动等。早期、轻度高血压患者，在应用降压药物前可先试用非药物治疗。3 ~ 6 个月后复查血压，如多次测量血压均在正常范围内，可继续非药物治疗，并定期测血压；如症状明显，则应同时应用降压药物。对于中、重度高血压病患者在采取降压药物治疗的同时，也要配合非药物治疗，才能有效地控制血压。

Q: 常用的高血压药物有哪些？

高血压属于终身疾病，需要长期服用降压药来治疗。目前主要就是通过服用药物来控制血压，但是在服用降压药的时候，要根据自己的情况，在医生的建议下合理服用，这样才能够达到更好的控制效果，目前最常用的降压药大致分为五类。

1.钙通道阻滞剂，代表药物有尼群地平、硝苯地平缓释片Ⅱ、硝苯地平缓释片Ⅰ、硝苯地平控释片、氨氯地平片。

2. β 受体阻滞剂，代表药物有美托洛尔、普萘洛尔等。

3. 利尿剂，代表药物有氢氯噻嗪、螺内酯、呋塞米片。

4. ACEI 类药物，代表药物为依那普利、培托普利、卡托普利等。

5. ARB 类药物，代表药物有厄贝沙坦、缬沙坦、坎地沙坦。

Q: 高血压常见的并发症有哪些?

高血压常见的 6 个并发症分别为脑卒中、冠心病、心绞痛、左心室肥厚、心力衰竭、眼底病变，具体如下。

1. 脑卒中。高血压容易引起动脉血管粥样硬化，导致血管狭窄、堵塞，出现脑部供血不足，严重的就会引发脑卒中。

2. 冠心病。高血压引起血液循环变慢、血流量减少，也可能会导致到达心脏的血液减少，从而引起冠心病。

3. 心绞痛。当高血压引起血液循环出现异常时，就容易导致血液中的含氧量减少，使心肌内积累比较多的代谢垃圾，反复刺激心脏内的神经而引起疼痛。

4. 左心室肥厚。有高血压的人群可能会出现血管压力的增加，使心脏出现代偿性增厚，引起左心室肥厚的情况。

5. 心力衰竭。当高血压引起的冠心病、心绞痛持续时间比较长，且治疗效果不好时，就可能会导致心脏功能下降而出现心力衰竭。

6. 眼底病变。患者长期血压过高就容易引起眼底出血，导致黄斑区受到影响，出现视力下降，引起高血压性视网膜病变等眼底病变。

Q: 高血压非药物治疗包括哪些?

健康的生活方式可以预防或延迟高血压的发生，也可降低血压，提高降压药物的疗效，降低心血管疾病的发生风险。适用于各级高血压患者（包括使用降压药物治疗的患者）。可通过干预患者的生活方式，去除不利于身体和心理健康的行为和习惯。主要措施包括：①控制体重；②减少食物中钠盐的摄入量，并增加钾盐的摄入量；③减少脂肪摄入；④戒烟、限酒；⑤适当运动；⑥减少精神压力，保持心理平衡。

Q: 直立性低血压如何预防及处理?

直立性低血压是血压过低的一种特殊情况，是指在体位变化时，如从卧位、坐位或蹲位突然站立（直立位）血压突然过度下降（收缩压 / 舒张压下降 > 20/10 mmHg，或下降大于原来血压的 30% 以上），同时伴有头晕或晕厥等脑供血不足的症状。

首先让患者了解直立性低血压的表现，即出现直立性低血压时，可有乏力、头晕、心悸、出汗、恶心、呕吐等不适症状；特别是在联合用药、服首剂药物或加量时应特别注意。一旦发生直立性低血压，应平卧，且下肢取抬高位，以促进下肢血液回流。

指导患者预防直立性低血压的方法：避免长时间站立，尤其在服药后最初几小时；改变姿势，特别是从卧位、坐位起立时动作宜缓慢；选择在平静休息时服药，且服药后应休息一段时间进行活动；避免用过热的水洗澡或洗蒸汽浴；不宜大量饮酒。

Q: 服用降压药物应注意的事项有哪些？

1. 应坚持长期服药，降压治疗的目的是使血压达到目标水平，从而降低脑卒中、急性心肌梗死和肾脏疾病等并发症发生和死亡的风险，因此高血压患者应长期服药。

2. 遵医嘱按时、按量服药，了解有关降压药的名称、剂量、用法、作用及不良反应，服药有不适及时向医生反映。

3. 不能擅自突然停药，经治疗血压得到满意控制后，可遵医嘱逐渐减少剂量。如果突然停药，可导致血压突然升高。

4. 高血压患者要坚持科学合理的生活方式，适量运动，戒烟限酒，保持心理平衡。

Q: 高血压患者头痛应如何护理？

应了解引起或加重头痛的诱因，尽量避免或减少这些诱发因素。为患者提供安静、温暖、舒适的环境，尽量减少探视。头痛时患者应卧床休息，抬高床头、改变体位时动作要慢。避免劳累、情绪激动、精神紧张、环境嘈杂等不良因素。确保患者足够的睡眠和休息。头痛主要与高血压有关，一般经口服降压药治疗，血压恢复正常且平稳后头痛症状可减轻或消失，头痛时可使用音乐治疗、缓慢呼吸等放松训练。高血压患者在家中发生头痛不能缓解应尽快就医，以免延误治疗。

Q: 高血压患者如何运动锻炼身体？

适当的运动可以有效缓解高血压病症，比较适合高血压患者的运动有散步、慢跑等。散步可以选在傍晚或者睡觉以前，饭后 30 分钟，持续时间 15 ~ 50 分钟即可。散步可以加强身体代谢能力和血液循环，有效地降低舒张压，并对动脉硬化症有明显的缓解效果。慢跑的时间一般选 15 ~ 30 分钟即可，慢跑时将心率控制在 100 ~ 130 次 / 分，可以增强心肌功能，强化心脏功能，降低患心脏病的风险。患者应定期测量血压。

Q: 高血压患者应该如何进行血压监测？

高血压患者监测血压包括：①家庭自测血压，购置一台血压表来定期对自己进行血压监测；②进行动态血压监测，每隔半小时或 20 分钟进行血压测量，根据血压曲线判断血压类型、心率情况；③进行诊室血压监测，每月到医院复诊测量，掌握血压控制情况。

Q: 高血压患者的饮食保健需要注意些什么？

随着人们生活水平的提高和生活方式的改变，高血压的患者也越来越多。多项临床研究已证明，高血压是发生脑卒中和冠心病的重要危险因素。那么对于高血压患者除了药物治疗外，改善自身饮食习惯也很重要。现介绍如下：

1. 高血压患者的饮食首先要控盐。尤其是北方患者，饮食上素来有"南甜北咸"的说法。但对于高血压患者每天食盐量要控制在 5 g 以下，大约一个啤酒瓶盖所能盛的那么多的盐。通常人们对生活中的有形之盐比较重视，比如做菜时放的盐，但对"无形之盐"的摄入往往容易忽视。比如调味品中酱油的摄入量，酱油也含盐，往往容易被忽视。另外，尽量不吃或少吃咸菜，酱菜，腐乳，腌制食品，卤制熟食，小鱼干，鱿鱼丝，鱼片，腊肉，腊肠等这些高盐食物，少吃含盐量高的加工小食品，这些都属于"无形之盐"，一定要控制。

2. 高血压患者也要低脂饮食，因为高脂饮食会导致动脉粥样硬化，从而加重高血压。饮食上少吃动物内脏、蟹黄、肥肉类，控制油的摄入量，少吃油炸烧烤食品，奶油，黄油等。

3. 高血压患者也要减少高糖分饮食，血糖高也对血压有一定影响。

4. 高血压患者还要戒烟酒，烟酒对心脑血管病的危害不容置疑。

做到以上几点，相信对于高血压患者的治疗会有很大帮助。

第五节　高脂血症

Q: 高脂血症的定义是什么？

血脂是指血液里脂肪含量，通常包括胆固醇与甘油三酯。高脂血症包含血清中胆固醇（CH）增高，甘油三酯（TG）增高，低密度脂蛋白胆固醇（LDL-C）增高，而高密度脂蛋白胆固醇水平（HDL-C）降低。其中甘油三酯参与人体内能量代谢，而胆固醇则主要用于合成细胞浆膜、类固醇激素和胆汁酸。

Q: 高脂血症的发病原因有哪些？

本病根据发病原因不同，可分为原发性高脂血症及继发性高脂血症。

1. 原发性高脂血症：①遗传因素，原发性高脂血症多与基因突变有关，具有明显的遗传倾向；②环境因素，如不良饮食习惯、体力活动不足、肥胖、抽烟、酗酒等。

2. 继发性高脂血症：①疾病因素，可能由某种原发性疾病引起，这些疾病包括糖尿病、肾病综合征、甲状腺功能减退症、肾功能衰竭、肝脏疾病、系统性红斑狼疮、糖原累积症、骨髓瘤、脂肪萎缩症、急性卟啉病、多囊卵巢综合征等；②药物因素，长期应用某些药物可能引起高脂血症，如糖皮质激素、噻嗪类利尿剂、β 受体阻滞剂、部分抗肿瘤药物等；③雌激素缺乏也可导致高脂血症的发生。

Q: 高血脂的高危人群有哪些？

一般情况下，高血脂家族史患者，以及高血压、糖尿病、脂肪肝、肥胖患者，长期吸烟、酗酒者易患有高血脂。另外，中老年人（45 岁以上男性，55 岁以上女性）以及绝经后女性，缺乏运动者，长期高脂、高糖饮食者，心脑血管疾病患者，均属于高血脂的高发人群。

Q: 高脂血症有哪些典型症状及伴随症状？

高脂血症绝大多数患者无明显临床症状，少数可能存在以下症状：①黄色瘤，当血脂水平特别高时，脂肪可以在皮肤、肌腱内沉积形成肿块，多表现为局部异常的皮肤凸起，柔软，呈黄色、橘黄色或棕红色，可发生在身体多个部位；②角膜弓，角膜上邻近角膜缘出现灰色或黄色浑浊区，常发生于40岁以下人群，多为家族性高胆固醇血症。

除了上述表现，本病还可能会出现下列症状：①头晕，长期的脑动脉硬化及血液黏稠度增高，可能导致脑缺血、缺氧；②肢体乏力，在血脂升高的早期，患者可能出现肢体乏力或活动后疼痛，可能与脂肪代谢紊乱及循环障碍有关。

Q: 高脂血症的诊断标准是什么？

当符合以下空腹静脉血浆检查指标 ≥ 1 项，可诊断血脂异常：①总胆固醇（TC）≥ 6.2 mmol/L；②低密度脂蛋白胆固醇（LDL-C）≥ 4.1 mmol/L；③甘油三酯（TG）≥ 2.3 mmol/L；④高密度脂蛋白胆固醇（HDL-C）< 1.0 mmol/L。

TC ≥ 5.2 mmol/L 和 LDL-C ≥ 3.4 mmol/L 定为边缘升高，旨在提醒其加强血脂检测。

Q: 高脂血症该去哪个科室就诊？

对于体检发现血脂异常、有黄色瘤等相关典型症状者，优先考虑心内科或内分泌科就诊。在基层医院也可以选择全科医学科或内科就诊。有的患者由于脂质长期沉积、动脉粥样硬化，出现胸闷、气短等心脑血管疾病症状时，可选择心内科就诊。

但也有不少儿童高脂血症患者，应选择儿科就诊。

Q: 高脂血症患者需要做哪些检查？

怀疑有高血脂，应做以下检查明确病情。

1. 常规问诊：包括家族史、个人史、饮食习惯、运动习惯等情况。

2. 体格检查：如身高、体重、BMI 等。

3. 实验室检查：血常规、血脂四项、载脂蛋白测定。

4. 其他检查：尿酸、血糖、甲状腺功能测定、心电图检查等。

Q: 高脂血症需要和哪些疾病区别？

高脂血症的鉴别诊断主要在于鉴别原发性血脂异常和继发性血脂异常，继发性血脂异常多存在其原发病的临床表现。

家族性高胆固醇血症，此为原发性血脂异常，是一种常染色体遗传性疾病，其发病具有家族聚集性，具有高低密度脂蛋白胆固醇血症、早发冠心病、肌腱和皮肤黄色瘤等表现。

非酒精性脂肪性肝病，即通常所说的脂肪肝，这是继发性血脂异常。一般无明显症状，少数患者可有乏力、右上腹胀痛不适等轻微症状。严重脂肪肝患者可出现恶心、呕吐、食欲减退及黄疸等症状，也可有肝脏肿大。检查肝功能时转氨酶可轻度升高，一般可行超声检查协助诊断。

临床上在诊断高脂血症时，要注意与继发于甲状腺功能减退、激素失调、肾病综合征、系统性红斑狼疮等病因导致的高脂血症鉴别。

Q: 高血脂有哪些危害？应该怎样防治？

高血脂可以导致动脉粥样硬化、冠心病、急性胰腺炎、肝损伤、高血压、脑卒中，严重者甚至会猝死，所以要注意高血脂的防治，其防治措施具体如下。

1. 生活方式干预：如低盐、低脂饮食，戒烟限酒，增加运动，保持情绪稳定。

2. 控制危险因素：监测血脂、血压、血糖水平，同时合理减重。

3. 药物治疗：如生活方式干预不理想，可在医生指导下选用降脂药物治疗，如他汀类药物、贝特类、烟酸类和树脂类降脂药。

对于高胆固醇血症，一般推荐使用他汀类药物，以期降低胆固醇、低密度脂蛋白胆固醇至正常水平；对于他汀类药物不能降低至正常水平的高胆固醇血症患者，应合并应用依折麦布或 PCSK9 抑制剂，如依洛尤单抗进行治疗，降低胆固醇至正常水平。

对于高甘油三酯血症，可应用贝特类的药物，如非诺贝特进行降酯治疗。

对于混合型高脂血症，首选服用他汀类药物，对于他汀类药物应用基础上不能控制血脂指标患者，可协同应用非诺贝特、依折麦布及依洛尤单抗等药物共同作用，控制血脂达标。

对于高脂血症，患者应积极诊治，避免出现动脉粥样硬化相关疾病，引发冠心病、脑血管病以及其他靶器官受损。

Q: **高脂血症可能有哪些并发症？服用降脂药物应警惕哪些问题？**

血脂在血管内沉积可引起动脉粥样硬化、冠心病、脑血管病、周围血管病，甚至心肌梗死。高脂血症通过脂毒性导致糖耐量受损及糖尿病，还同时合并多种代谢障碍（肥胖、糖尿病、高血压、心脑血管病等），被称为代谢综合征。少数患者甚至可能因为血脂过高（TG > 10 mmol/L），从而形成栓子阻塞胰腺毛细血管，导致急性胰腺炎。高血脂患者需注意日常饮食、运动锻炼，以减少心脑血管疾病及其他相关疾病的发生风险。

服用降脂药物期间，若有肌肉疼痛及乏力等其他不适时，患者应当及时就诊，明确原因。

Q: **高脂血症的患者应该怎样合理饮食？**

合理饮食是防治高脂血症的基础措施，无论是否口服调脂药物，都应始终坚持。

饮食推荐低脂饮食。高甘油三酯血症者应尽可能减少每日脂肪摄入量（< 30 g 食用油），最好选用不饱和脂肪酸（植物油、鱼油）；增加膳食纤维成分可降低 LDL-C 水平。

限制胆固醇摄入，每日摄入量 < 300 mg。限酒，饮酒可使高甘油三酯血症患者的甘油三酯水平进一步升高，因此高脂血症患者应限制酒精摄入。

每周运动 5 ~ 7 天，每次 30 分钟中等强度体育运动。应戒烟，避免吸入二手烟。

Q: **高脂血症病情需要日常监测哪些指标？**

患者定期监测血脂水平对于医生评价治疗效果及调整调脂治疗方案至关重要。一般情况下非药物治疗每 3 ~ 6 个月复查 1 次血脂；如血脂达标，可延长至每 6 ~ 12 个月复查 1 次。调脂药物治疗 6 周内复查血脂、肝功能、肌酸激酶水平；如血脂达标，可逐渐延长至 6 ~ 12 个月复查 1 次；如血脂未达标，3 个月后再次复查，仍未达标，调整治疗方案。

Q: **高脂血症怎么预防？**

本病可以通过下列方法进行预防：①饮食上要做到低脂、低胆固醇，食用油要以植物油为主，注意高纤维膳食（如芹菜）的摄入；②选择科学的生活方式，包括加强运动、戒烟限酒、保持情绪稳定等；③积极治疗原发疾病，如糖尿病、甲状腺功能减退症等；④尽量避免使用干扰脂肪代谢的药物，如利血平、普萘洛尔、呋塞米、类固醇激素，避孕药等；⑤定期体检，做好疾病监测工作，如发现血脂升高应积极进行生活方式的改善，必要时需前往医院接受正规降血脂治疗。

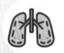
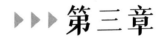

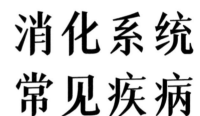

▶▶▶ 第三章

消化系统
常见疾病

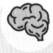

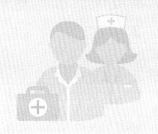

第一节　消化性溃疡

Q: 什么是消化性溃疡?

消化性溃疡是指胃肠道黏膜被胃酸和胃蛋白酶消化而发生的炎症性缺损,病变穿透黏膜肌层或更深层次。发生在胃里称为胃溃疡,发生在十二指肠里就称为十二指肠溃疡。

Q: 哪些人容易得消化性溃疡?

①有幽门螺杆菌感染者;②长期大量服用非甾体类抗炎药、肾上腺皮质激素、降压药物、利血平者;③有消化性溃疡家族史者;④长期吸烟者,暴饮暴食以及不规律进食者;⑤精神压力大、焦虑抑郁者;⑥某些慢性疾病患者,如肝硬化、慢性阻塞性肺部疾病、类风湿关节炎、尿毒症、原发性甲状旁腺功能亢进症、胃泌素瘤等。

以上人群易发生消化性溃疡,男性的发病率高于女性,年轻者多于年老者。

Q: 得了消化性溃疡会有哪些表现?

中上腹痛、反酸是消化性溃疡的典型症状。消化性溃疡的中上腹痛呈慢性、周期性、节律性发作。腹痛发生与进餐时间的关系是鉴别胃与十二指肠溃疡的重要临床依据:胃溃疡的腹痛多发生于餐后 0.5 ~ 1.0 小时,十二指肠溃疡的腹痛则常发生于空腹时或夜间,进餐后缓解。另外,消化性溃疡可能因发生出血、穿孔、幽门梗阻和癌变等并发症而出现相应的症状。

Q: 得了消化性溃疡一定会肚子疼吗?

消化性溃疡的典型症状为上腹痛,性质可有钝痛、灼痛、胀痛、剧痛、饥饿样不适。但部分病例可仅表现为上腹胀、上腹部不适、厌食、嗳气、反酸等消化不良症状。还有一类无症状性溃疡，这些患者无腹痛或消化不良症状，而以消化道出血、穿孔等并发症为首发症状，可见于任何年龄，以长期服用非甾体类抗炎药的患者及老年人多见。

Q: 临床上有哪些特殊类型的溃疡需要警惕？

胃及十二指肠复合溃疡、幽门管溃疡、球后溃疡、老年性溃疡及胃泌素瘤。特殊类型的溃疡不具备典型溃疡的疼痛特点，往往缺乏疼痛的节律性。胃泌素瘤患者多有顽固性症状和多发性难治性溃疡，手术后近期多复发，有的伴有水泻或脂肪泻。

Q: 得了消化性溃疡需要做哪些检查？

目前胃镜检查及活检是诊断消化性溃疡最主要的方法。其他的常规检查还包括 X 线钡餐造影、尿素酶试验、CT 检查、核素标记 ^{13}C 或 ^{14}C 呼气试验等，以明确是否存在幽门螺杆菌感染。血常规、粪便隐血有助于了解溃疡有无活动性出血。

Q: 明确了消化性溃疡，为什么还要做幽门螺杆菌检测？

有消化性溃疡病史者，无论溃疡处于活动期还是瘢痕期，均应考虑幽门螺杆菌检测。幽门螺杆菌感染是约 90% 以上十二指肠溃疡和 70% ~ 80% 胃溃疡的病因，根除幽门螺杆菌可促进溃疡愈合，显著降低溃疡复发率和并发症发生率。根除幽门螺杆菌可使幽门螺杆菌阳性消化性的溃疡不再是一种慢性、复发性疾病，而是可以治愈的疾病。

Q: 幽门螺杆菌试纸管用吗？

幽门螺杆菌试纸可以用，但由于这种试纸的质量良莠不齐，所以检测结果是否可信，取决于试纸质量是否合格。所以试纸需符合国家质量标准才管用，正确的方法是去医院进行正规的检查，不能仅仅靠试纸自测而决定是否用药。

Q: 感染幽门螺杆菌是否就会得胃癌？

感染幽门螺杆菌不一定会得胃癌。

胃癌的发生是由多种因素共同造成的，幽门螺杆菌感染是常见的病因，目前幽门螺杆菌感染被认定为 I 类致癌原。对于幽门螺杆菌感染要引起重视，及时治疗，大多数患者预后情况良好，癌变的概率较低。如果患者本身有萎缩性胃炎、萎缩性胃炎伴肠上皮化生、异型增生等病变，在幽门螺杆菌以及其他因素的作用下可能发生恶变。

感染幽门螺杆菌不等于得了胃癌，患者可以在医生指导下进行四联治疗，使用抗生素消除幽门螺杆菌，使用质子泵抑制剂、胃黏膜保护剂减轻胃部不适，以避免病情进一步加重。

Q: 如何看懂胃镜检查报告？

胃镜的报告单由三部分组成：第一部分是图片，第二部分是主要的内容描述，第三部分是胃镜的诊断。内容描述中包含食管、胃和十二指肠的通畅程度，黏膜的状态，是否有病变等。拿到报告后首先要看的是胃镜的诊断，看一看是浅表性胃炎、萎缩性胃炎、反流性食管炎、溃疡，还是有占位等；其次再对照一下内容描述，一般内容里面会对阳性的病变有较为具体的描述，并配有相应的图片。

还有一些注意事项，例如报告单上有无活检信息，如果活检报告部分没有写，说明检查过程中没有特殊病变，医生没有取活检。有些医院在做胃镜的同时，还会做幽门螺杆菌检测，这时胃镜报告上都会有 Hp 的标记，若结果是阴性，医生会在后面写（－）或者文字写阴性，如果是阳性则用（＋）表示，提示在做胃镜的过程中做了幽门螺杆菌检测，检测结果是阳性或者阴性。

Q: 高度怀疑消化性溃疡还应和哪些疾病鉴别？

1. 其他引起慢性上腹痛的疾病：虽然通过胃镜可以检出消化性溃疡，但部分患者在消化性溃疡愈合后症状仍不缓解，应注意是否有慢性肝胆胰疾病、慢性胃炎、功能性消化不良等与消化性溃疡共存。

2. 癌性溃疡：胃镜检查发现溃疡型病灶时，应警惕恶性溃疡可能。溃疡底部薄厚不均，有凸凹，边缘不整，僵硬，易出血，周边黏膜明显高出等均提示为恶性病灶。

3. Zollinger-Ellison 综合征：当溃疡为多发或位于不典型部位，正规抗溃疡药物疗效差，病理检查已排除胃癌时，应考虑 Zollinger-Ellison 综合征。该综合征以高胃酸分泌，血促胃泌素水平升高，多发、顽固及不典型部位消化性溃疡，以及腹泻为特征。

Q: 得了消化性溃疡怎么治疗？

消化性溃疡治疗首先应去除病因，比如根除幽门螺杆菌，改变不良的嗜好（吸烟、饮酒等）。治疗消化性溃疡的药物包括抑酸药、根除幽门螺杆菌的药物及胃黏膜保护剂。抑酸药包括两类，一类为 H_2 受体拮抗剂，包括西咪替丁、雷尼替丁、法莫替丁等；另一类为质子泵抑制剂；根除幽门螺杆菌目前主要采用铋剂的四联疗法，通常用两种抗生素加铋剂，再加一种质子泵抑制剂；胃黏膜保护剂比如铋剂和抗酸剂，可以迅速中和胃酸，在短期内达到止痛的效果。

Q: 反复感染幽门螺杆菌怎么办？

幽门螺杆菌感染反复发作，应该明确原因对症处理，导致幽门螺杆菌感染反复发作的原因可能是治疗不彻底，也可能是反复被感染。

1.治疗不彻底：如果在治疗的时候没有严格遵医嘱用药，经常出现漏服的情况，可能会导致幽门螺杆菌治疗不彻底而反复发作，也可能是对所用抗生素不敏感，所以杀菌不彻底，这种情况需要积极配合医生治疗，可以在医生的指导下选择两种其他的敏感抗生素，另外可以配合质子泵抑制剂和铋剂一起治疗，在治疗期间应该用药 14 天，尽量不要漏服，停药 1 个月以后要再次去医院做检查，确保幽门螺杆菌被彻底治愈。

2.反复被感染：幽门螺杆菌具有一定的传染性，如果家里有其他人患有幽门螺杆菌，没有接受治疗，就有可能会导致交叉感染，这种情况建议患者及家属一起治疗，另外在一起吃饭的时候最好选择分餐制，不要和别人共同使用筷子、碗等用具。

Q: 消化性溃疡能治好吗？需要多久？

消化性溃疡是可以被治愈的。医学上发现消化性溃疡主要的致病因子就是幽门螺杆菌，如果能彻底根除幽门螺杆菌，那么消化性溃疡的复发率就会有明显的下降。

根除幽门螺杆菌以后，胃黏膜的炎症消失，胃酸的分泌会减少，溃疡就会愈合，而且未来的发生也会减少。但是消化性溃疡可能还存在着其他的致病因子，比如阿司匹林等非甾体抗炎药的服用，也是溃疡发生的重要因素之一。所以如果能根除幽门螺杆菌，也能停止服用非甾体抗炎药这类损伤胃黏膜的药物，那么消化性溃疡基本上就不会复发。

但是也有一些少见的状况，如原来的溃疡特别重，局部的瘢痕很严重，局部的血液循环受到了影响，这样的溃疡也存在着复发的可能。

Q: 市场上治疗幽门螺杆菌的牙膏有效吗？

牙膏不能治疗幽门螺杆菌。牙膏具有清洁口腔、消除异味、消毒杀菌等作用，主要用于预防牙周炎、牙龈炎等口腔疾病，无法进入胃部，而幽门螺杆菌生存于胃部，因此牙膏无法起到治疗作用。另外，幽门螺杆菌的治疗方法是四联疗法，需使用抗生素、铋剂、质子泵抑制剂进行治疗，牙膏不具有药效。幽门螺杆菌可能会引起胃炎、胃癌等疾病，需及时治疗。

Q: 消化性溃疡还有哪些治疗手段？

1. 内镜治疗：消化性溃疡出血时可选内镜下治疗，包括溃疡表面喷洒蛋白胶、出血部位注射1∶10 000肾上腺素、出血点钳夹和热凝固术等，有时可联合应用2种以上内镜治疗方法。结合质子泵抑制剂持续静脉滴注对消化性溃疡活动性出血止血的成功率达95%。消化性溃疡合并幽门变形或狭窄引起梗阻，可首先选择内镜下治疗，常用方法是内镜下可变气囊扩张术，有的需要反复多次扩张，解除梗阻。

2. 外科治疗：随着质子泵抑制剂的广泛应用及内镜治疗技术的不断发展，大多数消化性溃疡及其并发症已不需要外科手术治疗。但在下列情况时，要考虑手术治疗：①并发消化道大出血经药物、胃镜及血管介入治疗无效时；②急性穿孔、慢性穿透溃疡；③瘢痕性幽门梗阻，内镜治疗无效；④胃溃疡疑有癌变。外科手术不只是单纯切除溃疡病灶，而是通过手术永久地减少胃酸和胃蛋白酶的分泌。胃大部切除术和迷走神经切断术曾经是治疗消化性溃疡最常用的两种手术方式，但目前已很少应用。

Q: 消化性溃疡会有哪些并发症？

1. 上消化道出血：患者常有呕血或黑便，急诊查胃镜可明确出血原因，还可进行内镜治疗。

2. 穿孔：溃疡穿透胃、十二指肠壁，急性穿孔时，患者自觉腹痛剧烈，体检可发现全腹膜炎体征。

3. 幽门梗阻：溃疡导致胃流出道充血、水肿、瘢痕狭窄，患者常有剧烈呕吐，呕吐物中可见隔餐食物，体检可见胃型。

4. 癌变：反复发作、病程持续时间长的胃溃疡癌变风险高。十二指肠溃疡一般不发生癌变。

Q: 得了消化性溃疡后生活中应注意什么？

1. 生活规律，注意劳逸结合，避免过度劳累及精神紧张。

2. 注意饮食卫生，共餐者有幽门螺杆菌感染者时使用公筷，注意分餐。

3. 结合自身病情，酌情停用或减少服用非甾体抗炎药物，如阿司匹林、布洛芬等。

4. 溃疡活动期避免吃辛辣食物（如烈酒、生葱、生蒜、生萝卜、蒜苗、洋葱、胡椒粉、咖喱粉、芥末、辣椒油等）或喝酒、咖啡、浓茶等饮品；戒烟、戒酒有利于促进溃疡愈合，减少溃疡复发；少量多餐定时定量：每天 5 ~ 7 餐，每餐量不宜多；选择营养价值高、细软易消化、对胃肠无刺激的食物，如牛奶、鸡蛋、豆浆、鱼、瘦肉等，同时补充足够热量、蛋白质。供给丰富维生素，选富含 B 族维生素、维生素 A 和维生素 C 的食品。

Q: 消化性溃疡会癌变吗？

消化性溃疡有可能会导致癌变。尤其是存在病情反复发作的慢性胃溃疡，或者是由幽门螺杆菌感染后不及时治疗者，癌变的概率会比较高一些。另外，患有消化性溃疡的患者除了会有癌变症状出现外，若不及时治疗，还有可能会出现上消化道出血、消化道穿孔、急性腹膜炎、幽门梗阻等并发症。所以，患消化性溃疡后，需要先明确溃疡的严重程度、溃疡面积，还需要进行幽门螺杆菌检测，确定是否有感染，然后选择药物进行治疗，治疗后定期进行胃镜复查。

第二节　　酒精性肝病

Q: 什么是酒精性肝病？

酒精性肝病是由于长期大量饮酒导致的肝脏疾病。初期通常表现为脂肪肝，进而可发展成酒精性肝炎、酒精性脂肪肝、酒精性肝纤维化和肝硬化，甚至肝癌。严重酗酒时可诱发广泛肝细胞坏死，甚至引起肝衰竭。酒精性肝病是我国常见的肝脏疾病之一，严重危害人民健康。

Q: 只要喝酒就会得酒精性肝病吗？

根据流行病学调查资料，乙醇（酒精）所造成的肝损伤具有阈值效应，即达到一定饮酒量或饮酒年限，就会大大增加肝损伤风险。然而，饮酒量与肝损伤的量效关系存在个体差异。此外，酒精性肝病并非发生于所有的饮酒者，提示酒精性肝病的易感性也存在个体差异。在我国部分地区，成人酒精性肝病患病率为 4% ~ 6%。

Q: 酒精性肝病常见吗？

地区性的流行病学调查结果显示，我国饮酒人群比例和酒精性肝病患病率均呈现上升趋势。华北地区流行病学调查结果显示，从 20 世纪 80 年代初到 90 年代初，嗜酒者在一般人群中的比例从 0.21% 升至 14.3%。21 世纪初，东北地区流行病学调查结果显示，嗜酒者比例高达 26.98%，部分地区甚至高达 42.76%；南方及中西部省份流行病学调查结果显示，饮酒人群增至 30.9% ~ 43.4%。部分嗜酒者或饮酒过量者会出现乙醇（酒精）相关健康问题，其中酒精性肝病是乙醇（酒精）所致的最常见的脏器损害。21 世纪初，我国部分省份酒精性肝病流行病学调查资料显示，酒精性肝病患病率为 0.50% ~ 8.55%；其中 40 ~ 49 岁人群的酒精性肝病患病率最高达到

10%。酒精性肝病占同期肝病住院患者的比例不断上升，从 2000 年的 2.4%
上升至 2004 年的 4.3%；酒精性肝硬化占肝硬化的病因构成比从 1999 年的
10.8% 上升到 2003 年的 24.0%。酒精性肝病已成为我国最主要的慢性肝病
之一。

Q: 哪些人容易得酒精性肝病？传染吗？

酒精性肝损伤及酒精性肝病的影响因素较多，包括饮酒量、饮酒年限、乙
醇（酒精）饮料品种、饮酒方式、性别、种族、肥胖、肝炎病毒感染、遗传因
素、营养状况等。

酒精性肝病不具有传染性。但若酒精性肝病患者同时有病毒性肝炎现症感
染证据，就具有传染性。

Q: 酒精性肝病与酒精性肝炎有何不同？

根据酒精性肝病的进展，可分为轻症酒精性肝病、酒精性脂肪肝、酒
精性肝炎、酒精性肝纤维化、酒精性肝硬化（分代偿期和失代偿期）五个
阶段。

酒精性肝炎是其中的一个阶段，此阶段已出现肝细胞损伤，如不加以重视
和采取治疗措施，可进展为肝纤维化和肝硬化。

Q: 得了酒精性肝病会有哪些表现？

酒精性肝病临床表现为非特异性症状，或有右上腹胀痛、食欲不振、乏
力、体重减轻、黄疸等；随着病情加重，可有神经精神症状、蜘蛛痣、肝掌等
表现。部分嗜酒者，戒酒后可以出现戒断症状，表现为四肢发抖、出汗、失
眠、兴奋，戒断症状不及时治疗，甚至可以导致死亡。

Q: 酒精性肝炎临床如何分型？

酒精性肝病的临床分型如下。

1. 轻症酒精性肝病：肝脏生物化学指标、影像学和组织病理学检查结果基
本正常或轻微异常。

2. 酒精性脂肪肝：影像学诊断符合脂肪肝标准，血清转氨酶或谷氨酰转肽
酶可轻微异常。

3.酒精性肝炎：短期内肝细胞大量坏死引起的一组临床病理综合征，伴或不伴肝硬化，表现为血清转氨酶或谷氨酰转肽酶升高。

4.酒精性肝纤维化：临床症状、体征，以及常规超声显像和 CT 检查常无特征性改变，应综合评估；或通过做肝活组织检查明确诊断。

5.酒精性肝硬化：有肝硬化的临床表现和血清生物化学指标、瞬时弹性成像及影像学的改变。

Q: 确诊酒精性肝病，需要做哪些检查？

1.常规检查：首先需要做血常规检查，可表现为白细胞增多，各种形态异常的红细胞，包括靶形细胞和口形细胞，平均红细胞体积（MCV）增加，可能会出现血小板减少，这是由于乙醇（酒精）对骨髓的直接毒性作用或继发脾亢所引起的。

2.血生化检查：丙氨酸氨基转移酶（ALT），天冬氨酸氨基转移酶（AST）出现不同程度增高，二者（AST/ALT）比值上升，转肽酶增高，血清胆红素升高。

3.影像学检查：肝脏 B 型超声和 CT 检查可辅助诊断酒精肝。另外，在临床中，CT 平扫，肝、脾密度比值，瞬时弹性成像等可作为衡量酒精性脂肪肝的参考标准或随访疗效的依据。

4.肝活组织病理学检查：检查可确定酒精性肝炎，并可通过组织学检查与其他病毒性肝炎鉴别——其组织特点为有酒精性透明小体，伴有中性粒细胞浸润的细胞坏死，肝细胞的气球样变。

Q: 如何诊断酒精性脂肪肝？

1.有长期饮酒史，一般超过 5 年，折合酒精量男性 ≥ 40 g/d，女性 ≥ 20 g/d；或 2 周内有大量饮酒史，折合酒精量 > 80 g/d。

2.除外病毒性肝炎、代谢和药物性等肝病。

3.肝功能检查基本正常。转氨酶、谷氨酰转肽酶和碱性磷酸酶轻度升高，可伴有甘油三酯升高，高密度脂蛋白下降。

4.影像学表现符合脂肪肝。

5.肝组织病理学表现大多为巨泡性或巨泡性与微泡性的混合型，缺乏酒精透明小体和中性粒细胞浸润。

Q: **高度怀疑酒精性肝病，还应该与哪些非酒精性肝病做鉴别？**

酒精性肝病应与非酒精性脂肪性肝病、病毒性肝炎、药物性肝损害、自身免疫性肝病等其他肝病及其他原因引起的肝硬化进行鉴别。酒精性肝病和慢性病毒性肝炎关系密切，慢性乙型、丙型肝炎患者的敏感度增高，容易发生酒精性肝病；反之，酒精性肝病患者对病毒性肝炎易感性也增加。

Q: **酒精性肝病有药可治吗？**

不要随便使用不必要的护肝药，或者是对肝脏有损害的药物。戒酒和营养支持，可减轻酒精性肝病的严重程度，改善已存在的继发性营养不良，以及对症治疗酒精性肝硬化及其并发症。对于主动戒酒比较困难者可给予巴氯芬口服。乙醇（酒精）依赖者戒酒过程中要及时预防和治疗乙醇（酒精）戒断综合征（可用安定类镇静治疗）。

Q: **得了酒精性肝病，必须戒酒吗？**

酒精性肝病本身就是由于大量饮酒导致的肝脏损害。所以酒精性肝病治疗必须要戒酒，戒酒也是所有治疗的前提。

如果没有这个前提，其他的药物治疗及饮食调节、适当锻炼等，都不会达到理想的效果。

所以酒精性肝病患者戒酒是最主要的一个治疗措施。戒酒之后再给予合理的保肝治疗，大部分患者肝功能会逐渐得到好转。如果是肝脏损害程度比较轻的患者，肝功能也可以完全回到正常。

但是如果酒精性肝病患者经过治疗，肝功正常以后，再次喝酒的话，可能会出现肝功能再次损害，甚至损害加重，严重的可以演变成酒精性的肝硬化，对患者的健康造成严重影响。

所以酒精性肝病患者一定要严格戒酒。

Q: **酒精性肝病会有哪些并发症？**

酒精性肝病可以引起急性的酒精性肝炎、酒精性的脂肪肝、酒精性的肝纤维化、酒精性的肝硬化，甚至在终末期引起肝衰竭。还有一个重要的并发症——酒精性肝病也可以引起肝癌。

同时因为酒精性肝病可能导致肝硬化，会使胰岛素的敏感性降低，可引起肝性的糖尿病。酒精性肝病也对其他脏器有损害，长期饮酒会引起胰腺炎、酒精性脑病和酒精性心肌病。长期饮酒还会造成营养的失衡，特别是维生素、纤维素和其他物质的吸收障碍，会引起营养不良。

Q: 酒精性肝病会发展为肝癌吗？

酒精性肝病是能够引起肝癌的，当患者出现酒精性肝病时会导致酒精性肝硬化，而酒精性肝硬化就会引起肝癌。如果患者每天都酗酒，肝脏每天来不及修复又得到新的损伤，而且损伤持续不断，势必就会引起肝癌。所以酒精性肝病的患者一旦进展到肝硬化这种阶段，是有得肝癌的风险的。

Q: 酒精性肝病能治好吗？

部分酒精性肝病经过积极的治疗可以治好，前提是一定要戒烟戒酒，病因去除了，肝脏才能够恢复。当然了酒精性肝病能否彻底恢复，要看患者的病情处于哪一阶段，如果在酒精性肝病的早期，比如在单纯的脂肪肝阶段或酒精性肝炎的阶段都是可以治愈的，但是一旦发展到酒精性肝硬化就不能恢复了，相当一部分患者可能就停留在肝硬化的这个阶段，但是即使这样仍然需要戒酒，防止肝炎的发生，防止肝硬化的进一步加重。

患者需注意，不论是哪一种酒精性肝病，均应重视饮食和用药管理，用乐观向上的态度积极配合治疗。生活上彻底戒烟戒酒、少食多餐、清淡饮食，注意补充蛋白质、维生素等，服药期间应谨遵医嘱。

Q: 酒精性肝炎戒酒后还需要再复查吗？

酒精性肝炎戒酒后是需要复查的。酒精在肝脏中被代谢成乙醛，乙醛会对肝细胞造成损害，长期摄入酒精会引起肝脏炎症反复发作，形成酒精性肝炎，酒精性肝炎会影响肝脏功能，有时表现为谷丙转氨酶、谷草转氨酶及胆红素增高，在 B 超或者 CT 下可以显示肝脏肿大，可伴有脂肪沉积。

酒精性肝炎不可忽视，如果得了酒精性肝炎，必须要及时戒酒，同时给予保肝治疗，每 3 个月就要检查一次肝功能，主要是观察谷丙转氨酶、谷草转氨酶、胆红素改变情况；定期复查彩超或者 CT，观察肝脏肿胀情况及脂肪沉积情况是否有好转；同时需要检查甲胎蛋白变化，如果甲胎蛋白持续升高，就应考虑恶变的可能。

Q: 酒精性肝病患者在日常生活中应该注意哪些问题?

1. 戒酒：帮助患者找出酗酒原因，是酒精性肝病治疗的关键。

2. 饮食：以均衡饮食为主，建议多吃含有维生素 A、维生素 B、维生素 K 的蔬菜和水果，以及含有优质蛋白、高热量、高糖、高碳水化合物的食物。

3. 保持良好的心情：心情舒畅可能就不会想着喝酒。

4. 休息：合理安排作息，保证充足睡眠，适当参加运动。

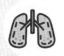

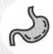

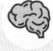

▶▶▶ 第四章

泌尿系统
常见疾病

第一节　肾小球疾病

Q: 什么是肾小球疾病？

肾小球疾病是一组以血尿、蛋白尿、水肿、高血压、肾功能损害等为主要临床表现的常见疾病，病变通常累及双侧肾小球。其病因、发病机制、病理改变、病程和预后不尽相同。根据病因可分为原发性、继发性和遗传性三大类。

Q: 原发性肾小球疾病的临床分型有哪些？什么是继发和遗传性肾小球疾病？

原发性肾小球疾病临床分型：急性肾小球肾炎、急进性肾小球肾炎、慢性肾小球肾炎、无症状性血尿和（或）蛋白尿、肾病综合征。一种分型可以包含不同类型的表现或病理特征。

继发性肾小球疾病系指继发于全身疾病的肾小球损害，如狼疮性肾炎、糖尿病肾病等继发病。

遗传性肾小球疾病为遗传基因突变所致的肾小球疾病，如薄基底膜肾病、Alport综合征等。

Q: 肾小球疾病有哪些病理分型？

依据病变的性质和病变累及的范围，肾小球疾病有以下4种病理分型。

1. 肾小球轻微病变：包括微小病变型肾病（MCD）。

2. 局灶节段性肾小球病变：包括局灶节段性肾小球硬化（FSGS）和局灶性肾小球肾炎。

3. 弥漫性肾小球肾炎：包括膜性肾病、增生性肾炎和硬化性肾小球肾炎。

4. 未分类的肾小球肾炎。

Q: 肾小球疾病的高危因素及易感人群有哪些？

1. 高危因素：①作息无规律、饮食无节制。②某些疾病因素，如高血压、糖尿病、高尿酸血症，系统性红斑狼疮等免疫系统疾病或血液疾病容易导致继发性肾小球疾病。③长期服用非甾体类消炎药、含有重金属的一些药物偏方、含有马兜铃酸的中成药等可能会损伤肾脏。

2. 易感人群：合并泌尿系统疾病（泌尿系统结石、肿瘤等）者、有肾病家族史者、多种疾病并存的老年人，出现肾病的风险也明显增高。

Q: 如何尽早发现肾小球肾炎？

早期的肾小球肾炎没有症状，但临床有些现象提示可能存在早期肾小球肾炎。①尿中泡沫增多并且持续较长时间不消散，提示可能存在蛋白尿。②间断肉眼血尿，尤其在感染后出现。③血压升高：年轻人出现血压升高，需排除肾小球肾炎。④晨起时无诱因情况下出现眼睑水肿。肾小球肾炎以年轻人好发，当有上述表现时，尤其是年轻人，需进一步检查尿液，明确是否存在肾小球肾炎。

Q: 肾小球肾炎有哪些临床表现？

1. 蛋白尿（> 150 mg/24 h）：正常人尿中蛋白含量极低，尿常规定性呈阴性。当尿蛋白超过 150 mg/24 h，尿蛋白定性阳性，称为蛋白尿，若尿蛋白定量大于 3.5 g/24 h，则称为大量蛋白尿。

2. 血尿：肾小球肾炎血尿可为无痛性、全程性，分为肉眼血尿及镜下血尿：离心后尿沉渣镜检每高倍视野下红细胞 ≥ 3 个。当 1L 尿液中含有 1 mL 血时，就可以表现为肉眼血尿。如何区分血尿来源：①红细胞位相检查：变形红细胞尿为肾小球源性；均一形态正常红细胞尿为非肾小球源性。②尿红细胞容积分布曲线：肾小球源性血尿为非对称性曲线，非肾小球源性血尿常呈对称性曲线。

3. 水肿：肾病性水肿，多从下肢部位开始；肾炎性水肿，组织间隙蛋白含量高，水肿多从眼睑、颜面部开始。

4. 高血压：肾小球疾病常伴有高血压，而持续的高血压会加重肾病进展，使肾功能恶化。

5. 肾功能恶化：部分急性肾小球肾炎患者可有一过性的氮质血症或急性肾

损伤；急进性肾小球肾炎患者可出现肾功能急剧恶化；慢性肾小球肾炎患者随着病程进展，常出现不同程度的肾功能损害，部分患者最终进展至终末期肾病。

Q: 肾小球疾病化验、检查有哪些？

1. 常规化验。血常规：伴或不伴贫血（促红细胞生成素减少）；尿常规：可见尿蛋白阳性，隐血阳性，管型尿；24 小时尿蛋白定量。

2. 生化检查。包括肝肾功能、电解质、血糖、血脂、血沉、C 反应蛋白等。临床可出现肌酐、尿素氮、尿酸异常，可见低蛋白血症等。

3. 风湿免疫系列。包括免疫球蛋白 IgA、IgM、IgG、补体 C3、补体 C4；抗核抗体、抗可溶性抗原抗体、类风湿因子、抗双链 DNA 抗体、抗中性粒细胞抗体、抗心磷脂抗体检测等相关化验，以排除风湿免疫病导致的继发性肾小球肾病。

4. 肿瘤系列。排除多发性骨髓瘤等肿瘤继发肾病。

5. 血浆肾素活性测定。

Q: 肾小球疾病还需要做哪些影像及病理检查？

1. 超声检查：超声可以帮助了解肾脏结构、大小和肾皮质厚度，同时观察肾脏血流、肾血管情况，对发育不良的肾脏，肾动脉造影更是可以提供直观敏感的证据。

2. 螺旋 CT 检查：螺旋 CT 检查耗时少，比超声优越的是不受检查医生的主观影响，不需要改变体位，并可以三维成像，但对于肾功能不全的患者，要注意造影剂对肾功能的影响。

3. 其他影像学检查：包括肾动脉磁共振检查、放射性核素检查等。

4. 肾穿刺活检：为诊断肾小球疾病的金标准，若条件允许应尽可能进行。

Q: 急性肾小球肾炎如何诊断？

急性起病，常于感染后 2 周起病，表现为血尿、蛋白尿、水肿、高血压，可有一过性肾功能不全。

血清抗链球菌溶血素 "O" 滴度升高，提示近期曾有过链球菌感染，此病初期补体 C3 下降，8 周内逐渐恢复正常；双肾彩超可见双肾体积增大；肾活检电镜下可见肾小球上皮细胞下有驼峰状电子致密物沉积。

Q: 急进性肾小球肾炎如何诊断？

在急性肾炎综合征基础上，急进性肾小球肾炎患者肾功能急剧恶化，约半数患者有上呼吸道感染病史。急进性肾小球肾炎根据免疫病理分为 3 型：Ⅰ型，抗肾小球基底膜型；Ⅱ型，免疫复合物型；Ⅲ型，少免疫复合物型，多与抗中性粒细胞抗体（ANCA）相关小血管炎有关。

化验检查：除常规化验外，免疫学检查主要有抗肾小球基底膜抗体阳性（Ⅰ型），ANCA 阳性（Ⅲ型），Ⅱ型患者的血液循环免疫复合物及冷球蛋白可呈阳性，并可伴有血清 C3 降低。

双肾彩超：肾脏体积常增大。

病理类型：新月体肾炎。

Q: 慢性肾小球肾炎如何诊断？

慢性肾小球肾炎简称慢性肾炎，患者以蛋白尿、血尿、高血压和水肿为基本表现。

病情迁延、进展缓慢，可有不同程度的肾功能损害，部分患者最终发展为终末期肾衰竭。大多数由不同病因的原发性肾小球疾病发展而来，仅有少数由急性肾炎发展所致。

患者尿检异常，伴或不伴水肿及高血压病史为 3 个月以上，无论有无肾损害均应考虑此病，在除外继发性因素及遗传性因素后，临床上可诊断为慢性肾炎。

Q: 慢性肾小球肾炎应与哪些肾脏疾病鉴别？

1. 继发性肾小球疾病：如狼疮性肾炎、过敏性紫癜肾炎、糖尿病肾病等，依据相应的病史、临床表现及特异性实验室检查，一般不难鉴别。

2. Alport 综合征：常起病于青少年时期，常有家族史（多为 X 连锁显性遗传），患者可有眼（球形晶状体等）、耳（神经性耳聋）、肾（血尿、轻至中度蛋白尿及进行性肾功能损害）异常。

3. 原发性高血压肾损害：血压明显增高的慢性肾炎需与原发性高血压引起的继发性肾损害（即良性小动脉性肾硬化症）鉴别，后者先有较长期高血压病史，后再出现肾损害，临床上远曲小管功能损伤（如尿浓缩功能减退、夜尿增多）多较肾小球功能损伤早，尿改变轻微（尿蛋白 < 2.0 g/24 h，以中、小分子蛋白为主，可有轻度镜下血尿），常有高血压的其他靶器官（心、脑）并发症和眼底改变。

Q: 肾病综合征如何诊断?

完整的诊断包括 3 个方面: 明确是否为肾病综合征? 确认是否为原发肾病综合征? 判断有无并发症?

诊断标准: 大量蛋白尿 ($> 3.5\,g/24\,h$), 低蛋白血症 (血清白蛋白 $< 30\,g/L$), 水肿及高脂血症, 其中前两项为诊断必备条件。

肾病综合征的常见并发症如下。

1. 感染: 是肾病综合征的常见并发症, 与蛋白质营养不良、免疫功能紊乱及应用糖皮质激素治疗有关。常见感染部位为呼吸道、泌尿道及皮肤等。

2. 血栓和栓塞: 由于血液浓缩 (有效血容量减少) 及高脂血症造成血液黏稠度增加; 此外, 因某些蛋白质从尿中丢失, 肝代偿性合成蛋白增加, 引起机体凝血、抗凝和纤溶系统失衡; 加之肾病综合征时血小板过度激活, 应用利尿剂和糖皮质激素等进一步加重高凝状态。

3. 急性肾损伤: 因有效血容量不足致肾血流量下降而诱发。

4. 蛋白质及脂代谢紊乱: 长期低蛋白血症可导致营养不良、小儿生长发育迟缓, 机体免疫力低下、易被感染, 微量元素缺乏、内分泌紊乱, 可影响某些药物的动力学及疗效。高脂血症会增加血液黏稠度, 促进血栓、栓塞并发症的发生, 还将增加心血管系统并发症, 并可促进肾小球硬化和肾小管 – 间质病变的发生, 促进肾脏病变的慢性进展。

Q: 无症状性血尿和 (或) 蛋白尿如何诊断?

无症状性血尿和 (或) 蛋白尿又称为隐匿性肾小球肾炎, 是指表现为肾小球源性血尿伴或不伴轻至中度蛋白尿, 无水肿、高血压及肾损害的一组疾病, 是通过实验室检查发现并诊断的。

尿液检查为镜下血尿或蛋白尿, 镜下血尿的相差红细胞分析, 以及尿红细胞容积分布曲线提示肾脏源性, 蛋白尿为白蛋白尿。

以反复发作的单纯性血尿为表现者多为 IgA 肾病, 部分患者可有血清 IgA 增高。

对该类型患者要加强临床随访。必要时需依赖肾活检方能确诊。

Q: 肾小球肾炎、间质性肾炎和肾盂肾炎如何鉴别?

1. 肾小球肾炎: 简称 "肾炎", 病变主要发生在肾小球, 临床上表现为血尿、蛋白尿、水肿、高血压。依据病理表现不同分为 IgA 肾病、系膜增生性肾炎、微小病变、膜性肾病、局灶节段性肾小球硬化、膜增生性肾炎等原发性肾小球肾炎，也包括狼疮性肾炎、血管炎性肾损害等风湿性疾病所引发的继发性肾小球肾炎。

2. 间质性肾炎：常常由于感染、尿路阻塞及反流、自身免疫性疾病、代谢毒物、放射性损伤、遗传性疾病等诱发，长期服用肾毒性药物（止痛剂、重金属制剂、马兜铃类中药等）也是重要原因。临床上表现为水、电解质和酸碱平衡紊乱，以及贫血、肾功能不全，也可出现糖尿、氨基酸尿、磷酸盐尿、肾小管性蛋白尿等。

3. 肾盂肾炎：主要为细菌（极少数为病毒、真菌、衣原体、支原体）感染引发的肾盂黏膜的炎症。临床上出现腰部酸痛不适、间歇性尿频、排尿不适，可伴有乏力、低热、食欲消退及肾小管功能损伤，病情持续发展可致尿毒症。急性感染时全身感染症状明显，常常有发热、寒战、腰痛等。

Q: 原发性肾小球疾病的治疗方法有哪些？

1. 一般治疗：①有明显的水肿、血尿、高血压、蛋白尿、肾功能短期变化等，均应以休息为主。②无水肿、高血压，肾功能正常，仅有轻微的血尿、蛋白尿，可以一般活动，从事轻微工作。

2. 使用利尿剂：肾性水肿常用袢利尿剂，包括呋塞米、布美他尼；保钾利尿剂，如螺内酯；甘露醇只限于严重水肿、上述药物无效者。应以短期或间歇用药为宜，避免过度利尿造成血容量不足和长期用药对肾脏的毒性作用，以及加重水、电解质紊乱和酸碱平衡失调。

Q: 治疗原发性肾小球疾病需要糖皮质激素和免疫抑制剂吗？

原发性肾小球疾病、急进性肾炎早期、部分慢性肾小球肾炎患者，特别是伴有肾间质明显炎症细胞浸润者，常需糖皮质激素及免疫抑制剂治疗。

作用：抗炎、免疫抑制、减轻急性炎症、减少尿蛋白。

糖皮质激素包括短效的氢化可的松，中效的泼尼松、泼尼松龙、甲泼尼龙，长效的地塞米松、倍他米松等。

对激素耐药的患者，如膜性肾病患者，常需加用免疫抑制剂，包括环磷酰胺、环孢素、他克莫司、硫唑嘌呤等药物。

Q: 原发性肾小球疾病患者如何应用抗高血压药物?

低盐饮食、减重、适当锻炼及戒烟,有助于改善高血压。对于容量依赖型高血压,应控制钠盐摄入,适量应用呋塞米。

对于合并高血压和蛋白尿的患者,可使用可耐受的大剂量的 ACEI 或者 ARB 类作为一线治疗方案,但需定期检测肾功能及血钾水平。

其他降压药物:亦可联合应用 β 受体阻滞剂、α 受体阻滞剂、钙离子拮抗剂。建议肾病综合征患者的血压控制较一般患者更严格。

对于急进性高血压或高血压危象患者,应立即降压治疗,可使用硝普钠静脉滴注。

Q: 原发性肾小球疾病的其他综合治疗有哪些?

抗感染治疗,注意避免选用肾毒性抗生素。

抗凝治疗:以肾病综合征为主,肾病综合征患者常伴有血高凝状态,容易形成血栓,推荐联合应用肝素及尿激酶,特别是早期使用可降低尿蛋白,改善肾小球滤过功能。

降脂治疗:需低脂饮食,高脂血症可能随着饮食控制以及疾病控制逐渐好转甚至恢复正常,若血脂过高或长期控制不佳,则需药物干预。贝特类降脂药可能会影响肾功能,需谨慎使用。

Q: 慢性肾小球肾炎中医治疗可以吗?

慢性肾小球肾炎(肾病综合征)属于慢性疾病,治疗上主张采取综合性防治措施,进行中西医结合治疗,做到优势互补、取长补短、减少不良反应、增加疗效,达到使病情长期稳定的效果。在此极力呼吁,一定要在正规的医院中医科、中医院就诊,不能相信偏方、秘方等不明成分的制剂。

Q: 继发性肾小球疾病的治疗原则是什么?

糖尿病已经成为我国继发性肾病的最主要原因,继发性肾病积极控制原发病尤为重要,其他的继发性肾小球疾病,包括狼疮性肾炎、高尿酸血症肾病、血管炎肾病,同样应针对原发疾病进行积极治疗。

Q: 各种类型肾小球肾炎的预后如何?

急性肾小球肾炎为自限性疾病,多数患者预后良好。部分可转为慢性肾小球肾炎，或临床痊愈多年后再次出现肾小球肾炎表现。

急进性肾小球肾炎：及时明确的诊断及尽早强化治疗，可改善预后。Ⅲ型较差，Ⅰ型差，Ⅱ型居中。病理显示广泛慢性病变时预后差，老年人预后差。

IgA肾病：10年肾脏存活率为80%～85%，20年约为65%，个体差异很大，有些患者长期预后良好，有些患者可快速进展至肾衰竭。

无症状性血尿和（或）蛋白尿：病程可较长，预后较好，大多数可长期稳定，少数会自动痊愈，部分可出现高血压及肾损害。

慢性肾小球肾炎：病情迁延，进展缓慢，最终可进展为慢性肾衰竭，个体差异较大，主要决定于病理分型、严重程度、是否积极治疗等。

Q: 肾病综合征的影响因素及预后如何？

1.病理类型：微小病变型肾病及轻度系膜增生性肾小球肾炎预后较好，系膜毛细血管性肾炎、局灶节段性肾小球硬化、重度系膜增生性肾小球肾炎预后较差，早期膜性肾病也有一定的缓解率，晚期则难以缓解。

2.临床表现：大量蛋白尿、严重高血压、肾损害预后较差。

3.激素治疗效果：激素敏感型预后较好，激素抵抗型预后差。

4.反复感染：反复感染可导致肾病综合征预后差。

Q: 继发性肾小球疾病的预后如何？

继发性肾小球疾病的预后主要由原发疾病决定。比如，影响糖尿病肾病预后的因素包括糖尿病类型、蛋白尿程度、肾功能和肾外心脑血管合并症等病变的严重性。急性高尿酸血症肾病以预防为主，预后较好，慢性高尿酸血症肾损害常常与高血压、心脑血管疾病密切相关，应积极控制尿酸，防止尿酸在组织内结晶。

Q: 肾小球疾病患者在饮食中应注意什么？

对于肾小球疾病患者，合理的饮食对患者起着至关重要的作用，总结起来，大致分为以下4点。

1. 低蛋白饮食：肾病患者需优质低蛋白饮食，如瘦肉、牛奶、鸡蛋等都属于优质蛋白，每日将蛋白总摄入量控制在0.8g/（kg·d）左右。

2. 低钾饮食：肾功能不全患者因血钾排出少易导致高钾血症，治疗过程中需控制含钾食物的摄入及易导致高钾药物的使用，如海带、香蕉、葡萄、橘子等。

3. 低盐饮食：过多的摄入盐，会增加肾脏负担，引起水钠潴留，水肿加重，血压增高、尿蛋白增加，建议每日食盐的摄入不高于 6g。

4. 注意补钙：肾功能不全患者，钙吸收减少，容易出现低钙血症、骨质疏松，饮食中应适当提高含钙食物的摄入，如奶制品、菜心等食物。菜心最好水煮后再进行烹饪，有利于减少食物中的磷含量。

第二节　慢性肾功能不全

Q: 什么叫慢性肾功能不全？

慢性肾功能不全是指多种原因导致的慢性进行性肾损害，致使肾小球滤过率下降，肾脏结构改变，从而出现水电解质紊乱、代谢产物潴留、酸碱失衡、全身各系统均可受累的综合征。

Q: 慢性肾脏疾病的发病率有多少？

慢性肾脏疾病的防治已经成为世界各地面临的重要公共卫生问题。我国成年人慢性肾脏疾病的发病率在10.8%左右，是继高血压、糖尿病、心脏病之后的第四种常见慢性病，且呈年轻化趋势。曾经我国慢性肾衰竭的主要病因为原发性肾小球肾炎，近几年糖尿病肾病导致的肾衰竭明显增加，有可能成为我国慢性肾衰竭的首要原因。

Q: 慢性肾功能不全进展的危险因素有哪些？

慢性肾功能不全是各种进展性肾病的最终结局，因此导致慢性肾功能不全发生的病因很多，最常见的有以下几种：①慢性肾小球肾炎类，如IgA肾病、膜增生性肾小球肾炎；局灶节段性硬化性肾小球肾炎和系膜增生性肾小球肾炎等；②代谢异常所致的肾脏损害，如糖尿病肾病、痛风性肾病及淀粉样变性肾病等；③血管性肾病变，如高血压、肾血管性高血压、肾小动脉硬化症等；④遗传性肾病，如多囊肾、Alport综合征等；⑤感染性肾病，如慢性肾盂肾炎、肾结核等；⑥全身系统性疾病，如狼疮性肾炎、血管炎肾脏损害、多发性骨髓瘤等；⑦中毒性肾病，如镇痛剂性肾病、重金属中毒性肾病等；⑧梗阻性肾病，如输尿管梗阻、反流性肾病、尿路结石等。

Q: 为什么很多肾脏疾病发现时已是晚期?

慢性肾脏疾病特点为起病隐匿,早期临床症状不明显,肾脏具有强大的代偿能力,损害较小时患者无明显不适,当身体出现明显不适时,肾损害已经比较严重,所以,很多肾脏病患者发现肾病即是晚期。

Q: 如何尽早发现慢性肾脏疾病?

肾脏疾病起病隐匿,被称为"沉默的杀手",早期往往无明显症状,有时可能出现腰酸腰痛、尿泡沫增多或夜间尿增多等,尿液异常、水肿或血压增高、贫血、食欲不振、恶心、呕吐、皮肤瘙痒等。建议患者每年检查一次身体。

Q: 慢性肾功能不全有几种分期方式? 分别如何分期?(表4-1,表4-2)

表4-1 我国慢性肾功能不全的分期

分期	肌酐（μmol/L）	肾小球滤过率（mL/min）
肾功能不全代偿期	维持正常水平	80 ~ 50
肾功能不全失代偿期	133 ~ 442	50 ~ 20
肾衰竭期	442 ~ 707	20 ~ 10
尿毒症期	≥ 707	< 10

表4-2 K/DOQI 分期

分期	特征	肾小球滤过率（GFR）[mL /（min · 1.73 m²）]
1	GFR 正常或升高	≥ 90
2	GFR 轻度降低	60 ~ 89
3a	GFR 轻到中度降低	45 ~ 59
3b	GFR 中到重度降低	30 ~ 44
4	GFR 重度降低	15 ~ 29
5	终末期肾脏病	< 15 或透析

Q: 慢性肾功能不全有哪些表现?

在慢性肾脏疾病和慢性肾衰竭的不同阶段,其临床表现各异。早期临床可以无任何症状,或者症状非特异,仅有乏力、腰酸、夜尿增多、食欲减退等轻度不适。进入慢性肾脏病3b期以后,上述症状更趋明显。慢性肾脏病5期时,可出现急性左心衰竭、严重高钾血症、消化道出血、中枢神经系统障碍等,甚至有生命危险。

水电解质代谢紊乱:代谢性酸中毒,甚至后期出现尿毒症性酸中毒,低钙低钠血症、高磷血症、高钾血症。

蛋白质、糖类、脂类和维生素代谢紊乱：氮质血症、糖耐量减低、低血糖症、高脂血症、维生素 A 增高、维生素 B_6 缺乏、叶酸缺乏等。

Q: 慢性肾功能不全累及心血管系统有哪些表现？

心血管病变是慢性肾脏疾病患者的常见并发症和最主要死因，包括：①高血压和左心室肥厚：大部分患者存在不同程度的高血压，又可引起动脉硬化、左心室肥厚。②心力衰竭：可出现呼吸困难、不能平卧、肺水肿等症状，但一般无明显发绀。③尿毒症性心肌病：可能与代谢废物的潴留及贫血等因素有关，部分患者可伴有冠状动脉粥样硬化性心脏病，或者出现各种心律失常。④心包病变：有尿毒症性和透析相关性。⑤血管钙化和动脉粥样硬化。

Q: 慢性肾功能不全累及呼吸系统有哪些表现？

体液过多或酸中毒时均可出现气短、气促，严重酸中毒可致呼吸深长（Kussmaul 呼吸），体液过多、心功能不全可引起肺水肿或胸腔积液。由尿毒症毒素诱发的肺泡毛细血管渗透性增加、肺充血，可引起"尿毒症肺水肿"，此时肺部 X 线检查可出现"蝴蝶翼"征。

Q: 慢性肾功能不全累及胃肠道有哪些表现？

胃肠道表现为本病最早出现和最常见的突出症状，主要有食欲不振、恶心、呕吐、口腔有尿味，以及消化道出血（胃黏膜糜烂、消化性溃疡）。

Q: 慢性肾功能不全累及血液系统有哪些表现？

慢性肾功能不全可有轻度出血的表现，如皮下出血、牙龈出血等，原因包括血小板减少、血小板功能障碍、毛细血管脆性增加、凝血功能障碍等原因。

慢性肾功能不全患者因血脂增高、大量使用利尿剂导致血液高凝状态易致血栓形成。

Q: 慢性肾功能不全累及神经肌肉系统有哪些表现？

早期可有疲乏、失眠、注意力不集中，其后会出现性格改变、抑郁、记忆力减退、判断力降低。尿毒症严重时常有反应淡漠、谵妄、惊厥、幻觉、昏迷、精神异常等表现，即"尿毒症脑病"。周围神经病变也很常见，以感觉神经障碍为著，最常见的是肢端袜套样分布的感觉丧失，也可有肢体麻木、烧灼感或疼痛感、深反射迟钝或消失，并可有神经肌肉兴奋性增加（如肌肉震颤、痉挛、不宁腿综合征）以及肌萎缩等。初次透析患者可发生透析失衡综合征，表现为恶心、呕吐、头痛，重者可出现惊厥。

Q: 慢性肾功能不全累及内分泌系统有哪些表现？

慢性肾功能不全患者内分泌功能紊乱的主要表现有：①肾脏本身内分泌功能紊乱：如 1，25-（OH）$_2$D$_3$ 不足，促红细胞生成素缺乏和肾素血管紧张素 Ⅱ 过多，出现高血压、贫血、肾性骨病；②糖耐量异常和胰岛素抵抗；③下丘脑 – 垂体内分泌功能紊乱：催乳素、促黑素细胞激素、促黄体生成激素、促卵泡激素、促肾上腺皮质激素等水平增高；④外周内分泌腺功能紊乱：大多数患者均有继发性甲旁亢（血甲状旁腺激素升高），部分患者（约 1/4）有轻度甲状腺素水平降低；其他如性腺功能减退等，也相当常见。

Q: 慢性肾功能不全累及骨骼病变有哪些表现？

慢性肾功能不全累及骨骼常见表现为肾性骨病，如纤维囊性骨炎、骨生成不良、骨软化症、骨质疏松症。慢性肾脏疾病患者存在钙、磷等矿物质代谢及内分泌功能紊乱，导致矿物质异常、骨病、血管钙化等临床综合征，称为慢性肾脏疾病 – 矿物质和骨异常。慢性肾衰竭导致的骨矿化和代谢异常称为肾性骨营养不良，包括高转化性骨病、低转化性骨病、混合性骨病和透析相关性淀粉样变骨病，以高转化性骨病最多见。

1. 高转化性骨病：X 线检查可见骨骼囊样缺损（如指骨、肋骨）及骨质疏松（如脊柱、骨盆、股骨等处）的表现。

2. 低转化性骨病：成人以脊柱和骨盆表现最早且突出，可有骨骼变形。

3. 混合型骨病：是指以上两种因素均存在，兼有纤维性骨炎和骨软化的组织学特点。

4. 透析相关性淀粉样变骨病：只发生于透析多年以后，可发生自发性股骨颈骨折。

Q: 慢性肾衰竭会很快进展吗？危险因素是什么？

慢性肾衰竭通常进展缓慢，呈渐进性发展，但在某些诱因下短期内可急剧加重、恶化。被称为"慢性肾衰急性加重"，有些病例是突然的急性肾损伤导致，被称为"慢性肾衰竭基础上急性肾损伤"。

危险因素包括高血糖、高血压、蛋白尿（包括微量白蛋白尿）、低蛋白血症、吸烟等，此外还有贫血、高脂血症、高同型半胱氨酸血症、年龄、营养不良、尿毒症毒素（如甲基胍、甲状旁腺素、酚类）蓄积等。

Q: 什么情况下慢性肾衰竭会急性加重、恶化？

①累及肾脏的疾病（原发性或继发性肾小球肾炎、高血压、糖尿病、缺血性肾病等）复发或加重；②有效血容量不足（低血压、脱水、大出血或休克等）；③肾脏局部血供急剧减少（如肾动脉狭窄患者应用 ACEI、ARB 等药物）；④严重高血压未能控制；⑤使用肾毒性药物；⑥泌尿道梗阻；⑦其他：严重感染、高钙血症、肝衰竭、心力衰竭等。

Q: 哪些是常见导致肾功能恶化的药物？

导致肾功能恶化的常见药物有肾毒性药物，特别是非甾体抗炎药、氨基糖苷类抗生素、碘造影剂、含有马兜铃酸的中草药等。

Q: 为什么尿毒症患者已经透析了，还得用好多药？

药物无法治疗尿毒症本身，但是尿毒症有很多并发症，如肾性贫血需补充铁剂、促红素、叶酸等纠正贫血，肾性骨病需补充钙剂、活性维生素 D，高血压需降压治疗，如果为继发性肾病，还需要药物继续控制原发病，所以肾功能不全患者透析后仍需药物治疗。

Q: 如何诊断慢性肾功能不全？需要肾穿刺活检吗？

依据病史、肾功能检查及相关临床表现，做出临床诊断并不困难。但其临床表现复杂，各系统表现均可成为首发症状，故应仔细询问病史和查体，重视肾功能的检查，以尽早明确病因，并尽早行肾穿刺活检以明确导致慢性肾衰竭的基础肾脏疾病，积极寻找引起肾功能恶化的可逆因素，延缓慢性肾脏疾病进展至慢性肾衰竭的过程。

Q: 慢性肾功能不全如何与急性肾损伤鉴别？

既往病史不明，或存在近期急性加重诱因的慢性肾功能不全患者，需与急性肾损伤鉴别，是否存在贫血、低钙血症、高磷血症、血甲状旁腺激素升高、肾脏缩小等有助于判断。

Q: 慢性肾衰竭与肾前性急性肾损伤如何鉴别？

急性肾损伤病因多为液体丢失、呕吐、腹泻等肾前性因素，48～72 小时内及时补液，肾功能可恢复正常，而慢性肾衰竭患者肾功能难以恢复。

Q: 慢性肾功能不全患者的饮食应注意哪些方面？

1. 适当控制蛋白质的摄入：通常蛋白质的摄入量应控制在每千克体重 0.8 g/d 以下。若患者发生肾功能不全，且饮食较差，可在低蛋白饮食的同时，给予患者复方 α- 酮酸治疗。

2. 限制钠盐摄入：慢性肾功能不全的患者，常合并高血压，或血压高不易控制，此时应限制盐的摄入量，每天最好不超过 5 g。若患者血压高不易控制，或有水肿、尿量减少，此时盐的摄入量更严格，应控制在 2～3 g/d。

3. 适当控制水的摄入量：若慢性肾功能不全的患者合并尿量减少、水肿，应适当控制水的摄入量。水的摄入量应控制在 1000～1500 mL/d。

4. 限钾、限磷食物的摄入：慢性肾功能不全的患者易发生电解质紊乱，需适当限制含钾高、含磷高的食物摄入。

Q: 慢性肾功能不全的优质蛋白质和脂肪来源怎么选择？

优质蛋白质的来源主要是动物中的禽、鱼、肉、蛋、奶类，和植物中的大豆。

在脂肪的供应上，慢性肾功能不全的患者一定要低脂饮食，尽量食用植物油，而不要食用动物油。胆固醇摄入也要尽量减少，要尽量少吃动物肝脏、蛋黄等食物。

Q: 慢性肾功能不全的防治基础是什么？

早期诊断，积极有效治疗原发疾病，避免和纠正造成肾功能进展、恶化的危险因素，是慢性肾功能不全防治的基础，也是保护肾功能和延缓慢性肾脏疾病进展的关键。对于已有慢性肾脏疾病的患者，应定期随诊，加强教育管理，进行原有基础疾病治疗药物的筛选及定期的尿常规及肾功能检查。

Q: 慢性肾功能不全如何使用降压药？

ACEI、ARB、钙通道阻滞剂（CCB）、袢利尿剂、β 受体阻滞剂、血管扩张剂等均可应用，以 ACEI、ARB、CCB 应用较为广泛。有研究分析显示，ACEI 及 ARB 均可显著降低患者肾衰竭的发生率，ACEI 还可以降低患者全因死亡率。ACEI 及 ARB 有使血钾升高及一过性血肌酐升高的可能，在使用过程中，应注意观察血钾和血肌酐水平的变化，在肾功能重度受损的人群中尤其应慎用。鉴于上述潜在风险，国际指南目前尚不推荐将 ACEI 和 ARB 联合使用。

Q: 高血压的治疗对慢性肾功能不全的意义是什么？

对高血压进行及时、合理的治疗，不仅是为了控制高血压的症状，也是为了保护心、肾、脑等靶器官。一般非透析患者应控制血压在 130/80 mmHg 以下，维持透析患者血压应不超过 140/90 mmHg。

Q: 什么时候开始进行贫血的治疗？

如排除失血、造血原料缺乏等因素，透析患者血红蛋白（Hb）< 100 g/L 可考虑开始应用红细胞生成刺激剂或重组人促红细胞生成素（rHuEPO）治疗，避免 Hb 下降至 90 g/L 以下；非透析患者若 Hb < 100 g/L，建议基于 Hb 下降率、评估相关风险后，个体化决定是否开始使用红细胞生成刺激剂或 rHuEPO 治疗。

Q: 重组人促红细胞生成素怎样使用？

一般开始用量为每周 80 ~ 120 U/kg，分 2 ~ 3 次（或每次 2000 ~ 3000 U，每周 2 ~ 3 次），皮下或静脉注射，并根据患者 Hb 水平、Hb 升高速率等调整剂量；以皮下注射更为理想，既可达到较好疗效，又可节约用量的 1/4 ~ 1/3。对非透析患者，目前趋向于小剂量 rHuEPO 疗法（2000 ~ 3000 U，每周 1 ~ 2 次），其疗效佳，不良反应小。Hb 上升至 110 ~ 120 g/L 即达标。

Q: 肾脏替代疗法有哪些？透析疗法可以替代全部肾脏功能吗？

肾脏替代治疗包括血液透析、腹膜透析和肾脏移植。血液透析和腹膜透析疗效相近，各有优缺点，临床上可互为补充。透析疗法仅可部分替代肾脏的排泄功能（对小分子溶质的清除仅相当于正常肾脏的 10% ~ 15%），也不能代替肾脏内分泌和代谢功能，开始透析的患者仍需积极纠正肾性高血压、肾性贫血等。

Q: 目前最佳的肾脏替代疗法是什么？

肾移植是目前最佳的肾脏替代疗法，成功的肾移植可恢复正常的肾功能

（包括内分泌和代谢功能），肾移植患者相比肾脏透析患者的生活质量更高，长久维持的治疗费用更低。肾移植手术已经较为成熟，关键是综合评估受者的内科相关问题，以及可能的移植物排斥反应。

Q: 中医中药在慢性肾功能不全中的应用有哪些？

中医中药在肾脏疾病的治疗中已积累了丰富的经验。黄芪、川芎、冬虫夏草、大黄等分别在一定范围内能起到调节免疫、调节水盐代谢、减少尿毒症毒素积聚的作用，并对延缓病情进展、改善患者预后等具有一定的意义。中药保留灌肠用于早中期慢性肾衰竭的治疗，药物可直接接触肠黏膜，利用肾外途径增加各种代谢废物的排出，达到泄毒清浊、化瘀解毒的功效，同时能减少肌酐、尿素氮的合成，促进肌酐、尿素氮排泄，对减轻症状、稳定病情、推迟或延长血液透析的间隔期具有重要意义。

Q: 如何延缓慢性肾脏疾病的进展？

提高对慢性肾脏疾病的警觉，重视询问病史、查体和肾功能的检查，即使正常人群，也需每年筛查一次，努力做到早期诊断。对已有的肾脏疾病或可能引起肾损害的疾病（如糖尿病、高血压等）进行及时、有效的治疗，并需每年定期检查尿常规、肾功能等至少2次或以上，以早期发现慢性肾脏疾病。

Q: 慢性肾脏疾病患者，如何延缓慢性肾衰竭发生？

坚持病因治疗，如对高血压、糖尿病肾病、肾小球肾炎等坚持长期合理治疗。避免和消除肾功能急剧恶化的危险因素。阻断或抑制肾单位损害渐进性发展的各种途径，保护健存肾单位。患者血压、血糖、尿蛋白定量、血肌酐上升幅度、肾小球滤过率下降幅度等指标，都应当控制在"理想范围"。

Q: 肾功能不全的预后如何？

肾功能不全的预后与原发病及合并症的严重程度和控制情况密切相关。肾前性及肾后性急性肾损伤在及时去除诱因及病因后，肾功能常可恢复；肾性急性肾损伤预后差，重者可迅速进入终末期肾病阶段，患者死亡率高。慢性肾功能不全的进展速度与血压、血糖、尿蛋白等控制情况呈正相关。肾功能不全的常见并发症有容量负荷高、高钾血症、代谢性酸中毒、心血管并发症等。

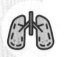

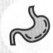

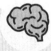

▶▶▶ 第五章

血液系统
常见疾病

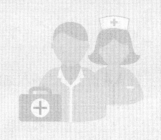

第一节　贫血

Q: 什么是贫血？

贫血是临床上较为常见的症状，是指外周血液单位体积中的血红蛋白浓度、红细胞计数和（或）血细胞比容低于正常低限（以血红蛋白浓度较为重要），从而不能运输足够的氧至组织而产生的综合征。常规体检可以发现。男性、女性、孕产妇贫血定义的标准不同，依据我国的标准，血红蛋白测定值成年男性 < 120 g/L，成年女性 < 110 g/L，妊娠女性 < 100 g/L 为贫血。全球约有 30 亿人存在不同程度贫血，中国人患贫血的概率更高，而且女性多于男性，中老年多于青年，部分婴幼儿也患有贫血。

Q: 贫血是如何分类的？

基于不同的临床特点，临床上贫血有不同的分类。

1. 按贫血进展速度分急、慢性贫血。

2. 按红细胞形态分大细胞性贫血、正常细胞性贫血和小细胞低色素性贫血。

3. 按血红蛋白浓度分轻度、中度、重度和极重度贫血。

4. 按骨髓红系增生情况分增生性贫血（如溶血性贫血、缺铁性贫血）和增生不良性贫血（再生障碍性贫血）。

临床根据发病机制和病因分类更有利于了解贫血的本质。

Q: 贫血如何根据病因及发病机制分类？

贫血可能原发于造血器官，也可能是某些系统病症的表现。

贫血根据病因及发病机制分类可以进行以下分类。

1. 红细胞生成减少。

（1）造血干祖细胞增生和分化异常：①造血干细胞：再生障碍性贫血、范科尼贫血。②红系祖细胞：纯红细胞再生障碍性贫血、骨髓异常增生综合征、先天红细胞生成异常。

（2）造血过程细胞分化和成熟障碍：① DNA 合成障碍：维生素 B_{12} 缺乏、叶酸缺乏、嘌呤和嘧啶代谢缺陷（巨幼细胞贫血）。② Hb 合成障碍：血红素合成障碍（缺铁性贫血和铁粒幼细胞贫血）、珠蛋白合成障碍（地中海贫血）。

（3）原因不明或多种机制：骨髓病性贫血、慢性病性贫血。

2.红细胞破坏过多（主要表现为急性或慢性溶血）。

（1）内源性：①红细胞膜异常：遗传性如遗传性球形细胞增多症、遗传性椭圆形细胞增多症；获得性如阵发性睡眠性血红蛋白尿。②红细胞酶异常：葡萄糖 –6– 磷酸脱氢酶缺乏症、丙酮酸激酶缺乏症。③珠蛋白合成异常：镰形细胞贫血，其他血红蛋白病。

（2）外源性：①机械性：行军性血红蛋白尿、人造心脏瓣膜溶血性贫血、微血管病性溶血性贫血。②化学、物理或微生物因素：化学毒物及药物性溶血、大面积烧伤、感染性溶血。③免疫性：自身免疫性溶血性贫血、新生儿同种免疫性溶血病、药物免疫性溶血性贫血。④单核吞噬细胞系统破坏增多：脾功能亢进。

3.失血性贫血：根据失血速度分为急性失血性贫血和慢性失血性贫血；根据失血的病因分为出凝血性疾病（血友病、严重肝病等）和非出凝血性疾病（消化道溃疡、支气管扩张咯血等）。

Q: 贫血就是血液病吗？

认识血液病，从认识贫血开始。血液病是原发于血液系统的疾病，可以分为红细胞疾病、白细胞疾病、出血凝血疾病和淋巴系统疾病等，应该到正规医院就诊以明确病因。贫血是血液病大范畴的一种表现。贫血的诊断步骤一般是先从形态学分类着手（即大细胞、小细胞或正常细胞），再进一步寻找病因。如临床上常见的大细胞性贫血多为叶酸或（及）维生素 B_{12} 缺乏引起的巨幼细胞贫血；小细胞性低色素性贫血多为缺铁性贫血及慢性病贫血；正常细胞性贫血则多为系统性疾病引起的继发性贫血或溶血性贫血。故可根据患者的平均红细胞体积结果确定进一步检查的方向。

Q: 贫血会对人体造成哪些影响？

红细胞的主要功能是携氧，因此贫血患者可出现因组织缺氧引起的一系列症状及代偿表现，包括：①一般表现：疲乏无力、精神萎靡、皮肤黏膜苍白。②心血管系统：活动后心悸、气短最为常见。查体可以有心脏扩大，心尖部出现收缩期吹风样杂音。③神经系统症状：维生素 B_{12} 缺乏时可有对称性远端肢体麻木、深感觉障碍及步态不稳等症状。④消化系统症状：食欲减退、恶心。⑤泌尿生殖系统症状：肾脏浓缩功能减退，部分患者可有蛋白尿、月经失调和性功能减退等。

Q: 贫血都有哪些表现？

简单说从头到脚都有表现，会有头晕、失眠、梦多、记忆力减退；呼吸系统会有气短；心血管系统有心慌；消化系统会有胃口不好、腹胀；还能直接观察到皮肤变化。贫血症状的轻重与贫血发生的程度、速度、患者的年龄及是否有心血管疾病有关。

Q: 怀疑自己贫血需要到哪个科室看病？

怀疑自己贫血需要到血液科门诊看病，贫血诊断治疗三步骤如下。

1. 有没有贫血，血常规检查可以帮助知晓。

2. 专科医生判断属于哪一类，有的是造血物质缺乏，如叶酸、维生素 B_{12}、铁等；有的是造血功能异常，如再生障碍性贫血、骨髓增生异常综合征等；有的是自身免疫疾病继发的，如系统性红斑狼疮、类风湿关节炎等；有的是失血过多造成的，如女性月经量过多、慢性消化性溃疡、消化道肿瘤或痔疮出血等。

3. 找到确切的病因就可以给予有的放矢的治疗了。

Q: 贫血相关的检查有哪些？

1. 血常规检查，除血红蛋白测定和红细胞、白细胞及血小板计数外，还应了解各项红细胞指数的情况。

2. 血涂片检查，除白细胞分类外，红细胞形态的观察也很重要。

3. 网织红细胞计数。

4. 骨髓涂片或病理活检，根据骨髓增生程度可将贫血分为增生性贫血和增生减低性贫血，前者包括溶血性贫血、失血性贫血、巨幼细胞贫血和缺铁性贫血等，后者指再生障碍性贫血。

Q: 发生贫血一定要做骨髓穿刺吗？如何做？

不一定，骨髓穿刺术是血液系统疾病常用的检查项目之一。如果患者有不明原因的贫血、白细胞及血小板的异常、发热、肝脾肿大，以及怀疑有传染性疾病，如疟疾等，可以做骨髓穿刺检查来明确诊断。

骨髓穿刺术穿刺点一般选择髂前上棘或髂后上棘。局部注射利多卡因麻醉后，用骨髓穿刺针抽取少量骨髓液去进行化验检查。骨髓穿刺术一般来讲是非常安全的，没有不良反应；而且穿刺后局部按压 5 分钟左右就可以活动。

Q: 骨髓穿刺疼吗？做了骨髓穿刺的人还能正常生活吗？

骨髓穿刺会产生一定的疼痛，因为骨髓穿刺针需要通过皮肤，再到骨头，穿过骨髓，抽取样本进行化验。这主要是用于检查血液系统和感染性疾病，以进行确诊和判断感染的因素等。

在局部皮肤穿刺的时候需要做局麻，同时穿刺会造成骨质的损伤，而出现穿刺后的疼痛、出血，患者还有可能出现局部的感染症状，但不影响日常生活。

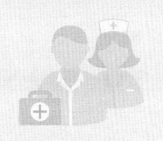

第二节　缺铁性贫血

Q: 缺铁性贫血是怎么回事？

缺铁性贫血是最常见的贫血，缺铁首先引起贮存铁缺乏，继而发生红细胞内缺铁，最后发生缺铁性贫血，三者总称为铁缺乏症。缺铁性贫血是指体内用来合成血红蛋白的铁缺乏，是血红素合成量减少而形成的一种小细胞低色素性贫血。

Q: 铁含量高的食物有哪些？

含铁量较高的食物具体如下。

1. 动物肝脏类，羊肝或者鸡肝含铁量都非常丰富。

2. 瘦肉，肝脏的脂肪含量是很高的，不能够吃的次数太多。进食肉类的时候，含铁比较多的主要是红肉，红肉脂肪含量比较高，要挑选部分瘦肉，以牛羊肉为主。猪肉的铁含量也比较高，但是鱼肉、虾肉等海鲜类的食物，铁的含量较少。

3. 铁非常高的是血制品。北方人爱吃火锅，火锅里面经常会放鸭血、猪血，这些里边的铁含量也是非常高的。

4. 素食中蛋黄含铁的量还是比较多的，蔬菜类中的豆制品，黄豆所做的食品，铁含量也很高，可以多吃黄豆、豆腐、豆腐干。其他的如芝麻、芝麻类的食物也是含铁比较多的。黑木耳的铁含量也很高。

5. 青菜铁的含量较少，但其含有很多其他的维生素，包括叶酸在内，含有很多的微量元素，因此还要适量摄入青菜。

Q: 人体内铁来自哪里？

人体铁的来源有两个途径。一是来自食物，正常人每天从食物中吸收的铁量为 1.0 ~ 1.5 mg。

二是内源性铁，主要来自衰老和破坏的红细胞，每天制造红细胞所需铁 20 ~ 25 mg。

Q: 铁在人体内如何被吸收？

在铁的吸收方面，一般动物食品铁吸收率高，植物食品铁吸收率低。

食物中的铁以三价铁为主，必须在酸性环境中或有还原剂如维生素 C 存在的情况下还原成二价铁才便于吸收。

十二指肠和空肠上段肠黏膜是吸收铁的主要部位。铁的吸收量由体内贮备铁的情况来调节。

Q: 吸收后的铁在人体内是如何转运分布的？

铁的转运一般借助于转铁蛋白，生理状态下转铁蛋白仅 33% ~ 35% 与铁结合。血浆中转铁蛋白能与铁结合的总量被称为总铁结合力，未被结合的转铁蛋白能与铁结合的量被称为未饱和铁结合力。血浆铁除以总铁结合力即为转铁蛋白饱和度。铁的分布，正常成年人体内含铁量男性为 50 ~ 55 mg/kg，女性为 35 ~ 40 mg/kg。血红蛋白铁约占 67%，肌红蛋白铁约占 3.5%，贮存铁占 29.2%，组织铁、含铁酶则含量甚低。这些铁以两种方式贮存，即铁蛋白和含铁血黄素。前者能溶于水，主要在细胞质中；后者不溶于水，可能是变形的铁蛋白。体内铁主要贮存在肝、脾、骨髓等处。不被吸收利用的铁主要经胆汁或粪便排出体外，尿液、出汗、皮肤细胞代谢亦排出少量铁。正常男性每天排铁 0.5 ~ 1.0 mg，女性 1.0 ~ 1.5 mg。

Q: 缺铁性贫血常见的原因有哪些？

缺铁性贫血的主要原因是铁摄入不足而需要量增加或者丢失过多或者吸收不良。摄入不足主要见于小儿生长发育期及妊娠和哺乳妇女。多种原因引起慢性失血是缺铁性贫血最常见的原因，主要见于月经过多、反复鼻出血、消化道出血、痔出血、血红蛋白尿等。吸收不良则见于胃及十二指肠切除、慢性胃肠炎、慢性萎缩性胃炎等。

Q: 缺铁性贫血有哪些临床表现？

缺铁性贫血除有贫血的临床表现外，尚有含铁酶和铁依赖酶活性减低引起的临床表现。表现为黏膜损害，常见有口炎、舌炎、咽下困难或咽下时梗阻感（Plummer Vinson 综合征），以及外胚叶组织营养缺乏，如皮肤干燥、毛发无泽、反甲等，还有精神神经系统表现，甚至发生异食癖。缺铁引起的贫血性心脏病易发生左心力衰竭。

Q: 什么样的人容易患缺铁性贫血？患病率如何？

缺铁性贫血是全球尤其是发展中国家最常见的营养缺乏病之一。铁是全球范围内主要缺乏的三大微量营养素之一，2001 年 WHO 指出全球有 40 亿 ~ 50 亿人（占世界人口的 66% ~ 80%）处于铁缺乏状态，20 亿人（占世界人口的 30% 以上）贫血的主要原因是铁缺乏，其中 90% 生活在发展中国家，缺铁性贫血尤其好发于儿童、育龄妇女及老年人。

2002 年中国居民营养与健康状况调查结果显示，中国居民贫血患病率为 20.1%，其中男性为 15.8%，女性为 23.3%；由于女性的特殊生理状况，其贫血患病率远高于男性；我国孕妇贫血患病率为 28.9%，孕末期孕妇的患病率甚至更高，这主要由机体需要量增加且膳食铁摄入不足引起；老年人贫血患病率随年龄的增加呈上升趋势，50^+、60^+、70^+、80^+ 岁的老年人贫血患病率分别为 23.3%、26.2%、31.8% 和 40.1%。

Q: 缺铁性贫血如何诊断？需要与哪些疾病鉴别？

根据病史、红细胞形态（小细胞、低色素）、血清铁蛋白和铁含量、总铁结合力、骨髓检查及骨髓铁染色做出诊断。铁剂治疗有效也是一种诊断方法。确诊后必须查清引起缺铁的原因及原发病。

鉴别诊断如下。

1. 铁粒幼细胞贫血：由线粒体合成血红素功能障碍引起，为铁失利用性贫血。可呈小细胞低色素性贫血，血清铁及铁蛋白增高，而总铁结合力降低，骨髓铁粒幼细胞增多，环状铁粒幼细胞＞15%，细胞外铁增多，如已确诊禁用铁剂。

2. 地中海贫血：常有家族史、脾大，血涂片可见靶形红细胞，血红蛋白电泳异常，胎儿血红蛋白或血红蛋白 A2 增多，血清铁及铁蛋白不降低，总铁结合力正常，骨髓细胞外铁及铁粒幼细胞数不降低。

3. 慢性疾病性贫血：这是由于慢性疾病时单核巨噬细胞系统对铁的摄取速

度增加，而释放到血液循环的铁减少引起，故表现为血清铁蛋白和骨髓细胞外铁增高，而血清铁减少，总铁结合力降低。

Q: 缺铁性贫血需要做哪些实验室检查？

1. 红细胞形态（首选）：红细胞体积较小，且大小不等，中心淡染区扩大，平均红细胞体积、平均红细胞血红蛋白浓度、平均红细胞血红蛋白量值均降低（小细胞低色素性贫血）。

2. 骨髓铁染色（最可靠）：缺铁性贫血时细胞外铁消失，铁粒细胞减少。

3. 血清铁、总铁结合力：血清铁降低（$< 500 \mu g/L$ 或 $< 8.95 \mu mol/L$），总铁结合力升高（$> 3600 \mu g/L$ 或 $> 64.44 \mu mol/L$），转铁蛋白饱和度降低（$< 15\%$），可作为缺铁诊断指标之一。

4. 血清铁蛋白（最敏感）：血清铁蛋白是体内贮备铁的指标，低于 $12 \mu g/L$ 可作为缺铁的依据。

5. 红细胞游离原卟啉：当幼红细胞合成血红素所需铁供给不足时，红细胞游离原卟啉值升高，一般 $> 0.9 \mu mol/L$（全血）。

Q: 可用哪些药物补铁？

1. 口服铁剂：硫酸亚铁、富马酸亚铁、琥珀酸亚铁、多糖铁复合物、维铁缓释片等。应选择含铁量高、容易吸收、胃肠道反应小的铁剂。口服铁剂后 5 ~ 10 天网织红细胞开始上升，7 ~ 12 天达高峰，其后开始下降，2 周后血红蛋白开始上升，平均 2 个月恢复，待血红蛋白正常后，再服药 3 ~ 6 个月（补充贮备铁）。

2. 注射用铁剂。深部肌内注射右旋糖酐铁，其指征为：①口服铁剂有严重消化道反应，无法耐受；②消化道吸收障碍；③严重消化道疾病，服用铁剂后加重病情；④妊娠晚期、手术前、失血量较多，亟待提高血红蛋白者。

Q: 用铁锅炒菜可以补铁吗？

铁锅炒菜并不能补铁。铁是红细胞合成血红蛋白的原料，缺铁以后会造成缺铁性贫血。铁的补充，从饮食上来讲，一方面来源于动物性的食品，像各种肉类，特别是红肉、动物内脏（如肝脏），以及动物的血液制品，都含铁丰富；另一方面植物性的食材也含铁，比如大豆及其制品。但是人体对于植物中的铁元素往往吸收比较差，而动物性的食品中铁的含量高，人体吸收比较好。尽管铁锅炒菜过程中可能会有一部分铁元素，但是含量非常少，并且不容易被吸收。因此，不能够通过使用铁锅炒菜来补铁。可以尽量多吃含铁丰富的动物性食材，而且应该在医生的指导下合理、安全有效地选择补铁制剂。

Q: 缺铁性贫血能预防吗？预后怎样？

可以预防。预防缺铁性贫血发生，需要在日常生活中养成良好的生活习惯。如平衡膳食，适当多进食瘦肉、牛奶、鸡蛋以及新鲜蔬菜、水果等食物，尽量少饮浓茶和咖啡。如果有月经量过多或者是痔疮出血，或者是胃肠道疾病等原因引起的小量慢性出血，应及时到医院相关科室就诊，去除铁丢失过多的原因。生长发育期的儿童或者是妊娠中晚期的孕妇，在饮食上应该适当多进食一些含铁高的食物。胃大部切除术后的患者，根据血清铁蛋白的浓度，可以预防性地口服小剂量铁剂。如果口服不吸收，还可以静脉补铁治疗。缺铁性贫血是一种良性疾病，预后是良好的。缺铁性贫血是由于缺乏铁造成的，通过及时补充大量的铁，可以让红细胞、血红蛋白恢复正常，但是还需要继续补充一段时间铁，让我们储存的铁也补充好。对于原发疾病造成的缺铁性贫血要进行原发病的诊治。

第三节　巨幼细胞贫血

Q: 巨幼细胞贫血是怎么回事?

巨幼细胞贫血主要是叶酸和（或）维生素 B_{12} 缺乏，造成细胞 DNA 合成障碍，骨髓呈现典型的巨幼红细胞、粒细胞、巨核系改变的大细胞性贫血。在我国，营养性巨幼细胞贫血多为叶酸缺乏所致。临床表现为中度至重度贫血，发生缓慢。

Q: 什么原因会导致叶酸和维生素 B_{12} 缺乏?

叶酸缺乏常见原因：①摄入不足：叶酸供给量不足，食欲缺乏；②吸收不良和代谢障碍：一些儿童有一种少见的先天性叶酸吸收缺陷；一些药物影响叶酸的吸收和代谢，如抗惊厥药苯妥英钠和苯巴比妥可干扰叶酸的利用，柳氮磺胺吡啶抑制叶酸的吸收和代谢，二甲双胍可致叶酸缺乏，服用叶酸拮抗剂甲氨蝶呤、甲氧苄啶和氨苯蝶啶可产生类似叶酸严重缺乏的症状。③消耗增加：恶性肿瘤、寄生虫感染、无菌性脓肿等会增加叶酸的消耗，患剥脱性皮炎时，有大量脱屑，叶酸丢失增加，慢性酗酒影响叶酸的吸收、分解代谢和排泄。妊娠和哺乳期妇女、婴儿和青年叶酸消耗量增加。

维生素 B_{12} 缺乏主要原因：①摄入不足：多因饮食结构不合理导致。因人体不能自己合成维生素 B_{12}，主要是从动物性食物中摄取，如果食物中缺少肉类、动物内脏、牛奶等，就容易引起维生素 B_{12} 缺乏。②吸收不良：维生素 B_{12} 一般在肠道中被吸收，如果发生了胃肠道疾病或者是做了胃肠道手术，一般会影响到维生素 B_{12} 的吸收；另外，甲状腺功能亢进，部分药物如二甲双胍、秋水仙碱、质子泵抑制剂等，也有可能影响到维生素 B_{12} 的吸收。③先天性维生素 B_{12} 代谢障碍：钴胺转运蛋白 II 是维生素 B_{12} 的主要转运蛋白，先天性钴胺转运蛋白 II 缺乏可导致维生素 B_{12} 转运障碍，从而出现维生素 B_{12} 缺乏。

Q: 巨幼细胞贫血临床有哪些表现?

血液系统表现为检查提示全血细胞减少,面色苍白,部分患者可伴轻度黄疸,耐力下降;胃肠道表现为舌炎、食欲差、腹胀、舌面光滑、舌乳突消失等;神经系统可以表现为肢体麻木、步态不稳、味觉嗅觉消失、易怒、失眠等。

Q: 巨幼细胞贫血实验室检查有哪些特征?

1. 血象为大细胞正色素性贫血,平均红细胞体积 > 100 fL,可为全贫,伴轻度白细胞及血小板减少。血涂片中可见大卵圆形红细胞及中性粒细胞分叶过多,网织红细胞正常或稍高。

2. 骨髓象一般表现为骨髓增生活跃,红系增多,各系细胞均可见巨幼改变,以红系及晚幼、杆状粒细胞为显著。

3. 生化检查包括血清叶酸及红细胞叶酸水平均低于正常,同型半胱氨酸水平可增高。

Q: 如何诊断巨幼细胞贫血?

诊断标准和依据如下。

1. 临床上有叶酸缺乏的病因和临床表现。

2. 大细胞性贫血(平均红细胞体积 > 100 fL),多数红细胞呈大卵圆形。白细胞和血小板常减少。

3. 中性粒细胞核分叶过多,5 叶者 > 5% 或有 6 叶者出现。

4. 骨髓呈现典型的巨型改变。巨幼红细胞 > 10%,粒细胞系统及巨核细胞系统亦有巨型改变。无其他病态造血表现。

5. 血清叶酸水平 < 6.91 mmol/L(< 3 ng/mL),红细胞叶酸水平 < 227 mmol/L(< 100 ng/mL)。

Q: 再生障碍性贫血是怎么回事?

再生障碍性贫血是由于化学物质、生物因素、电离辐射及不明原因引起的骨髓造血功能衰竭而致的贫血。主要表现为造血功能低下,外周血全血细胞减少,临床除贫血外常伴感染及出血。

Q: 再生障碍性贫血临床有哪些表现?

1. 重型再生障碍性贫血:一般起病急、进展快,发病初期贫血常不明显,主要表现为出血及感染。出血部位广泛,除皮肤、黏膜外,常有深部脏器出血。感染以口咽部、肺部、皮肤、肠道及泌尿道多见,严重者可出现败血症,一般抗生素常难以控制。贫血为进行性加重,输血亦难以维持。

2. 非重型慢性再生障碍性贫血:起病及进展均缓慢。贫血为主要表现,出血及感染常不重。

Q: 再生障碍性贫血重要的实验室检查有哪些?

1. 血象:全血细胞减少,网织红细胞减少。血涂片分类计数淋巴比例增高。如为重型再生障碍性贫血,中性粒细胞计数 $< 0.5 \times 10^9$/L,血小板 $< 20 \times 10^9$/L 及网织红细胞绝对值 $< 15 \times 10^9$/L。

2. 骨髓象:骨髓增生低下,三系细胞均减少,非造血细胞(包括淋巴细胞、浆细胞、网状细胞等)增多,巨核细胞常缺如。

3. 骨髓活检病理检查:骨髓组织增生减低,主要为脂肪细胞、淋巴细胞和其他非造血细胞。

4. 其他:比如骨髓细胞培养表示粒单核胞集落形成单位、红细胞集落形成单位、暴增型巨核细胞集落形成单位及巨核细胞集落形成单位集落形成均减少;

骨髓中性粒细胞碱性磷酸酶染色示活性增加等。

5. 淋巴细胞亚群分型：有助于对发病机制的了解。

Q: 如何诊断再生障碍性贫血？

1. 病史：重点询问有无化学药品、X线及放射物质接触史，发病急缓及贫血、出血和感染史。重型再生障碍性贫血的上述症状不易控制。

2. 体格检查：患者常有贫血（皮肤黏膜苍白）、出血（口腔、鼻腔、牙龈、眼球结膜）的表现及相应的感染（口咽部、皮肤、肺）体征，一般肝脾不肿大。

3. 血象：全血细胞减少、网织红细胞减少、淋巴细胞增多。

4. 骨髓象：骨髓组织增生减低或重度减低，非造血细胞增多，骨髓活检示造血组织减少，脂肪组织增加。能除外其他全血细胞减少的疾病（如阵发性睡眠性血红蛋白尿症、骨髓增生异常综合征、急性造血停滞、骨髓纤维化、低增生性白血病及恶性组织细胞病等）。

5. 重型再生障碍性贫血除临床表现急进外，还需中性粒细胞绝对值 $< 0.5 \times 10^9$/L，血小板 $< 20 \times 10^9$/L 及网织红细胞绝对值 $< 15 \times 10^9$/L。

Q: 再生障碍性贫血如何治疗？

再生障碍性贫血分急性重症再生障碍性贫血以及慢性再生障碍性贫血，二者的共同治疗点就是支持及对症治疗，也就是在贫血、血红蛋白低的情况下可以输注红细胞，在血小板低而且危及生命的状态下可以输血小板，也可以用生血小板的药、生红细胞的药。

患者若有严重的感染，要用粒细胞集落刺激因子治疗。慢性再生障碍性贫血的患者，一般大多数用环孢素、雄性激素以及中医药治疗。重症再生障碍性贫血患者主要用免疫抑制剂，比如抗淋巴细胞球蛋白或者抗胸腺细胞球蛋白治疗，还有免疫治疗以后用环孢素维持治疗，重者也可以选择适合的供者行造血干细胞移植。

Q: 再生障碍性贫血的治疗效果如何判定？

再生障碍性贫血的疗效可以分为基本治愈、缓解、明显进步、无效四种情况。

　　基本治愈是指贫血和出血的症状消失，男性的血红蛋白达到 120 g/L，女性血红蛋白达到 110 g/L，中性粒细胞计数大于 1.5×10^9/L，血小板计数大于 100×10^9/L，随访 1 年以上没有复发。

　　缓解指的是贫血和出血的症状消失，男性的血红蛋白达到 120 g/L，女性的血红蛋白达到 100 g/L，白细胞的总数达到 3.5×10^9/L 左右，血小板也有一定程度的增加，随访 3 个月，病情稳定或者是继续进步。

　　明显进步是指贫血和出血的症状明显好转，不输血的情况下血红蛋白较治疗前 1 个月内可以增加 30 g/L 以上，并能维持 3 个月。

　　无效指的是在充分治疗后患者的症状、血常规没有明显进步。

Q: 再生障碍性贫血能预防吗？

　　再生障碍性贫血是造血干细胞分化生成障碍导致的骨髓造血功能衰竭，也就是说自身的骨髓环境发生了变化，导致生长的"骨髓种子"太少了，引起血液环境中的"果实"也就是成熟的血细胞更少了。尽管很多再生障碍性贫血患者找不到原因，但是大概也有几方面因素是与此相关的，能避免的应尽量避免。

　　再生障碍性贫血的原因主要包括先天性因素和后天性因素。

　　先天性再生障碍性贫血，主要是遗传性的基因突变导致干细胞端粒缩短，这个类型是很少见的。

　　后天性再生障碍性贫血的原因有以下几方面：第一，病毒感染相关，比如乙型肝炎病毒感染、微小病毒感染等，随着病毒感染的治愈，造血干细胞的数量也会有所恢复；第二，就是化学因素，尤其是化疗药物，比如环磷酰胺应用后干细胞数量就会减少，某种抗生素比如氯霉素应用后干细胞数量也会减少，所以要想预防再生障碍性贫血就要控制某些药物的应用；第三，电离辐射，比如长期接触 X 射线，还有放射性核素辐射等；第四，免疫异常，再生障碍性贫血可继发于免疫损伤性疾病，比如系统性红斑狼疮、干燥综合征等。

　　针对这些再生障碍性贫血的发病原因，应尽量做到预防为主。

Q: 再生障碍性贫血的预后怎样？

　　再生障碍性贫血的预后是否良好一般与患者年龄、病情严重程度以及治疗是否及时有关。

　　1.年龄因素：再生障碍性贫血是由于病毒感染、药物因素、化学因素或自身免疫异常所引起的骨髓造血功能衰竭。一般会出现贫血、出血以及感染等症状，治疗过程一般需要 2 ~ 3 年，部分患者年龄较大，身体容易出现其他疾病，通过治疗很难达到理想的效果，预后较差。

2. 病情严重程度：再生障碍性贫血分为重型、非重型。重型再生障碍性贫血一般发病较急，病情严重，且过程较快。严重时可能导致患者出现颅内出血等症状，可能危及患者生命，预后较差。非重型再生障碍性贫血，一般表现为内脏、黏膜等部位的出血，症状较轻，通过及时有效的治疗预后良好。

3. 治疗是否及时：再生障碍性贫血如不及时治疗，可能引起脑出血、败血症等疾病，容易危及患者生命，预后较差。

Q: 如何看懂血常规化验单？

血常规是反映患者体内血液中各种血细胞的形态和数量是否正常的一种检测方法，临床应用十分广泛。传统的血常规，包括红细胞计数、血红蛋白测定、白细胞计数及白细胞五种成分的比例是否正常（五种成分包括嗜中性粒细胞、嗜酸性粒细胞、嗜碱性粒细胞、单核细胞和淋巴细胞），以及血小板计数。

1. 白细胞计数：首先要看白细胞的数量是否正常，总数正常值是（4 ~ 10）× 10^9/L，如果 < 4×10^9/L 叫白细胞减少，如果超过 10×10^9/L，一般考虑炎症或者是白血病的情况。白细胞中，中性粒细胞比例增高，考虑细菌感染的可能性大，淋巴细胞的比例增高，考虑病毒感染的可能性大；自身免疫性疾病系统性红斑狼疮也可以出现白细胞总数减少。五种成分的比例也很重要。淋巴细胞比例正常在 20% ~ 40%，儿童期比例较高，4 ~ 6 岁逐渐和成人接近，比例增高最多见于病毒感染，但严重增高要注意警惕肿瘤。嗜酸性粒细胞比例通常在 0.5% ~ 5%，增高常常见于过敏性疾病、寄生虫感染，严重增高警惕肿瘤。单核细胞比例正常在 3% ~ 8%，儿童期轻度增高，属于生理现象，病理性增高感染最多见，严重增高应警惕血液病。

2. 红细胞计数和血红蛋白测定：红细胞是用来判断患者是否贫血的，要看红细胞的计数，再就是血红蛋白的量，一般血红蛋白 < 120 g/L 则会出现贫血；血红蛋白在 90 ~ 120 g/L 为轻度贫血；血红蛋白 < 90 g/L 为中度贫血；如果血红蛋白 < 60 g/L 则为重度贫血。同时血常规化验单还会显示：平均红细胞体积、平均红细胞血红蛋白量、平均红细胞血红蛋白浓度，以及网织红细胞计数，应以此来判定贫血的类型，以及治疗反应。

3.血小板的检测：看完了白细胞、红细胞，就要看血小板的数量是否正常，大型血小板、中型血小板、小型血小板的比例是否正常，还要看血小板分布宽度是否正常。血小板的正常值是（100 ~ 300）× 10^9/L，如果 < $100 × 10^9$/L 为血小板减少，如果 > $300 × 10^9$/L 为血小板增多。出现以上两种异常时得看看是不是有其他情况，需进一步查找原因。

Q: 发生贫血一定需要输血吗？

发生贫血不一定要输血，贫血的治疗措施：除针对原发病进行病因治疗外，缺铁性贫血应用铁剂治疗，缺乏维生素 B_{12} 或叶酸的巨幼细胞贫血应补充维生素 B_{12} 或叶酸，肾性贫血应用红细胞生成素，免疫机制导致的贫血可选用肾上腺皮质激素（温抗体型自身免疫性溶血性贫血）、抗淋巴细胞球蛋白和环孢素 A（重型再生障碍性贫血），慢性再生障碍性贫血可选用雄激素，重型再生障碍性贫血可进行骨髓移植。

发生贫血输血的指征：急性失血性贫血（血容量减少大于20%）、慢性贫血（血红蛋白低于60 g/L）。

贫血输血的注意事项：宜推广成分输血；注意输血并发症，特别是输血传染病、输血反应、长期反复输血引起的继发性血色病，以及自身免疫性溶血性贫血和阵发性睡眠性血红蛋白尿的溶血加重，为避免诱发溶血，可输洗涤红细胞。

Q: 输血会得传染病吗？

通过输血能够传播的疾病有很多种，目前在临床上最常见的是乙型肝炎、丙型肝炎、艾滋病以及梅毒，但是现在在正规医院输血都是比较安全的，血液基本上都是通过中心血站来提供，且都会经过严格的检验，并在合格之后才会用于临床上，所以对于输血传染的疾病已经很少发现。

Q: 血型是什么？

血型是指血液的成分中表面抗原的类型，通常是指红细胞膜上特异抗原的类型，与人类的遗传密切相关。比较熟悉的就是红细胞的 ABO 血型及 RH 血型。ABO 血型根据红细胞上是否存在抗原 A、抗原 B，将血液分为四种类型：红细胞上仅有抗原 A，就叫 A 型；有抗原 B，就叫 B 型；若同时存在抗原 A 和抗原 B，就叫 AB 型；两种抗原均没有，叫 O 型。我国居民中 A 型、B 型及 O 型各占 30%，AB 型仅占 10%。RH 血型根据人的红细胞上是否具有与恒河猴同样的抗原来划分，具有的称为 RH 阳性。在大多数的汉族人当中，RH 阳性的人占 99%，RH 阴性的人仅占 1%。

Q: 献血会影响健康吗？

正常成人的血液总量占体重的 7% ~ 8%，即每千克体重有 70 ~ 80 mL 血液。血液的新陈代谢活动非常旺盛。

一个健康成年人一次献血 200 ~ 400 mL，只占到全身总血量的 5% ~ 10%，献血后身体会自动调节，使血容量很快恢复正常，同时还会刺激身体的造血功能。平时 80% 的血液在心脏和血管里循环流动着，维持人体正常生理功能，其余 20% 的血液储存在肝、脾等脏器内，一旦失血或剧烈运动时，这些血液就会进入血液循环系统。献血后体内储存的血液会立即进入循环系统，不会减少体内循环血容量。

献血后流失的水分和无机物，1 ~ 2 小时也会恢复至正常水平；血浆蛋白质由肝脏合成，一两天内就能得到补充；血小板、白细胞和红细胞则需要相应的周期才可恢复，血小板一般是 2 ~ 3 天恢复至献血前水平，红细胞及血红蛋白则需要 7 ~ 10 天恢复至献血前水平。人体的血液在不断新陈代谢，每时每刻都有许多血细胞衰老、死亡，同时又有大量新生细胞生成，以维持人体新陈代谢的平衡。献血后，由于刺激了造血功能，失去的血细胞会很快得到补充，所以说一个健康的人，在法定的采供血机构，按照国家相关的法规来进行献血，对身体不会有明显影响。另外，在采血过程中工作人员会严格执行操作规程，所以说无偿献血是安全的，不会传染疾病。有人担心献血会影响健康，其实这种担心是多余的，经常献血还可提高造血功能。

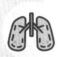

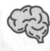

▶▶▶ 第六章

内分泌与风湿免疫系统常见疾病

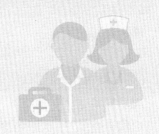

第一节　甲状腺疾病

（一）概况

Q: 甲状腺是什么器官？

　　甲状腺是人体内分泌系统中最大的内分泌腺，是一个位于颈部气管前，形似蝴蝶的小器官，甲状腺可以制造、储存并释放甲状腺激素入血，主要作用是促进生长发育、调节机体新陈代谢及各器官系统的功能活动。

Q: 为什么会患甲状腺疾病？

　　多种因素可导致甲状腺疾病发生，如下。

　　1.碘源性因素：碘是合成甲状腺激素的重要物质，缺碘可能引起甲状腺肿大、甲状腺功能减退等，而过量摄入碘，可引起碘源性甲状腺功能亢进（甲亢）。

　　2.自身免疫因素：最常见的是毒性弥漫性甲状腺肿，即临床上常说的甲亢，主要由自身免疫和精神刺激引起。慢性淋巴细胞性甲状腺炎，又称桥本甲状腺炎，也是一种自身免疫性疾病，可引起甲状腺功能减退症（甲减）。

　　3.家族遗传因素：家族遗传性酶缺陷可引起甲状腺激素合成障碍，导致甲状腺肿及甲减。

　　4.医源性因素：手术、放射性碘、甲亢药物治疗等，如果治疗不当，可引起甲状腺功能减退；而服用甲状腺素过量，可引起药源性甲亢。

　　5.其他因素：感染可引起急性甲状腺炎，垂体肿瘤可引起垂体性甲亢，发育不良可引起甲状腺先天异常。

Q: 常见的甲状腺疾病有哪些？

　　包括弥漫性非毒性甲状腺肿、非毒性多结节甲状腺肿、甲状腺功能亢进

（弥漫性毒性甲状腺肿、结节性毒性甲状腺肿、甲状腺自主高功能腺瘤）、甲状腺功能减退、甲状腺炎（包含亚急性甲状腺炎、自身免疫性甲状腺炎、无痛性甲状腺炎）、甲状腺癌等。

（二）甲状腺功能亢进症

Q: 甲亢是什么疾病？有哪些病因？

甲亢，全称甲状腺功能亢进症，指甲状腺合成和分泌过多甲状腺激素而引起的内分泌疾病。甲亢按其发病原因可分为 3 种类型，其中最常见是自身免疫性弥漫性甲状腺肿引起的甲亢（又称 Graves 病），占 80%，结节性毒性甲状腺肿占 10%，甲状腺自主高功能腺瘤占 5%，其他少见的类型还有碘甲亢、垂体性甲亢、绒毛膜促性腺激素相关性甲亢等。

Q: 什么是 Graves 病？

Graves 病为毒性弥漫性甲状腺肿，是一种自身免疫性甲状腺疾病。就是说，我们自身的免疫系统功能紊乱，把甲状腺当作了外来入侵者，产生了对抗甲状腺的抗体。可这种抗体跑到甲状腺那里，不但没有摧毁甲状腺，反而让甲状腺脱离了垂体的指挥，加速生产分泌甲状腺激素，并且不断长大。它的特点是 TRAb 升高，TRAb，也叫抗 TSH 受体抗体，是甲状腺自身免疫抗体之一。

Q: 甲亢患者有哪些临床表现？

甲亢患者以代谢亢进和神经、循环、消化等系统兴奋性增高为主要临床表现。

1. 高代谢综合征：是最常见的临床表现，包括乏力、怕热、多汗、皮肤温暖、潮湿、低热、体重下降等。

2. 眼部表现：分为两种类型，一类为非浸润性（单纯性）突眼，眼球轻度突出，可见眼裂增宽、瞬目减少等眼征；另一类为浸润性突眼，双眼球明显突出，眼部可有异物感、胀痛、畏光、流泪、复视、视力下降等症状。

3. 甲状腺肿：Graves 病患者甲状腺多呈弥漫性肿大，质地软或坚韧，无压痛，上、下极可触及震颤，闻及血管杂音。

4. 胫前黏液性水肿：是 Graves 病的特征性皮肤表现，发生率大约为 5%。常见于胫骨前下 1/3 部位，皮损多为对称性，早期皮肤增厚、变粗、毛囊角化，可见广泛、大小不等的红褐色或暗紫色突起不平的斑块或结节，后期皮肤如橘皮或树皮样，可伴继发性感染和色素沉着。

5.内分泌系统：女性常表现为月经量减少、周期延长，甚至闭经。男性可出现乳房发育、阳痿等症状。由于骨代谢转换加速，可引起低骨量或骨质疏松症。

6.其他多系统受累：神经系统可出现易激惹、失眠、紧张、伸舌或双手平举可见细震颤、腱反射活跃；心血管系统可出现心悸、气促、活动后加剧，严重者可发生心肌缺血、心脏增大、心力衰竭；消化系统常表现为食欲亢进、大便次数增多，或腹泻、肠鸣音活跃；血液系统表现为部分患者轻度三系减低。

Q: 甲亢还有哪些特殊类型的临床表现？

1.甲状腺危象：也称甲亢危象，是甲状腺毒症急性加重导致多系统损伤的综合征。典型症状为高热、大汗、烦躁、面部潮红、心动过速、呕吐、腹泻，部分患者可出现心律失常、肺水肿、充血性心力衰竭、黄疸等，甚至出现休克、谵妄、昏迷等危及生命。

2.甲亢性心脏病：过量甲状腺激素可导致心动过速，甲亢患者有至少1项下述异常者，可诊断为甲亢性心脏病：①心脏增大；②心律失常；③充血性心力衰竭；④心绞痛或心肌梗死。诊断时需排除其他原因引起的心脏改变，甲亢控制后上述心脏情况可好转或明显改善。

3.甲亢性肌病：急性肌病可表现为数周内出现言语及吞咽困难、发音不准，重者出现呼吸肌麻痹、危及生命。慢性肌病发生于80%的Graves病患者，起病缓慢，以近端肌肉群受累为主，表现为进行性肌无力、登楼、抬肩、蹲位起立困难，常有肌肉萎缩。大约1%的Graves病患者可合并重症肌无力，表现为双侧上睑下垂、眼球运动障碍和复视等。

4.低钾性周期性麻痹：多发生于20～40岁青年男性。常见诱因为过度运动、寒冷、摄入大量糖类食物、酗酒、使用胰岛素等，典型临床表现为反复发作的四肢对称性弛缓性瘫痪，以下肢瘫痪更为常见。发作可持续数小时至数日，补钾即能缓解症状。严重低钾血症可造成呼吸肌麻痹，引起呼吸困难。

5.淡漠型甲亢：发病隐匿，多见于老年人，高代谢症状、眼征和甲状腺肿大均不明显。主要表现为神志淡漠、抑郁、头晕、乏力、心悸、食欲减退甚至厌食、腹泻、明显消瘦等。

Q: 甲亢如何确诊？

1.高代谢症状和体征。

2. 甲状腺肿大。

3. 血清甲状腺激素水平升高，促甲状腺激素水平降低。

具备以上 3 项，并除外非甲亢性甲状腺毒症，甲亢诊断即可成立。

Q: 甲亢该怎么治疗？

目前治疗甲亢有三种方法。

1. 抗甲状腺药物治疗：药物一般常用甲巯咪唑和丙硫氧嘧啶两种，作用机制是抑制甲状腺激素的合成。治疗一般需要持续 1 年半到 2 年，常见的不良反应包括药物性肝损害、白细胞受损、过敏性皮疹，因此在治疗的过程中需要定期监测肝功能和血常规。

2. 手术治疗：手术治疗是将功能亢进的甲状腺切除或者部分切除。

3. ^{131}I 同位素治疗：^{131}I 治疗具有不良反应少、治疗效果较好、复发率低、适用人群广等许多优点。主要并发症为甲减，年发生率 2% ~ 3%。

在明确诊断为甲亢后，制订治疗方案应综合考虑患者病情（如甲状腺体积大小、有无合并结节、病情轻重、病程长短、有无并发症等）、精神及心理状况、妊娠或哺乳状态及生育规划等，医患需进行充分沟通交流，权衡利弊后做出治疗决策。

Q: 什么是甲亢危象，有什么严重后果？如何治疗？

甲亢危象也叫甲状腺危象，是甲状腺毒症急性加重导致多系统损伤的综合征，多发生于甲亢未予治疗或治疗不充分的患者。常有诱因，比如感染、手术、创伤、精神刺激等。表现为所有甲亢症状的急骤加重和恶化，如高热、大汗、心动过速、烦躁、焦虑不安、恶心、呕吐、腹泻，严重患者可有心力衰竭、休克及昏迷。甲亢危象是很危险的情况，病死率在 20% 以上。一旦发生，应积极去除诱因；高热患者给予物理或药物降温，但要避免使用乙酰水杨酸类药物；吸氧、补液、纠正电解质及酸碱平衡紊乱；给予抗甲状腺药物、β 受体阻滞剂治疗；必要时使用激素及进行透析降低血浆甲状腺浓度。

Q: 甲亢患者应如何注意饮食？

1. 含碘量太丰富的药物或者食物，甲亢患者必须忌口。比如海带、紫菜等海生植物，胺碘酮、碘含片之类的药，或含海藻、昆布、牡蛎之类的中药。

2. 含碘量中等的海鱼、海虾、海蟹等海生动物要少吃，偶尔少量食用不会使病情加重。注意：如果把食盐中的碘算 1 倍，那么，海带、紫菜、海苔这一类的食物是 1000 倍左右；贝壳类、蟹类是 100 倍左右；鱼、虾、鱿鱼、乌贼是 10 倍左右；鸡精是 700 倍左右。

3. 对于加碘食盐来说，需要忌碘的患者也不需要有太多的忌讳。碘是一种易挥发的元素，食盐中的碘也是一样。如果把碘盐拿到通风处晾晒一下会加快碘的升华，在做菜时，采用把含碘盐早下锅、多翻炒，并适当延长出锅时间的方法会减少食盐中的碘含量，满足甲亢患者食用的要求。所以甲亢患者适量食用加碘盐是安全的，但应尽量避免食用含"碘"过于丰富的食物或药物。

Q: 甲亢患者能怀孕吗？妊娠期甲亢该怎么治疗？

甲亢对妊娠有负面影响，可能会导致流产、早产等。建议在甲亢病情控制稳定，甲状腺功能在正常范围内，并且停用了抗甲状腺药物或者抗甲状腺药物应用在最小剂量以后再考虑妊娠。妊娠期发现甲亢，应遵医嘱选择合适药物治疗，同时定期复查甲功。妊娠期间不能采用放射碘治疗。在妊娠中期，可以考虑手术治疗。目前的研究表明，抗甲状腺药物对后代是安全的，哺乳期可以服用抗甲状腺药物，应遵医嘱选择合适药物治疗，同时注意监测患者及婴儿的甲状腺功能，但往往建议尽量提前停止哺乳再应用抗甲状腺药物。

Q: 甲亢是"大脖子病"吗？

"大脖子病"，即"地方性甲状腺肿"，典型表现为脖子粗，是由于某些地区自然环境缺碘，人们饮食中缺碘而引起甲状腺增生肥大的疾病。由于加碘食盐的普及，目前这种疾病已很难见到。甲亢是由于甲状腺激素分泌过多引起的内分泌疾病，甲亢也会表现为甲状腺肿大，但两者有本质区别。

Q: 哪些人容易患甲亢？

具有下列任何 1 项及以上甲亢危险因素者，可视为甲亢高危人群。

1. 既往曾患过甲亢或有甲亢家族史。

2. 有甲状腺结节或甲状腺肿。

3. 有自身免疫性甲状腺疾病。

4. 长期服用含碘药物。

5. 长期失眠、焦虑。

6. 有不明原因的消瘦、乏力、心动过速、心房颤动、易激惹等症状。

7. 反复发作四肢无力。

建议定期随访，每 6 ~ 12 个月检测甲状腺功能、TRAb 和甲状腺超声等。

（三）甲状腺功能减退症

Q: 甲减是什么病？患病率如何？

甲减的全称是甲状腺功能减退症，是由于各种原因导致甲状腺激素合成和分泌减少，无法满足人体的正常生理需要，引起的全身低代谢综合征。我国学者报道临床甲减患病率在 1.0% 左右，发病率在 2.9‰左右。国外报道临床甲减患病率为 0.8% ~ 1.0%，发病率在 3.5‰左右。

Q: 甲减分为几种类型？

根据病变部位可分为：①原发性甲减，占 95% 以上，常见病因包括自身免疫、甲状腺手术和甲亢放射性碘治疗；②中枢性甲减，常见于垂体外照射、垂体大腺瘤、颅咽管瘤及产后大出血等造成促甲状腺激素释放激素（TRH）或者促甲状腺激素（TSH）产生和分泌减少；③甲状腺激素抵抗综合征，指甲状腺激素在外周组织发挥作用存在缺陷。

按照发病年龄分为：①呆小病（起病于胎儿或新生儿）；②幼年型甲减（起病于青春期发育前儿童）；③成年型甲减（起病于成年）。

按严重程度可分为：①亚临床甲减；②临床甲减；③黏液性水肿性昏迷。

Q: 甲减的常见病因有哪些？

常见病因分为以下三种。

1. 原发性：甲状腺原发病变导致出现甲减，如甲亢、接受甲状腺部分切除手术或者进行过放射性治疗的人群。

2. 继发性：垂体病变导致 TSH 的分泌量出现一定程度的下降，一般出现于接受过垂体手术、脑垂体放射治疗的人群；患有自身免疫性甲状腺疾病，如桥本甲状腺炎等的人群，后期也会出现甲减。

3. 第三（下丘脑）性甲减：该种甲减是由于下丘脑对应的 TRH 激素释放减少，导致脑垂体的 TSH 分泌也进一步减少，最终出现甲减症状。

Q: 甲减有哪些临床表现？

主要表现为代谢率减低和交感神经兴奋性下降，具体如下。

1. 中枢神经系统：记忆力下降、反应迟钝、萎靡嗜睡、精神抑郁、智力下降及痴呆。

2. 心血管系统：心跳过缓、心音低弱、全心扩大，常伴有心包积液，此谓"甲减性心脏病"。

3. 消化系统：食欲减退、便秘、腹胀，严重者甚至会出现麻痹性肠梗阻。

4. 生殖系统：男性可出现性功能减退、阳痿不举、睾丸萎缩及不育；女性可有月经不调、经血过多、闭经及不孕。

5. 内分泌系统：肾上腺皮质功能减退、血和尿皮质醇降低。

6. 肌肉与关节系统：肌肉无力、疼痛，关节僵硬、不灵活，骨质代谢缓慢、骨形成与吸收均减少。

7. 黏液性水肿：临床可见患者表情淡漠、反应迟钝、舌体厚大、脉率慢、皮温低、心包积液，更为严重者可引起黏液性水肿昏迷。

⒬ 甲减如何诊断？

甲减可根据以下几点诊断。

1. 甲减的症状和体征。

2. 血清 TSH 增高，总甲状腺素（TT_4）、游离甲状腺素（FT_4）降低，原发性甲减即可诊断。

3. 血清 TSH 增高，TT_4、FT_4 和总三碘甲状腺原氨酸（TT_3）、游离三碘甲状腺原氨酸（FT_3）正常，为亚临床甲减。

4. 血清 TSH 减低或正常，TT_4、FT_4 降低，考虑中枢性甲减，需进一步寻找垂体和下丘脑的病变。

5. 如甲状腺过氧化酶抗体和（或）甲状腺球蛋白抗体阳性，可考虑甲减的病因为自身免疫性甲状腺炎。

⒬ 甲减需要与哪些疾病相鉴别？

1. 低三碘甲状腺原氨酸（T3）综合征：指因非甲状腺疾病如严重的慢性消耗性、全身性疾病导致机体对疾病的适应性反应，多见于急、慢性重症患者或晚期肿瘤恶病质患者。可出现 FT3 下降，但 FT4 一般正常，血清反 T3 升高，TSH 正常或轻度增高，常被误为"甲减"。

2. 垂体瘤：长期甲减患者，尤其是儿童患者，可以表现为垂体增大，有时会被误诊为垂体瘤；原发甲减长期血甲状腺素（T4）下降，垂体细胞增生肥大，致蝶鞍增大，一些女性患者由于月经紊乱和泌乳，实验室检查发现催乳素轻度升高，可被误诊为垂体催乳素瘤。

Q: 甲减对于不同年龄段的患者各有什么影响？

1. 发生于胎儿及婴幼儿期的甲减：主要影响孩子的智力及生长发育，导致患儿身材矮小、智力低下，称为"呆小症"。

2. 发生于幼年期的甲减：影响孩子体格及智力发育，此类患儿身高、出牙、学步、学说话起始时间均比同龄儿童要晚。

3. 发生于青春期的甲减：会导致青春期发育延迟，生长停滞，导致身高偏矮、性发育障碍，严重者由于发育不成熟而导致不孕不育。

4. 发生于孕妇的甲减：可导致后代智力和生长发育异常，增加孩子出生缺陷的发生机会，还会显著增加流产、早产、胎盘早剥、围产期胎儿死亡等不良事件的发生率。

5. 发生于成人的甲减：临床最多见（占90%～95%），主要临床表现为低代谢综合征，如体重增加、疲乏、怕冷、记忆力减退、嗜睡、贫血、精神抑郁、便秘、皮肤干燥、水肿、月经不调等。

Q: 甲减如何治疗？不积极治疗会发生什么后果？

甲减治疗采用甲状腺激素替代治疗。患者需要谨遵医嘱定期复查甲状腺功能，药物剂量需要根据甲减的程度及患者本身的情况个体化选择。甲减一般不可逆，需要终身替代治疗。

甲减主要的急症包括黏液水肿性和心包压塞昏迷，都与甲减的特征性症状——水肿有关。水肿液在心包积聚过多，会挤压心脏，影响泵血的功能，导致心力衰竭。严重者还会发生黏液水肿性昏迷，这是由于身体长期缺乏甲状腺激素而引起的一种内分泌紊乱的现象，患者昏迷后会出现四肢冰冷，血压、脉搏下降等休克症状，还有可能并发心、肾衰竭等，如果不能及时救治，会危及生命。

Q: 亚临床甲减需要治疗吗？

亚临床甲减可引发血脂异常，促进动脉粥样硬化的发生、发展；部分亚临床甲减可发展为临床甲减。对于重度亚临床甲减（TSH ≥ 10.0 mIU/L）患者应给予左甲状腺素（L-T4）替代治疗，治疗目标与临床甲减一致。对于轻度亚临床甲减

（TSH ＜ 10.0 mIU/L）患者，如伴有甲减症状、TPOAb 阳性、血脂异常或动脉粥样硬化性疾病，应予 L–T$_4$ 治疗。治疗过程中需监测血清 TSH，以避免过度治疗。

Q: 甲减会遗传么？ 可以治愈么？

甲减存在一定的遗传易感性，但不一定肯定会遗传，尤其是对于不同的病因来说。某些自身免疫病有家族聚集发病的倾向，如果一个人的亲属患有自身免疫性甲状腺疾病，其患同样疾病的风险会增高。一些先天的甲状腺缺陷可能同基因的关系更加密切，部分疾病可以遗传给下一代。

一般来说，甲减是终身性疾病，很多患者都需要一直服药。但是在甲减症状缓解的时期是可以停止服药的，只需要定期监测甲状腺功能。左甲状腺素片只是用来补足体内需求的缺口，不良反应较小，长期服用也不会成瘾。有些一过性的甲减，随着患病因素的去除，是可以完全恢复正常的。

Q: 缺碘就会患甲减么？

碘是人体中合成甲状腺激素的重要原料。碘缺乏可以引起甲状腺功能减退症，此类患者需要补碘治疗。此外，导致甲减的病因还有很多，如碘 131 治疗后甲减、甲状腺手术后甲减为甲状腺合成功能障碍，此类患者正常的甲状腺细胞减少，即使大量补碘仍无法合成足够的甲状腺激素，患者甲状腺功能的维持主要依靠外源性甲状腺激素的补充；而自身免疫性甲减，如桥本甲状腺炎（HT）所致的甲状腺功能减退，机体内碘含量过高或者过低都会加重甲状腺局部自身免疫反应。所以，甲状腺功能减退患者不能盲目补碘，需针对引起甲状腺功能减退的不同原因，选择合理的碘摄入量，保证碘供应，同时也确保不过量摄入碘。

Q: 得了甲减之后在生活饮食方面需要注意些什么？

1. 避免食用致甲状腺肿大的食物，如卷心菜（俗称包菜）、白菜、甘蓝、萝卜、木薯等。

2. 忌食高脂肪、高胆固醇的食物，如油炸食品、动物肝脏、肥肉等。因为甲减患者容易发生体内的脂肪代谢异常，进而出现高脂血症。

3. 补充碘盐。国内通常采用每 2 ～ 10 kg 盐加 1 g 碘化钾的方法，以防止甲状腺肿大，使甲减发病率明显降低。这种碘盐极其适用于地方性甲状腺肿流行区。当发生黏液性水肿时要减少盐的摄入，因为盐摄入过度会加重水肿。

4.多吃富含纤维的食物。甲减患者可能会出现胃肠功能的异常，比如胃肠蠕动减慢，从而导致便秘。因此，建议多吃富含膳食纤维的食物，比如各种杂粮和新鲜蔬菜水果等。

5.供给足够的蛋白质及丰富维生素。

Q: 得了甲减是否可以怀孕？

得了甲减，只要甲状腺功能正常就能够怀孕，在怀孕期间也要一直补充足够量的甲状腺激素，而且需要每月监测甲功，因为随着胎儿的长大，所需要的 FT_4 也逐月增多，需要及时调整。得了甲减，甲状腺素合成不足，机体就不易受孕。即使怀孕，由于甲状腺激素是生长发育所必需的，孕早期不足会造成胎儿神经系统发育障碍，导致呆小症；孕后期甲减，胎儿会生长发育迟缓。所以甲减患者要怀孕，前提是补足甲状腺激素。

Q: 甲减患者孕期用药应该注意什么？

妊娠期临床甲减如果不重视和不积极治疗，会对母婴双方都有很大影响。一方面会增加妊娠不良结局的风险，包括早产、流产、低出生体重儿、死胎、妊娠高血压等；另一方面会影响胎儿的智力和生长发育，所以必须及时干预。妊娠期临床甲减首选左甲状腺素（LT4）治疗，例如临床常用的优甲乐片。一旦确诊妊娠期临床甲减，应立即开始治疗，尽早达到相应的治疗目标，而且妊娠期母体和胎儿对甲状腺激素的需求增加，LT4 的剂量需要适当增加，所以需要定期监测甲功，根据血清 TSH 治疗目标及时调整 LT4 剂量。

Q: 甲减患者可以哺乳吗？

甲减患者在哺乳期间需要继续服用甲状腺素制剂，左甲状腺素片是哺乳期的 L1 类药物，对婴儿很安全。甲状腺激素通过乳汁分泌的量极少，因此甲减患者在服用优甲乐替代期间可放心哺乳。一定要谨遵医嘱，定期复查甲功，及时调整优甲乐的剂量，警惕甲状腺素过量而出现甲状腺功能亢进的可能。

Q: 服用优甲乐有哪些注意事项？

优甲乐又称左甲状腺素钠片，作用和人体分泌的甲状腺激素基本相同。优甲乐最好空腹服用，一般是餐前半小时到 1 小时左右服用。与某些特殊药物或食物应分开服用，如与含铁、钙食物或药物间隔 2 小时左右；与奶、豆类食品间隔 4 小时左右；与考来烯胺或降脂树脂间隔 12 小时左右。优甲乐应该每日服用，如果清晨漏服，可以在当日任何时候补服。如果偶尔漏服一天，不需要第二天服两倍的剂量，检查当日可正常服用优甲乐，对结果判断没什么影响。在服用优甲乐过程中，需定期复查甲状腺功能，千万不可自行停药，应由医生决定如何调整药物剂量。过量服用可出现头痛、心悸、焦虑等症状，可加重或诱发心房颤动等心律失常，可加重骨质疏松，特别是绝经期妇女。孕期、哺乳期妇女均可服用。

Q: 甲减的高危人群有哪些？

甲减的高危人群如下。

1. 有自身免疫病者或一级亲属有自身免疫性甲状腺疾病者。

2. 有颈部及甲状腺的放射史，包括甲亢的放射性碘治疗及头颈部恶性肿瘤的外放射治疗者。

3. 既往有甲状腺手术或功能异常史者。

4. 甲状腺检查异常者。

5. 患有精神性疾病者。

6. 服用胺碘酮、锂制剂、酪氨酸激酶抑制剂等药物者。

7. 有恶性贫血或高催乳素血症者。

8. 有心包积液或血脂异常、肥胖症（$BMI > 40 \, kg/m^2$）者。

9. 计划妊娠及妊娠早期（< 8 周）的妇女、不孕妇女。

对上述有甲减倾向的高危人群建议定期随访血清 TSH。计划妊娠及妊娠早期（< 8 周）的妇女还应检测 FT_4 和甲状腺自身抗体。

（四）桥本甲状腺炎

Q: 桥本甲状腺炎是什么病？

桥本甲状腺炎（HT）又称慢性淋巴性甲状腺炎、淋巴性甲状腺肿，最早由日本人桥本根据组织学特征首先报道，故又名桥本甲状腺炎。在 20 世纪 50 年代，Fromm（1953 年）发现患者血清中丙种球蛋白值增高，Roitt 等（1956年）在患者血清中检出了甲状腺自身抗体，提出桥本甲状腺炎可能为一种自身免疫反应的结果，故以后慢性淋巴细胞性甲状腺炎又称为自身免疫性甲状腺炎（AIT）。

Q: **自身免疫性甲状腺炎究竟包含哪些甲状腺炎？**

自身免疫性甲状腺炎（AIT）为一大组疾病，其中桥本甲状腺炎（HT）为经典类型，此外还有萎缩性甲状腺炎、甲状腺功能正常的甲状腺炎、无痛性甲状腺炎、产后甲状腺炎、药物性甲状腺炎、桥本甲状腺毒症，后者临床甲亢与甲减交替发生。

Q: **桥本甲状腺炎有什么症状？**

起病隐匿，进展缓慢，早期的临床表现常不典型。大约70%的患者发生无症状的甲状腺肿及结节。有些人有咽部不适或轻度吞咽困难，可以伴有颈部压迫感。随着病程的延长，甲状腺组织遭到破坏，部分患者出现甲状腺功能减退症。高发年龄在30～50岁，女性患者多于男性。患者表现为怕冷、心动过缓、便秘甚至黏液性水肿等典型症状及体征。化验甲状腺功能，发现抗甲状腺球蛋白抗体、抗甲状腺过氧化物酶抗体滴度显著增高，是最有意义的诊断指标之一。

Q: **为什么会患桥本甲状腺炎？**

桥本甲状腺炎的病因尚未完全明确，一般认为与以下几方面的因素有关。

1. 遗传因素：桥本甲状腺炎具有一定的遗传倾向。

2. 自身免疫因素：桥本甲状腺炎的发生是由于免疫系统产生甲状腺自身抗体攻击甲状腺滤泡细胞，破坏甲状腺分泌甲状腺激素的能力，从而导致甲功异常。

3. 环境因素：如果长期接触化学毒物，如芳香族类、酚类以及硫氰酸盐等，那么也可能造成桥本甲状腺炎的发生。

4. 碘过量因素：越来越多的研究表明，过量地摄取碘可以刺激自身免疫过程，从而引起桥本甲状腺炎。

5. 感染因素：目前认为，桥本甲状腺炎的发生可能是病毒及其代谢产物、甲状腺和自身免疫反应三者相互作用的结果，并不是单一因素所决定。

6. 药物因素：某些药物也可能诱发桥本甲状腺炎的发生。

Q: **体检发现甲状腺抗体高是怎么回事？**

甲状腺自身抗体，顾名思义，是指专门破坏甲状腺组织的抗体。甲状腺抗体最常见的为抗甲状腺球蛋白抗体（TGAb）、抗甲状腺过氧化物酶抗体

（TPOAb）、促甲状腺素受体抗体（TRAb）。甲状腺抗体的升高往往提示自身免疫性甲状腺疾病或桥本甲状腺炎。正常情况下，人体没有或只有少量甲状腺抗体，保护甲状腺不受损伤。如果抗体明显增加，说明自身免疫系统出现问题，产生甲状腺自身抗体攻击甲状腺自身细胞组织，当甲状腺被破坏到一定程度后就会出现甲状腺功能的异常。所以体检发现甲状腺抗体高时需要到内分泌科就诊。

Q: 患有桥本甲状腺炎，需要治疗吗？

桥本甲状腺炎是一种临床上目前还无法根治的疾病。其治疗的目的也只是纠正甲状腺功能异常和缩小显著增大的甲状腺，从而减少并发症的发生。一般情况下，甲状腺轻度肿大、无明显压迫症状以及不伴甲状腺功能异常的患者不需要治疗，定期随访观察即可。一部分桥本甲状腺炎患者可以保持数年，甚至终身病情稳定，不需要任何治疗。长期高碘饮食者要严格限制碘的摄入量，这有助于阻止甲状腺自身免疫性破坏的进展。桥本甲状腺炎合并甲状腺功能减退症或甲状腺功能亢进症的人，需要积极进行治疗。备孕期女性即使甲状腺功能在正常范围内，也要重点监控促甲状腺激素（TSH）这个指标。甲状腺激素对胎儿的智力发育影响很大，从优生的角度考虑，TSH 最好在 2.5 mIU/L 以内。因此，这个阶段的女性，医生会给予更积极的治疗方案，指标的控制也更为严格。而且一旦怀孕，需要更加频繁地复查甲状腺功能，把 TSH 控制在合适的范围内，由专科医生根据情况制定治疗方案。

（五）甲状腺结节

Q: 什么是甲状腺结节？

甲状腺结节是对甲状腺内部肿块的统称，是指甲状腺内部出现了一个或者多个团块状的占位性改变，可以触及或在超声检查中发现，在做吞咽动作时可随着甲状腺而上下移动。

甲状腺结节的分类如下：①从病因上，可分为增生性、炎性；②从性质上，可分为良性的和恶性的；③从形态上，可以分为实性、囊性或囊实性；④从功能上，可分为有高功能的（热结节）、正常功能的（温结节）和低功能的（冷结节）；⑤从数量上，可分为单发的和多发的。大多数甲状腺结节都没有症状，很多都是体检发现的。女性和男性分别可有 5% 和 2% 的结节患病率。

Q: 为什么会得甲状腺结节？

甲状腺结节的发病与接触放射性物质、自身免疫紊乱、家族遗传、碘摄入不当（过量/不足）等因素有关。恶性甲状腺结节（癌）的重要危险因素就是儿童期放射线接触史；而甲状腺髓样癌患者常常有家族史。亚急性甲状腺炎及淋巴细胞性甲状腺炎患者易发生甲状腺结节。严重碘缺乏可引起地方性甲状腺肿，但碘摄入过量同样会引起甲状腺结节。

Q: 甲状腺结节有哪些症状？

大多数甲状腺结节是没有临床症状的，一般通过甲状腺彩超检查发现。少数甲状腺结节和甲状腺癌晚期患者可出现局部肿块疼痛，常可压迫气管、食管，使气管、食管移位。这类患者易出现声音嘶哑、吞咽困难，或因交感神经受压引起霍纳综合征，若侵犯颈丛，可出现耳、枕、肩等处疼痛等症状。甲状腺癌伴颈部淋巴结转移，可触诊到颈部淋巴结肿大。其中髓样癌由于肿瘤本身可产生降钙素和 5- 羟色胺，可引起腹泻、心悸、面色潮红等症状。亚急性甲状腺炎引起的结节则主要表现为甲状腺局部肿痛及发热，以单一结节为主，结节质地坚硬，触痛明显，疼痛可向颌下、耳后放射。

Q: 如何判断甲状腺结节的性质？

判断甲状腺结节的良恶性有多种方式，其中首选的是甲状腺超声检查。超声检查报告中的描述，若包含以下几点，提示恶性的可能性比较大：①微小钙化（沙砾状钙化、针尖样或簇状分布的钙化等）；②边缘不规则（边界模糊 / 微分叶）；③纵横比 > 1；④实质性、低回声或极低回声结节；⑤结节内或周边血流丰富（TSH 正常情况下）；⑥有颈部淋巴结异常等。

Q: 什么是甲状腺结节 TI-RADS 分级？意义何在？

高分辨率颈部超声检查对甲状腺结节及甲状腺癌的诊断和评估有着重要的作用，目前甲状腺超声检查报告单一般采用甲状腺影像报告和数据系统（TI-RADS）结合的方法指导甲状腺结节的诊断。这个评价系统将甲状腺结节特有的超声表现重新组合，并根据恶性程度分为 TI-RADS1 ~ 6 级。

1 级：没发现结节，正常甲状腺超声表现，恶性风险为 0。

2 级：良性甲状腺结节，包括甲状腺囊性结节，恶性风险为 0，无须随访。

3级：可能良性的结节，具有典型的良性超声征象的结节，恶性风险＜5%，建议3～6个月复查。

4级：可疑恶性结节（恶性风险5%～80%），根据恶性超声征象的多少又进一步分为4a、4b、4c三个亚型：4a级具备一种恶性征象，恶性风险为5%～10%，建议每3个月复查或穿刺活检；4b级具备两种恶性征象，恶性风险为10%～45%，建议穿刺活检或手术切除；4c级具备3～4种恶性征象，恶性风险45%～85%，建议手术切除。

5级：至少具备4种恶性征象，同时伴有甲状腺周围淋巴结转移证据，临床高度怀疑恶性（恶性风险＞85%），建议手术切除。

6级：已经过细胞学或活检病理证实的恶性结节，恶性风险100%，建议手术切除。

Q: 提示甲状腺结节后，还需要做什么相关检查？

1.专科查体：通过触诊可发现颈前随吞咽上下移动的甲状腺肿块和颈部肿大的淋巴结。

2.甲状腺核素显像：适用于直径＞1 cm、伴血清TSH降低的甲状腺结节，如结果提示为"热结节"，大部分可能为良性。

3.实验室检查：所有甲状腺结节患者均应检查TSH，如TSH水平降低则恶性结节的可能性也较低。甲状腺癌肿瘤标志物包括甲状腺球蛋白（TG）、降钙素（CT）和癌胚抗原（CEA）等，肿瘤标志物升高并不意味甲状腺结节一定是恶性的，但可以帮助医生综合分析病情。

4.超声引导下细针穿刺活检：是评估甲状腺结节最精确且性价比最高的方法，也就是医生常说的"金标准"。对于直径＞1cm的结节，有恶性征象者，推荐进行甲状腺结节细针抽吸活检术（US-FNAB）；对于直径≤1 cm的结节，不推荐常规行穿刺活检。对于经甲状腺核素显像证实为有自主摄取功能的热结节，或超声提示为纯囊性的结节，或根据超声影像已高度怀疑为恶性的结节，则可以不进行US-FNAB，直接采取下一步方案。但如果超声提示有恶性征象，或患者有甲状腺癌史及家族史，或伴血清降钙素（Ct）水平异常等，即使甲状腺结节＜1 cm也应该进行US-FNAB检查。甲状腺结节细针穿刺选的用具是极细的针，穿刺时吸取甲状腺组织进行细胞学检查。此方法操作简便，组织损伤小，安全性高，常用于甲状腺疾病的鉴别诊断。

Q: 甲状腺结节如何进行治疗？

临床上绝大多数甲状腺结节都是良性的，一般情况下不需要特殊处理，只有恶性结节以及少数良性结节需要处理。根据不同的结节分类推荐治疗如下。

1. 单纯增生性结节性甲状腺肿：一般无须特殊治疗；若是由缺碘引起，可以适当增加碘摄入。患者可以每 6 ~ 12 个月随访一次 B 超及甲功，监测结节的变化。对于甲状腺明显肿大、有明显压迫症状或怀疑是恶性结节者，可考虑手术治疗。

2. 毒性结节性甲状腺肿：即高功能腺瘤，包括毒性腺瘤和毒性多结节性甲状腺肿。高功能腺瘤长期存在，会引发自主性分泌功能紊乱，患者除了有结节，还同时伴有甲亢。多为良性病变，但不能完全排除恶性的可能，多采用放射性碘或手术治疗。

3. 炎性甲状腺结节：对于亚急性甲状腺炎应进行抗炎止痛、对症处理，药物可选择非甾体类抗炎药或糖皮质激素；桥本甲状腺炎的治疗主要是纠正甲功异常。

4. 甲状腺囊肿：穿刺抽液并注射硬化剂治疗。硬化剂可使囊肿壁发生无菌性坏死，使囊壁粘连、囊腔闭塞，达到治疗囊肿的目的。

5. 甲状腺癌：目前主要以外科手术结合内分泌治疗为主。

Q: 甲状腺结节会发展成为癌吗？

我们强调"三个 90%"的原则，即 90% 以上的甲状腺结节为良性，90% 以上的良性甲状腺结节无须手术，90% 以上的甲状腺癌预后良好。甲状腺结节按性质可以分为良性、恶性和炎症性三大类型。其中良性结节癌变的可能性非常小，对于这部分人群也往往建议保守治疗，保持随访即可。对于肿块压迫气管、食管，或者有继发性甲亢，肿块进入胸骨，影响外在形象等患者可以采用手术治疗。对于少部分病理诊断为恶性的甲状腺结节患者，则需要及时进行手术治疗，以免病情进一步恶化。而炎性结节，是一种自身免疫疾病，也被称作淋巴细胞性甲状腺炎，多数会伴随终身，应根据具体甲状腺功能情况在医生的指导下用药。

如果有以下情况需要高度警惕甲状腺癌，尽早进行筛查：童年时期有头颈部放射线照射史或放射性尘埃接触史；既往有头颈部放疗史；有甲状腺癌既往史或家族史；结节迅速增大，临床伴有声音嘶哑、发音困难、吞咽困难、呼吸困难；结节质地硬、形状不规则、固定，伴颈部淋巴结肿大。

第二节　糖尿病

Q: 糖尿病是什么？

糖尿病是一种常见的内分泌代谢性疾病。糖尿病是多种内外因素长期共同作用，导致胰岛素分泌绝对或相对不足，或外周组织对胰岛素不敏感，引起的以糖代谢紊乱为主的疾病，临床特征是血糖增高以及脂肪、蛋白质代谢紊乱，从而导致眼、肾、神经、心血管等发生慢性进行性病变。病情严重时可发生急性严重代谢性紊乱、糖尿病酮症酸中毒、高渗高血糖综合征。

Q: 中国目前的糖尿病发病现状？

糖尿病是常见多发疾病，糖尿病的患病率和糖尿病患者的数量逐年攀升，成为严重威胁人类健康的全球公共卫生问题。2022年我国糖尿病的患病率达到12.8%，糖尿病患者总数高达1.4亿，中国糖尿病患者的人数大约已经占到了全球糖尿病患者总数的1/3。儿童和青少年的患病率也随着超重儿童和肥胖儿童比例的增加而增加。以2型糖尿病为主，男性发病人群高于女性，我国经济发达地区的糖尿病患病率高于中等发达地区和不发达地区，更为严重的是未诊断的糖尿病比例较高，糖尿病前期人群基数较大。

Q: 糖尿病是如何分型的？

WHO根据病因，将糖尿病分为1型糖尿病、2型糖尿病、特殊类型糖尿病和妊娠期糖尿病4种类型，这是目前临床上应用最广泛、大体上最被公认的分型方法。2019年WHO更新了糖尿病的分型诊断建议，在上述4种类型的基础上，将成人隐匿性自身免疫糖尿病（LADA）和酮症倾向的2型糖尿病归类为"混合型糖尿病"，且添加了"未分类糖尿病"，从而将糖尿病分为6种类型。

Q: **糖尿病的高危人群有哪些?**

①6.1 mmol/L ≤ 空腹血糖 < 7.0 mmol/L,或 7.8 mmol/L ≤ 糖负荷 2 小时血糖 < 11.1 mmol/L,为糖调节受损,属于糖尿病前期人群;②年龄 ≥ 40 岁;③ BMI ≥ 24kg/m^2 和(或)中心性肥胖;④一级亲属有糖尿病病史;⑤缺乏体力活动者;⑥有巨大儿分娩史或有妊娠期糖尿病病史的女性;⑦有多囊卵巢综合征病史的女性;⑧有黑棘皮病者(黑棘皮是指以皮肤角化过度、色素沉着及乳头瘤样增生为特征,主要损害为患处皮肤灰褐色或黑色,增厚、粗糙呈疣状和小乳头状,触之似天鹅绒状);⑨有高血压史,或正在接受降压治疗者;⑩高密度脂蛋白胆固醇 < 0.90 mmol/L 和(或)甘油三酯 > 2.22 mmol/L,或正在接受调脂药治疗者;⑪有动脉粥样硬化性心血管疾病史者;⑫有类固醇类药物使用史者;⑬长期接受抗精神病药物或抗抑郁症药物治疗者。

Q: **哪些人群易患糖尿病?**

1. 遗传因素:1/4 ~ 1/2 的患者有糖尿病家族史,糖尿病患者的子女发生糖尿病的机会显著高于正常人群。在临床上至少有 60 种以上的遗传综合征可伴有糖尿病。1 型或 2 型糖尿病均存在有明显的遗传特性。同卵双生人群,共同患病几乎可以达到 100%,但起病和病程变异较大,疾病受环境因素影响尤为重要。

2. 环境因素:环境因素包括生活方式、饮食习惯、运动习惯、性格、生活节奏、工作压力等,和糖尿病的发病及糖尿病后期血糖控制息息相关。比如:喜食高热量食物、久坐、紧张焦虑、生活节奏快、工作压力大的人群易患糖尿病的概率显著增加。

Q: **1 型糖尿病和 2 型糖尿病有哪些区别?**

1. 病因不同:1 型糖尿病患者是因胰岛功能衰竭,胰岛素分泌绝对不足而导致血糖升高,必须终身使用胰岛素替代治疗;而 2 型糖尿病患者,尤其是起病初期,主要是因为肥胖、血脂异常、不良生活方式等引起胰岛素抵抗,胰岛素分泌相对不足。

2. 发病年龄:1 型糖尿病发病较早,通常始于儿童期或者青春期,但成年人也可发病,我们称为成人隐匿性自身免疫性糖尿病,1 型糖尿病患者体型大部分正常或消瘦;而 2 型糖尿病的高发人群,是 40 岁以上的人群,其大部分超重或肥胖。

3. 发病速度：1 型糖尿病发病速度快，数周内即会迅速发作；而 2 型糖尿病发病速度会慢很多，有些患者会在几年后才发现自己患病。

4. 表现症状：1 型糖尿病患者的典型症状通常较明显，即多尿、多饮、多食和体重减轻；2 型糖尿病起病缓慢且隐匿，患者"三多一少"症状并不明显，通常在体检或因其他疾病就诊时才被诊断出血糖异常。

Q: 糖尿病有哪些基本临床表现？

糖尿病的基本表现概括为代谢紊乱症状。典型症状：多饮、多食、多尿、体重下降。非典型症状：皮肤瘙痒、视物模糊、手足麻木、腹泻和便秘交替、全身乏力、精神萎靡等。

需要提醒大家的是许多人无任何症状，仅仅于健康体检时发现。

Q: 何为妊娠期糖尿病？

妊娠期间发生的不同程度的糖代谢异常，不包括孕前诊断的糖尿病，孕期任何时间行 75 g 口服葡萄糖耐量试验（OGTT），空腹血糖 ≥ 5.1 mmol/L，OGTT 1 小时血糖 ≥ 10.0 mmol/L，OGTT 2 小时血糖 ≥ 8.5 mmol/L，任意 1 个时间血糖 ≥ 11.1 mmol/L，达到上述标准即诊断妊娠期糖尿病。

Q: 高度怀疑糖尿病需做哪些检查？

1. 空腹血糖试验：一般是在禁食 8 小时后，在早 8 时左右测定。

2. 餐后 2 小时血糖试验：餐后 2 小时血糖应从进食开始时计算时间，在 2 小时后测定。

3. 随机血糖测定：是指不考虑进食的关系，在任何时间测定的血糖。

4. 标准口服葡萄糖耐量试验：确诊糖尿病的金标准。

5. 胰岛素释放试验：用于判定胰岛 B 细胞分泌胰岛素的功能。

6. C– 肽试验：已经用胰岛素治疗的患者，不能做胰岛素释放试验，因为在测定胰岛素的时候，不能分辨其是内源的，还是外面注射的，所以只能测定 C– 肽。

7. 糖化血红蛋白测定：反映 2 ~ 3 个月平均血糖水平。

8. 尿糖的检测：早期诊断糖尿病最简单的方法。

9. 糖尿病相关抗体的检查：抗胰岛素自身抗体（IAA）、胰岛细胞抗体（ICA）、谷氨酸脱羧酶抗体（GAD）、酪氨酸磷酸酶抗体（IA-2A）。

Q: 糖尿病的诊断标准？

1. 有糖尿病症状（简称三多一少：多饮、多食、多尿、体重减轻），随机血糖 ≥ 11.1 mmol/L（随机血糖是指任意时间的血糖值）。

2. 空腹血糖 ≥ 7 mmol/L，空腹状态定义为至少 8 小时内无热量摄入。

3. 口服葡萄糖耐量试验 2 小时后血糖 ≥ 11.1 mmol/L。

没有糖尿病的症状而符合上述标准之一的患者，在次日复诊仍符合三条标准之一即诊断为糖尿病。

Q: 糖尿病前期的诊断标准？

糖尿病前期包括葡萄糖耐量受损（IGT）及空腹葡萄糖受损（IFG）两种情况。IGT 的诊断标准为 OGTT 2 小时血糖 ≥ 7.8 mmol/L，但 < 11.1 mmol/L；IFG 为空腹血糖 ≥ 6.1 mmol/L，但 < 7.0 mmol/L。随着时间延长，糖尿病前期可发展为糖尿病。糖代谢状态分类如表 6-1 所示。

表 6-1　糖代谢状态分类

糖代谢分类	静脉血浆葡萄糖 /（mmol/L）	
	空腹血糖（FPG）	糖负荷后 2 小时血糖（2h PPG）
正常血糖（NGR）	< 6.1	< 7.8
空腹血糖受损（IFG）	≥ 6.1，< 7.0	< 7.8
糖耐量减低（IGT）	< 7.0	≥ 7.8，< 11.1
糖尿病（DM）	≥ 7.0	≥ 11.1

注：数据摘自《中国 2 型糖尿病防治指南（2020 年版）》。

Q: 糖尿病患者为什么要测糖化血红蛋白？糖化血红蛋白多少就是正常？

1. 糖化血红蛋白是评价血糖控制情况的金标准，反映的是近 2 ~ 3 个月血糖控制的平均水平。

2. 血糖控制未达标或者治疗方案调整后，糖尿病患者应每 3 个月检查一次糖化血红蛋白。

3. 血糖控制达标的糖尿病患者应每年至少检查 2 次糖化血红蛋白。糖尿病患者的目标值是：< 7% 或者是在无过多低血糖的前提下更低一点。如果糖化

血红蛋白没有达标，需要考虑强化治疗。

Q: 诊断糖尿病应该和哪些疾病做鉴别？

　　需与糖尿病鉴别常见的疾病有：①肢端肥大症：因垂体前叶病理因素致生长激素分泌过剩，引起糖代谢紊乱所致。②甲状腺功能亢进症：甲亢可加速肠壁的血流，使食物中葡萄糖的吸收增加，故餐后血糖明显增高。③嗜铬细胞瘤：导致肾上腺素和去甲肾上腺素大量分泌，促使肝脏内葡萄糖储存形式的糖原降解为葡萄糖进入血液循环，从而使血糖增高。④皮质醇增多症：因肾上腺皮质激素可使糖原异生旺盛，抑制葡萄糖的利用和对抗胰岛素，从而使血糖增高。⑤胰岛 α 细胞瘤：胰岛 α 细胞产生胰高血糖素，后者能迅速动员肝糖原分解而升高血糖。

Q: 低血糖发生时的症状有哪些？ 如何治疗？

　　1. 当糖尿病患者血糖 ≤ 3.9 mmol/L，非糖尿病患者血糖 < 2.8 mmol/L，为低血糖症。

　　2. 其常见原因有 6 点。①胰岛素使用不当：剂量过大最常见；剂量不准确或随意调节剂量；注射部位硬结影响吸收。②饮食不规律：没有做到定时、定量、定餐次、必要时加餐；延误进餐或进食过少；饮食量不能满足运动需要。③空腹运动或运动量增加：运动方式不当，运动剧烈或时间过长。④饮酒，尤其是空腹饮酒。⑤不正确服用降糖药（磺脲类药物易发生低血糖）。⑥肾功能减退，导致对胰岛素和降糖药清除率减低。

　　3. 常见表现：发抖、面色苍白、心悸、出汗、头晕、饥饿、头痛、疲倦、视力模糊、情绪变化、行为异常等，严重时可发生抽搐昏迷。

　　4. 治疗：意识清楚者，口服 15 ~ 20 g 糖类食品（葡萄糖为佳）；意识障碍者 50% 葡萄糖液 20 ~ 40 mL 静推，或胰高血糖素 0.5 ~ 1 mg 肌内注射。

Q: 低血糖的危害有哪些？

　　1. 引起记忆力减退、反应迟钝、痴呆，严重者可昏迷，甚至危及生命。

　　2. 可诱发脑血管意外、心律失常及心肌梗死。

　　3. 一过性低血糖反应引起血糖波动，增加了治疗的难度。

　　4. 反复发生低血糖会动摇患者对治疗的信心。

　　5. 一次严重的医源性低血糖或由此诱发的心血管事件可能会抵消一生维持血糖在正常范围所带来的益处。

Q: 低血糖应该怎么预防?

1. 遵医嘱合理使用降糖药物,不能随意增减药量和自行调整降糖方案;注射胰岛素的患者应掌握正确的注射方法,确保剂量准确。

2. 患者应定时定量进餐,必要时加餐。

3. 选择正确的运动方式和运动强度;避免空腹、剧烈运动,运动时间不可过久。

4. 应避免酗酒和空腹饮酒。

5. 空腹检查、运动、外出时应随身携带含糖食物,以免发生低血糖。

6. 做好血糖的自我检测,血糖偏低(3.9 ~ 4.4 mmol/L)时及时反馈给医生,调整药物剂量。

Q: 如何治疗糖尿病?

糖尿病治疗的"五驾马车"是目前公认的有效治疗手段,这"五驾马车"分别是糖尿病教育、饮食控制、运动治疗、药物治疗以及自我血糖监测。

1. 糖尿病知识教育:糖尿病患者应该定期接受健康知识教育。

2. 饮食控制:饮食方面主要是控制每日摄入热量。另外要营养均衡,应注意少食多餐、合理搭配,告别高热量饮食,以低脂,低糖,低盐,以植物性食品为主,严格限制脂肪、烟、酒及含糖饮料。

3. 运动治疗:运动治疗也是糖尿病治疗非常重要的方面,通常建议以有氧运动为主,如散步、快步走、打太极拳、健美操、跳舞、跑步、游泳等。

4. 药物治疗:药物包括口服降血糖药物以及注射类的药物,具体方案应该在专科医生的指导下,根据患者的具体临床特点来进行制订。

5. 血糖监测:可以通过自我血糖监测,了解血糖控制情况,以便医生进行治疗方案的调整。

Q: 糖尿病口服降糖药物有哪些? 药物不良反应有什么?

根据作用效果的不同,口服降糖药可分为以促进胰岛素分泌为主要作用的药物和通过其他机制降低血糖的药物。前者主要包括磺脲类、格列奈类、二肽基肽酶 – Ⅳ抑制剂(DPP-4 抑制剂)和胰高血糖素样肽 –1 受体激动剂(GLP-IRA)。通过其他机制降低血糖的药物主要包括双胍类、噻唑烷二酮类(TZD)、α – 糖苷酶抑制剂和钠 – 葡萄糖共转运蛋白 2 抑制剂(SGLT-2 抑制剂)。

1. 双胍类药物:①代表药物:目前临床上使用的双胍类药物主要是盐酸二

甲双胍。②作用机制：双胍类药物的主要药理作用是通过减少肝脏葡萄糖的输出和改善外周胰岛素抵抗而降低血糖。③适合人群：是超重或肥胖 2 型糖尿病（T2DM）患者的首选用药，也适用于非超重 / 肥胖 T2DM 患者。二甲双胍联合胰岛素，可改善血糖控制、减少胰岛素用量，并减少胰岛素引起的体重增加，降低糖尿病前期人群发生为糖尿病的风险，但在我国预防糖尿病尚不是二甲双胍的适应证，二甲双胍联合胰岛素用于 1 型糖尿病（T1DM），可用于 10 岁及以上儿童。④不良反应：胃肠道反应。从小剂量开始并逐渐加量是减少其不良反应的有效方法。

2. 磺脲类药物：①代表药物：格列苯脲、格列吡嗪、格列齐特、格列喹酮。②作用机制：磺脲类药物属于胰岛素促泌剂，主要药理作用是通过刺激胰岛 β 细胞分泌胰岛素，增加体内的胰岛素水平而降低血糖。③适合人群：可作为 2 型糖尿病患者的一线用药（备选），可用于具有一定胰岛 β 细胞功能的 2 型糖尿病患者，不适合使用二甲双胍的 2 型糖尿病患者，可作为其他口服降糖药物治疗血糖控制不佳的 2 型糖尿病患者联合用药的方案选择。④不良反应：磺脲类药物如果使用不当可导致低血糖，特别是对老年患者和肝、肾功能不全者；磺脲类药物还可导致体重增加。有肾功能轻度不全的患者如使用磺脲类药物宜选择格列喹酮。

3. 格列奈类药物：①代表药物：我国上市的有瑞格列奈、那格列奈和米格列奈。②作用机制：格列奈类药物为非磺脲类胰岛素促泌剂，此类药物主要通过刺激胰岛素的早时相分泌而降低餐后血糖。③适合人群：正常体重尤其以餐后血糖升高为主的 2 型糖尿病患者，无严重肝、肾损害且有一定胰岛素分泌功能的 2 型糖尿病患者，在用非促胰岛素分泌剂而血糖仍未控制时，可联合应用非磺脲类胰岛素促泌剂，老年患者或有轻度肾功能损害的患者不需调整剂量。④不良反应：常见不良反应是低血糖和体重增加，但低血糖的风险和程度较磺脲类药物轻。

4. 噻唑烷二酮类：①代表药物：目前在我国上市的 TZD 主要有罗格列酮和吡格列酮及其与二甲双胍的复方制剂。②作用机制：TZD 主要通过增加靶细胞对胰岛素作用的敏感性而降低血糖。③适合人群：经饮食治疗、运动血糖仍不能有效控制的 2 型糖尿病患者，可单用本类药物，或与其他药物或胰岛素联用；单用二甲双胍或磺脲类药物血糖控制不佳的 2 型糖尿病患者；单用胰岛素控制不佳的 2 型糖尿病患者；存在代谢综合征的患者；存在明显胰岛素抵抗的肥胖 2 型糖尿病患者。④不良反应：TZD 单独使用时不增加低血糖风险，但与胰岛素或胰岛素促泌剂联合使用时可增加低血糖风险。体重增加和水肿是 TZD 的常见不良反应，这些不良反应在与胰岛素联合使用时表现更加明显。TZD 的使用与骨折和心力衰竭风险增加相关。

5. α－糖苷酶抑制剂：①代表药物：国内上市的 α－糖苷酶抑制剂有阿卡波糖、伏格列波糖和米格列醇。②作用机制：α－糖苷酶抑制剂通过抑制碳水化合物在小肠上部的吸收而降低餐后血糖，适用于以碳水化合物为主要食物成分的餐后血糖升高的患者。③适合人群：空腹、餐后血糖均升高的患者，糖耐量减低的患者；循证医学证明阿卡波糖可延缓或减少 2 型糖尿病的发生；空腹血糖在 6.1 ~ 7.8 mmol/L，以餐后血糖升高为主的糖尿病表现，是单独使用的最佳适应证。④不良反应：胃肠道反应（如腹胀、排气等）。从小剂量开始，逐渐加量是减少不良反应的有效方法。

6. 二肽基肽酶－Ⅳ抑制剂（DPP-4 抑制剂）：①代表药物：西格列汀、沙格列汀、维格列汀、利格列汀和阿格列汀。②作用机制：DPP-4 抑制剂通过抑制二肽基肽酶－Ⅳ（DPP-4）而减少 GLP-1 在体内的失活，使内源性 GLP-1 水平升高。GLP-1 以葡萄糖浓度依赖的方式增加胰岛素分泌，抑制胰高血糖素分泌。③适合人群：空腹、餐后血糖均升高的患者。④不良反应：鼻咽炎、头痛、上呼吸道感染、低血糖等。其他少见不良反应包括超敏反应、血管神经性水肿、肝酶升高、腹泻、咳嗽等。

7. 钠－葡萄糖共转运蛋白 2 抑制剂（SGLT-2 抑制剂）：①代表药物：达格列净、恩格列净、卡格列净和艾托格列净。②作用机制：SGLT-2 抑制剂可抑制肾脏对葡萄糖的重吸收，降低肾糖阈，从而促进尿糖的排出。③适合人群：饮食和运动不能使血糖达标或口服二甲双胍不耐受的患者，可单独使用，也可联合其他降糖药物或胰岛素，SGLT-2 抑制剂还有一定的减轻体重和降压作用。④不良反应：常见为泌尿系统和生殖系统感染及与血容量不足相关的不良反应，罕见不良反应包括糖尿病酮症酸中毒（DKA）。

8. 胰高血糖素样肽-1 受体激动剂：①代表药物：我国上市的 GLP-1RA 依据药代动力学分为短效的贝那鲁肽、艾塞那肽、利司那肽和长效的利拉鲁肽、艾塞那肽周制剂、度拉糖肽和洛塞那肽。②作用机制：GLP-1RA 通过激活 GLP-1 受体以葡萄糖浓度依赖的方式刺激胰岛素分泌和抑制胰高血糖素分泌，同时增加肌肉和脂肪组织葡萄糖摄取，抑制肝脏葡萄糖的生成而发挥降糖作用，并可抑制胃排空，抑制食欲。③适合人群：超重或肥胖 T2DM，GLP-

1RA 可有效降低血糖，能部分恢复胰岛 β 细胞功能，降低体重，改善血脂谱及降低血压。④不良反应：轻～中度的胃肠道反应，包括腹泻、恶心、腹胀、呕吐等。

Q: 糖尿病注射药物的种类及代表药物有哪些？

根据来源和化学结构的不同，胰岛素可分为动物胰岛素、人胰岛素和胰岛素类似物。根据作用特点的差异，胰岛素又可分为超短效胰岛素类似物、常规（短效）胰岛素、中效胰岛素、长效胰岛素、长效胰岛素类似物、预混胰岛素类似物以及双胰岛素类似物。目前国内上市的胰岛素分类如表 6-2 所示。

表 6-2 胰岛素分类

性能	起效时间	代表胰岛素	使用注意
超短效胰岛素	10 ～ 20 min 起效，1 ～ 2 h 达峰，持续时间 3 ～ 5 h	赖脯胰岛素、门冬胰岛素等胰岛素类似物	起效快，作用时间短，临床使用时需注意，药物注射 10 min 内需进餐，以免出现低血糖反应
短效胰岛素	0.5 ～ 1 h 开始生效，2 ～ 4 h 作用达高峰，维持时间 5 ～ 7 h	包括普通胰岛素、生物合成人胰岛素注射液	因可用于静脉注射，尤其是普通胰岛素注射液，临床静脉注射使用较多，用药时需尽量避免与其他药物混合使用
中效胰岛素	1 ～ 1.5 h 起效，8 ～ 12 h 达高峰，持续约 24 h	临床常用的包括低精蛋白锌胰岛素、重组人胰岛素	应于早餐前 30 ～ 60 min 皮下注射，若每日用量超过 40 U，则要分 2 次注射，早餐前注射日剂量的 2/3，晚餐前注射日剂量的 1/3
长效胰岛素	4 ～ 8 h 起效，14 ～ 20 h 达峰，持续 24 ～ 36 h	临床常用的包括鱼精蛋白锌胰岛素、甘精胰岛素、地特胰岛素等	此类胰岛素近乎中性，注射后逐渐释放出胰岛素，因此作用时间长，不能静脉给药
预混胰岛素	30 min 起效，2 ～ 12 h 达高峰，持续 16 ～ 24 h	临床常用的包括精蛋白生物合成人胰岛素注射液（预混 30 R）、精蛋白生物合成人胰岛素注射液（预混 50 R）、精蛋白锌重组人胰岛素混合注射液等	此类胰岛素多为短效或超短效胰岛素与中效胰岛素按一定比例预混而成，因此具有快速降糖且作用时间长的特点，临床使用较为广泛，注意本品使用前应混匀至呈白色均匀的混悬液

注：资料来源于《成人 2 型糖尿病胰岛素临床应用中国专家共识》。

Q: 应从何时起进行胰岛素降糖?

1.1 型糖尿病患者在起病时就需要进行胰岛素治疗,且需终身进行胰岛素替代治疗。

2. 初诊断的 2 型糖尿病有明显的高血糖症状、出现酮症或酮症酸中毒,可首选胰岛素治疗。待血糖得到良好控制和症状缓解后根据病情确定后续治疗方案。

3. 新诊断糖尿病分型困难,与 1 型糖尿病难鉴别,首选胰岛素治疗。待血糖得到良好控制和症状缓解,确定分型后制订后续治疗方案。

4. 2 型糖尿病患者在生活方式和口服降糖药治疗的基础上,血糖未达标,即可开始口服降糖药和起始胰岛素联合治疗。

5. 在糖尿病病程中(包括新诊断的 2 型糖尿病),出现无明显诱因的体重显著下降时,应尽早使用胰岛素治疗。

Q: 哪种情况适合胰岛素泵降糖?

1 型糖尿病(T1DM)患者一般需要多次皮下注射胰岛素或持续皮下胰岛素输注,即需要长期的胰岛素强化治疗。对于糖化血红蛋白 ≥ 9.0% 或空腹血糖 ≥ 11.1 mmol/L 伴明显高血糖症状的新诊断 T2DM 患者,可实施短期胰岛素强化治疗,治疗时间在 2 周至 3 个月为宜。

Q: 糖尿病患者可以妊娠吗? 妊娠后血糖控制目标是什么?

糖尿病患者可以妊娠。

血糖控制目标:①空腹血糖 < 5.3 mmol/L,餐后 1 小时血糖 < 7.8 mmol/L,餐后 2 小时血糖 < 6.7 mmol/L。②葡萄糖目标范围内时间(TIR),1 型糖尿病患者孕期 TIR > 70%,2 型糖尿病患者孕期 TIR > 90%。③避免低血糖:孕期血糖 < 3.3 mmol/L,需调整治疗方案。

Q: 糖尿病的中医药治疗方案有哪些?

糖尿病中医辨证方法包括三消辨证、三型辨证(阴虚燥热、气阴两虚、阴阳两虚)、分类辨证(脾瘅、消瘅)等。病程可分为郁(前期)、热(早期)、虚(中期)、损(晚期)4 个自然演变阶段,应根据不同阶段的核心病机进行分型论治,具体方案需专科医生制订。

Q: 如何看待糖尿病患者健康教育和心理、生活指导？

糖尿病健康教育是重要的综合管理措施，同时心理健康也是糖尿病管理中的一部分。尽早发现和缓解糖尿病患者的抑郁焦虑情绪，帮助患者及早摆脱不良心理、恢复自信，不但有助于提高患者的生活质量，也有助于糖尿病的控制，降低糖尿病并发症的发生风险。

作为家庭成员也要与患者一同了解糖尿病相关知识，关注患者的生活方式，参与患者饮食方案制订，在预判低血糖及发生低血糖时及时纠正，出现并发症时共同应对。

Q: 为什么要监测血糖？

1. 有效监控治疗效果。

2. 及时调整治疗方案。

3. 坚持监测，有利于血糖的长期达标。

4. 预防或延缓糖尿病并发症的发生和发展。

Q: 监测餐前、餐后及睡前的血糖有什么意义？

1. 空腹血糖：指空腹 8 ～ 12 小时，没有剧烈的身体活动和精神活动时所测得的血糖值。

2. 餐前血糖：指吃饭前测的血糖值，意义在于指导患者的食量和餐前胰岛素的注射量，还可发现餐前低血糖。当血糖水平很高或有低血糖风险时，首先应关注空腹血糖水平和餐前血糖。

3. 餐后 2 小时血糖：指进餐后 2 小时的血糖值，意义在于反映控制饮食及使用降糖药后的综合治疗结果，便于指导饮食和用药。空腹血糖已获得良好控制，但糖化血红蛋白仍不能达标者，或需要了解饮食和运动对血糖影响者应检测餐后 2 小时血糖。

4. 睡前和凌晨 3 点血糖：指在睡觉前或凌晨 3 点测的血糖值。其意义主要在于发现低血糖反应以便于及时处理，同时可区别"苏木杰现象"和"黎明现象"。注射胰岛素的患者，特别是晚餐前注射胰岛素的患者要注意监测睡前血糖。

Q: 如何测空腹血糖？影响空腹血糖的因素是什么？

测空腹血糖原则上要求禁食 8 ～ 12 小时，检测空腹血糖的最佳时间是上午 6：30 至 8：00。

影响空腹血糖的因素如下。

1. 晚饭：应定时定量正常吃晚餐（建议 22 点之前必须进食晚餐，主食控制在 100 ~ 150 g，清淡原则）。

2. 运动：测空腹血糖前避免激烈运动。

3. 用药：早上检测空腹血糖之前不使用餐时降糖药或胰岛素，降压药按时服用，口服降压药并不影响血糖数值。

Q: 如何测餐后 2 小时血糖？影响餐后血糖的因素是什么？

测餐后 2 小时血糖应该从进食第一口饭开始计算时间。

影响餐后 2 小时血糖的因素如下。

1. 饮食：饮食不控制，主食过多或精米、精面食用过多，导致餐后 2 小时血糖偏高，这是糖尿病餐后血糖高的主要原因。

2. 运动：餐后半小时左右可以进行适当运动，体育锻炼可以帮助降低餐后血糖。

3. 降糖药物搭配不合理：降糖药物的种类、剂量要合理搭配，如选择长效胰岛素降低餐后血糖则降糖疗效差。

Q: 如何做葡萄糖耐量试验（OGTT）?

1. 早晨 7 ~ 9 时开始，受试者空腹（8 ~ 10 小时）后口服溶于 250 ~ 300 mL 水内的无水葡萄糖粉 75 g，如用一水葡萄糖则为 82.5 g。儿童则予每千克体重 1.75 g，总量不超过 75 g。糖水在 5 分钟之内服完。

2. 从服糖第 1 口开始计时，于服糖前和服糖后 2 小时分别在前臂采血测血糖。

3. 试验过程中，受试者应不喝茶及咖啡，不吸烟，不做剧烈运动，但也无须绝对卧床。

4. 血标本应尽早送检。

Q: 如何使用血糖仪监测血糖？

1. 采血前反复揉搓采血手指，直至血运丰富再采血，让血液自然流出。

2. 刺破后勿加压挤压，以免组织液混入血样，造成检测结果偏差。

3. 采血部位要交替轮换，不要长期刺扎一处，以免形成瘢痕。

4. 弃去第一滴血，将第二滴血完全覆盖试纸测试区。

5. 采血针一次性使用；试纸条开启后立即盖上瓶盖，防止受潮；需在 3 个月内用完。

6.血糖仪定期进行校准，试纸条更换批号、更换电池或怀疑仪器出现问题时，应当重新进行校准。

7.清洁血糖仪时注意乙醇、含氯消毒剂等有机溶剂不能接触测试区。

8.出现异常结果，需重复检测一次血糖；必要时复查静脉生化血糖。

Q: 何时需要校正血糖仪？

第一次使用新购的血糖仪时；每次启用新的试纸条时；血糖仪更换电池后；血糖结果与糖化血红蛋白或临床情况不符时；怀疑血糖仪不准确时。

Q: 测量手指血和静脉血哪个更准确？

静脉血糖和手指血糖相比，静脉血糖更准确，也是诊断糖尿病的标准。手指血糖受很多因素的影响，比如血糖仪本身的精确度、手指的温度、检查的流程、试纸的质量等都会对检测的结果有影响。但手指血糖存在简单、快速等特点，可作为随机血糖的参考值及日常血糖管理手段之一，不作为诊断、更换药物、治疗的依据。静脉血糖与手指血糖相比，误差在 10% ~ 15%。

Q: 胰岛素的注射部位有哪些？如何轮换？

常用的注射部位有腹部、上臂三角肌、臀大肌、大腿前侧等，腹部吸收胰岛素最快，其次分别为上臂、大腿和臀部。

轮换方式如下。

1.将腹部分为四大象限，每侧大腿和臀部分成两个象限（图 6-1），每周使用一个象限进行注射，并按顺时针方向轮换。

2.等分区域内的任何两个注射点之间应至少间隔 1 cm，且避免在一个月内重复使用同一个注射点。如图所示。

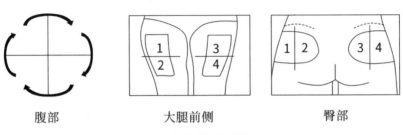

腹部　　　　　　　大腿前侧　　　　　　　臀部

图 6-1　胰岛素注射部位示意

Q: 注射胰岛素时如何正确操作？

注射前洗手→核对胰岛素类型和注射剂量→安装胰岛素笔芯→预混胰岛素（需充分混匀）→安装胰岛素注射笔用针头→检查注射部位及消毒→根据胰岛素注射笔针头的长度明确是否捏皮及进针的角度（绝大多数成人 4 mm 和 5 mm 针头无须捏皮垂直进针即可）→推注完毕后，针头置留至少 10 秒后再拔出→注射完成后立即旋上外针帽，将针头从注射笔取下，丢弃在加盖的硬壳容器中。

Q: 胰岛素针头重复使用的危害有哪些？

①注射疼痛；②注射部位感染；③脂肪组织增生，皮下硬结形成；④针头断裂；⑤针头堵塞，影响注射的准确性。

Q: 胰岛素应该怎么保存？胰岛素注射过量会怎样？

未开封的胰岛素置于冰箱 2 ~ 8℃冷藏保存；已开封的胰岛素可在室温下（不超过 25 ~ 30℃）保存 28 ~ 30 天，无须放入冰箱，但应避免过冷、过热、太阳直晒、剧烈晃动等。从冰箱里取出的胰岛素需要在室温下放 30 分钟，使温度与室温达到平衡后使用。

胰岛素注射过量最严重的后果就是低血糖。如果有低血糖反应一定要马上进食含糖食物并监测血糖。如果出现意识丧失，应立即前往医院就诊。

Q: 胰岛素笔无法正常使用该怎么办？胰岛素针里有气泡如何排气？

胰岛素笔无法正常使用应确定笔芯和针头是否正确安装；检查胰岛素针头是否堵塞，重新更换针头后排气；若仍无法使用，到医院寻求护士帮助。

当针里有气泡时将胰岛素笔竖起来，针头垂直向上，轻弹胰岛素笔芯，使气泡到达针尖部，然后将注射旋钮调至 2 单位进行排气。如果气体仍未排尽需要重复进行，直到针尖有液体溢出为止。

Q: 孕妇如何选择注射胰岛素的部位？

1. 腹部是妊娠期胰岛素给药的安全部位。考虑到子宫扩张使腹部脂肪变薄，患有糖尿病（任何类型）的孕妇应当使用 4 mm 针头。

2. 早期妊娠：应让孕妇放心，不需要改变胰岛素注射部位或技术。

3. 中期妊娠：腹部外侧远离胎儿的皮肤，可用于注射胰岛素。

4. 晚期妊娠；在确保正确捏皮的情况下，可经腹部注射胰岛素。有顾虑的患者可使用大腿、上臂或腹部外侧自行注射。

Q: 胰岛素忘记注射后如何补救?

1. 速效的胰岛素和速效的预混的胰岛素：可在餐中或餐后半小时内按照原来的药量补打。

2. 短效的胰岛素：可在餐中或者是餐后十五分钟之内补打，在餐后十五分钟以上补打胰岛素剂量减半。

3. 中效长效胰岛素：当天随时可以补打，但下一次胰岛素注射最好在24 小时后注射。

4. 司美格鲁肽 5 天之内可以补打，5 天之后按起始剂量开始注射。

Q: 糖尿病患者该怎么吃?

限制每天能量总摄入量，需根据糖尿病患者身高、体重、饮食习惯、生活方式、劳动强度等制定合适的能量总摄入量。能量种类包括碳水化合物、蛋白质、脂肪，应将其按比例（脂肪 20% ～ 30% 碳水化合物 50% ～ 65% 蛋白质 15% ～ 20%）分配至补充能量的食物中。患者需注意每餐进食量、进食种类均固定，每天能量总摄入量处于固定状态，血糖水平也会相对稳定。固定后不建议轻易改变，否则血糖可能出现明显波动。饮食量具体计算或者分配方案，建议至专科医院找专科医生，如内分泌科、营养科医生。

Q: 糖尿病患者如何选择主食?

大多数人的主食摄入以精米精面为主，但糖尿病患者提倡主食中加入全谷物、杂豆类等食物的摄入，占主食摄入量的1/3。研究证明：杂粮不仅营养丰富，含有多种维生素、矿物质、蛋白质，还含有一些调节血糖的活性成分，如多糖、多酚、黄酮等，可有效控制血糖。谷类除细粮的稻米和小麦面粉以外，还包括粗加工谷类的大麦，硬质小麦，通心面，黑米、紫米、荞麦、玉米、高粱、燕麦。豆类包括干豆类及其制品，如绿豆、芸豆、红豆、花豆、扁豆等。富含淀粉类的食物包括土豆、山药、红薯、芋头等根块类食物可代替部分主食。提倡选择低血糖指数（GI）主食。

Q: 糖尿病患者如何选择蔬菜、水果?

1.建议每餐都有蔬菜,烹调方法要得当,避免烹调油过量。蔬菜可提供人体所必需的多种维生素和矿物质等营养物质,蔬菜中的膳食纤维能有效促进肠与胃的蠕动,同时有利于肠道益生菌的增殖,改善肠道功能。增加蔬菜摄入量可以降低膳食的血糖指数。

2.每日蔬菜摄入量500 g左右,深色蔬菜占1/2以上。

3.两餐之间适量摄入水果,应选低GI水果。糖尿病患者可在血糖(空腹血糖< 7 mmol/L,餐后2小时血糖< 10 mmol/L,糖化血红蛋白< 7.5%)控制稳定时选择GI较低水果,可选择在两餐中间或者运动前后吃水果,每次食用水果少于200 g。

Q: 糖尿病患者可以吃鱼、禽、蛋、肉类吗?

1.可以吃,但应减少肥肉摄入。鱼、禽、肉、蛋是优质蛋白的良好来源,也是糖代谢的重要调节因素。如果有合并症,应按医生或营养师的指导决定蛋白质的摄入量。对伴有肾功能不全的患者,应限制蛋白质摄入,每千克体重小于0.8 g。高脂肪饮食可妨碍糖的利用,容易诱发和加重酸中毒。

2.少吃烟熏、烘烤、腌制等加工肉类制品。加工肉类中含有其他成分,特别是食盐和亚硝酸盐,研究显示过多摄入加工肉类(包括加工畜禽肉类),可增加糖尿病发病风险。

3.每天不超过一个鸡蛋。

Q: 糖尿病患者可以摄入奶制品、豆制品吗?

1.建议每日摄入300 mL液态奶或相当量奶制品。蛋白质是牛奶中含量最丰富的营养素,与其他动物来源蛋白质不同,牛奶及其制品可降低2型糖尿病发病风险。选择酸奶时应选择不含蔗糖和蜂蜜的原味酸奶。研究显示,益生菌奶有助于糖尿病患者抗氧化,改善空腹血糖水平,降低糖化血红蛋白。

2.重视大豆及其制品的摄入。大豆及豆制品的蛋白质含量高达35% ~ 40%,属于优质蛋白,除钙、铁等各种微量元素和矿物质外,大豆中还含有豆固醇、不饱和脂肪酸和卵磷脂等其他有益健康的成分。

Q: 糖尿病患者可以吃坚果吗?

可适量吃坚果。坚果是一类营养丰富的食品,除富含蛋白质和脂肪外,还含有大量的维生素 E、叶酸、镁、钾、铜、单不饱和脂肪酸、多不饱和脂肪酸及较多的膳食纤维。研究显示，在不增加总脂肪摄入量的前提下，提高膳食中单不饱和脂肪酸的比例，有助于改善糖耐量，而坚果中单不饱和脂肪酸的含量十分丰富。对于糖尿病患者来说，建议每天摄入 15 g 坚果，可选开心果、扁桃仁等。

Q: 糖尿病患者如何做到清淡饮食？

烹调注意少油少盐。烹调油摄入过多会导致膳食总能量过高，可引起超重、肥胖，使血糖、血脂、血压等指标升高。建议食用多种植物油；控制烹调油用量，每天不要超过 25 g；不吃荤油和肥肉。盐摄入过多会增加糖尿病发病风险，食盐用量应不超过 5 g，注意限制隐形盐的摄入。

Q: 糖尿病患者可以饮酒吗？

不建议饮酒。酒只能提供热量，几乎不含其他营养素。糖尿病患者可能因饮酒而影响正常饮食，不利于饮食控制；长期大量饮酒能损害肝脏，诱发胰腺炎，升高血脂，引起脂肪肝；酒精能抑制肝糖异生，使用胰岛素或口服降糖药的患者如果空腹饮酒，极易发生低血糖。所以，糖尿病患者不宜饮酒。特殊情况下，建议成年人一天饮用的酒精量不超过 15 g，即啤酒 350 mL、葡萄酒 150 mL、蒸馏酒 45 mL。

Q: 糖尿病患者正确饮食习惯及进餐顺序是什么？

1. 定时定量进餐，餐次安排视病情而定。定时定量进餐有助于糖尿病患者寻找自身餐后血糖变化规律，以及餐后血糖与饮食之间的关系，有利于医生对糖尿病患者的药物剂量进行调整。少量多餐有助于预防餐后高血糖及餐间低血糖的发生。因此，应综合考虑患者的病情、运动情况、饮食习惯等因素进行个体化的餐次安排。

2. 控制进餐速度，细嚼慢咽。进餐速度过快与体重增加、超重、肥胖密切相关，也会增加糖尿病的发病风险。建议控制进餐速度，细嚼慢咽，每口饭咀嚼 20 次以上。

3. 调整进餐顺序。养成先吃蔬菜，最后吃主食的习惯。研究显示，长期按照先吃蔬菜 – 再吃荤菜 – 最后吃主食的顺序进餐可显著降低 2 型糖尿病患者餐后血糖及糖化血红蛋白水平，减少血糖波动。

Q: 糖尿病患者每日饮食的手掌法则是什么？

糖尿病患者每日饮食的手掌法则：

主食类：每餐摄入量相当于 2 ~ 3 个拳头大小。

绿叶蔬菜类：每日摄入量的体积约为双手能捧起的蔬菜量 1 ~ 2 捧。

水果类：每日摄入量的体积约为自己 1 个拳头大小。

肉蛋类：每日摄入量的体积约为自己 2 个手掌大，厚度为小拇指厚。

油脂类：每天一拇指指尖大小。

Q: 什么是血糖指数（GI）？

通俗地讲，GI 就是我们吃的东西在胃肠道变成葡萄糖被吸收的速度，速度越快，血糖指数越高。什么是低 GI 食物？GI 值在 55 以下，便称为低 GI 食物。低 GI 食物的特色在于"可以增加饱腹感，减少饥饿，更不会太快提升血糖值，也能进而减少脂肪囤积"。

GI 的判断标准如下。高 GI：GI > 70，食物进入胃肠后能被迅速消化，葡萄糖进入血液后峰值高，血糖迅速升高。中 GI：55 ≤ GI ≤ 70。低 GI：GI < 55，食物在胃肠中停留时间较长，葡萄糖进入血液后的峰值低，血糖升高速度慢。

影响 GI 的因素：有机酸、糖的种类、膳食纤维含量、食物的烹调时间、加工精细度等。

Q: 糖尿病患者的营养治疗应注意哪些问题？

糖尿病患者应注意饮食均衡。在三大营养素目标方面，推荐糖尿病患者每日碳水化合物供能比为 45% ~ 60%，1 型糖尿病儿童和青少年可为 50% ~ 55%。建议每日膳食总脂肪供能占总能量的 20% ~ 35%，强调脂肪的质量比数量更为重要，建议用多不饱和脂肪酸及单不饱和脂肪酸取代部分饱和脂肪。若 2 型糖尿病合并血脂异常，则建议进一步限制饱和脂肪酸和反式脂肪酸。建议 2 型糖尿病患者每日胆固醇摄入量不超过 300 mg。推荐肾功能正常的糖尿病患者蛋白质摄入占总能量的 15% ~ 20%，1 型糖尿病儿童和青少年蛋白质供能比可增加至 25% ~ 35%，老年糖尿病患者蛋白摄入量可酌情增加至每日 1.0 ~ 1.2 g/kg。

Q: 糖尿病患者适合哪种运动方式？

适合有氧运动、抗阻训练、柔韧性训练、平衡练习等运动方式。以中等强度的有氧运动为主，如快走、骑自行车、做广播操、练太极拳、打乒乓球等，每周至少150分钟（如每周运动5天，每次30分钟）；如无禁忌证，每周最好进行2～3次抗阻运动，如仰卧起坐、举哑铃、下蹲起立，两次锻炼间隔≥48小时。

Q: 糖尿病患者什么情况下不适合运动及运动注意事项有哪些？

1. 不适合运动的情况如下：①血糖波动大，频发低血糖。②急性感染期。③存在严重糖尿病慢性并发症。④有心、肾功能不全等慢性疾病。⑤血压控制不理想（血压＞180/120 mmHg）。

2. 运动时注意事项如下：①最好在运动前和运动后监测血糖：若血糖＞13.9 mmol/L，且出现酮体，应避免运动；若血糖＞16.7 mmol/L，但未出现酮体，应谨慎运动；若血糖＜5.6 mmol/L，应摄入额外的碳水化合物。②运动时间和运动强度应相对固定。③注射胰岛素的患者，运动前应避免将胰岛素注射在运动部位。④运动可引起食欲增加，应根据血糖合理安排进食及运动时间。⑤结伴出行，告知家人运动地点。⑥每次运动前要注意检查鞋内有无异物，鞋内有无破损。⑦运动后，要仔细检查足部有无红肿或受压情况。⑧随身携带足够的水，病情卡、糖及水果。⑨运动不要光脚，穿合适的鞋袜。

Q: 糖尿病患者综合管理的目标有哪些？（表6-3）

表6-3　糖尿病患者综合管理目标

测量指标	目标值
毛细血管血糖（mmol/L）	
空腹	4.4～7.0
非空腹	＜10.0
糖化血红蛋白（%）	＜7.0
血压（mmHg）	＜130/80
总胆固醇（mmol/L）	＜4.5
高密度脂蛋白胆固醇（mmol/L）	
男性	＞1.0
女性	＞1.3
甘油三酯（mmol/L）	＜1.7
低密度脂蛋白胆固醇（mmol/L）	＜2.6
未合并动脉粥样硬化性心血管疾病	＜1.8
合并动脉粥样硬化性心血管疾病	＜24.0
BMI（kg/m²）	

注：数据来源于《中国2型糖尿病防治指南（2022年版）》。

上述综合目标中，对于空腹血糖和非空腹血糖目标也应个体化，老年患者、低血糖高风险患者、预期寿命较短患者、有严重并发症或合并症的患者可适当放宽。

Q: 糖尿病并发症有哪些方面？

1.急性严重代谢紊乱：糖尿病酮症酸中毒和高渗高血糖综合征。

2.感染性疾病：糖尿病容易并发各种感染，并与血糖控制不好密切相关。各个部位、各种病原体都可见。合并结核的发生率也较高。

3.慢性并发症：①大血管病变：包括动脉粥样硬化、冠心病、脑血栓形成、肢体坏疽、肾动脉硬化等；②微血管病变：包括糖尿病肾病、糖尿病视网膜病变、糖尿病心肌病；③神经病变：常见的有周围神经病变和自主神经病变，其他神经，如颅神经、脊髓、脊髓神经根等均可以受累；④眼部并发症：包括糖尿病并发的白内障、青光眼、虹膜睫状体病变和屈光改变；⑤糖尿病足：下肢神经血管不同程度受损导致的下肢感染、溃疡等；⑥其他：主要有骨质疏松和皮肤病变等。糖尿病并发症几乎涉及全身各个系统，以及主要靶器官。控制血糖达标，才可以有效避免并发症的发生和发展。

Q: 如何筛查糖尿病并发症？

对于不同器官的并发症，有相应的检查方法。

1.肺：X线检查。糖尿病患者因抵抗力降低，容易诱发肺部感染。

2.心脏血管：心电图、心脏超声。糖尿病累及冠状动脉，可造成心肌缺血，严重者可引起心肌病，甚至心肌梗死，定期做血管B超（颈动脉、双下肢动静脉）检查，可及时了解血管厚度，有无斑块及性质，以及时处置，防止心脏和血管的栓塞。

3.肝脏：肝功能、乙肝五项、血脂、肝脏超声。肝脏是胰岛素的主要靶器官，脂代谢紊乱、脂肪肝可造成胰岛素生物效应降低。乙肝病毒主要侵犯肝细胞，也同样可累及胰腺的 β 细胞，引起糖尿病综合征。

4.肾脏：肾功能、尿微量蛋白四项、肾脏超声。糖尿病肾病是糖尿病的主要并发症之一，尿微量蛋白四项测定有助于早期发现糖尿病肾病。以零点后第一次尿敏感性最高。告诫患者减少粗制蛋白如豆制品的摄入量。若肾已有漏蛋白情况，肾功能及 B 超可用来分析肾脏受损的程度。

5.眼：眼底检查、眼B超。糖尿病引起的常见眼部病变有白内障和视网膜病变。通过查眼底可直视血管病变的程度，眼部超声诊断可了解眼部各个结构的病变。

6.脑：脑血流、经颅多普勒、CT。糖尿病合并脑部病变主要为缺血，查脑血流可了解脑部组织供血情况，如合并梗死需做CT或磁共振检查。

7.四肢：微循环、肌电力量。末梢神经炎是糖尿病的主要并发症，微循环检查可以了解患者血管的血液循环情况，肌电图检查测定神经传导速度可为末梢神经炎诊断提供可靠的依据。

Q: 什么是糖尿病足？有什么危害？是什么原因引起的？

糖尿病足是指糖尿病患者的足部在不同程度的血管病变和神经病变的基础上，合并感染，出现组织缺损或深部组织坏死。

糖尿病足的危害有：①它是糖尿病最严重和治疗费用最高的慢性并发症之一。②下肢截肢的风险是非糖尿病患者的40倍。③我国50岁以上的糖尿病患者中，糖尿病足的发病率高达81%，糖尿病足溃疡患者年死亡率高达11%；而截肢患者的年死亡率高达22%。④轻者主要表现为足部畸形、皮肤干燥和发凉、酸麻、疼痛等。⑤重者可出现足部溃疡与坏疽。

导致糖尿病足的原因主要有两大类。①神经病变：a.感觉神经病变，导致感觉丧失或减弱，从而引起外伤（误扎钉子、磕破）或者烫伤。b.运动神经病变，会导致肌肉萎缩从而引起异常受压点（胼胝）。c.自主神经病变，导致出汗少引起皮肤干裂，引起溃疡或感染。②血管病变：可导致间歇性跛行，引起静息痛，严重者导致足部坏死（干性坏疽）。

Q: 如何预防糖尿病足的发生？

1. 正确洗脚：①每天坚持洗脚；②水温控制在37～40℃；③浸泡时间5～10分钟；④洗完后用柔软、吸水性强的毛巾擦干脚趾间；⑤脚干的患者涂护肤油。

2. 正确修剪指甲：①确保能看清直着修；②避免边缘剪得过深；③剪去尖锐的部分；④避免趾甲长得过长；⑤不到公共浴室修脚；⑥发现问题及时找医生。

3. 正确选择袜子：①舒适的白色棉质袜，最好是五指分开；②袜子不宜太大或太小；③袜子口不宜太紧，否则会影响脚的血液循环；④袜子的内部接缝不能太粗糙，否则会对脚造成伤害；⑤每天更换。

4. 买鞋及穿鞋的注意事项：①应在下午买鞋；②买鞋时应穿袜子同时试穿两只脚；③动作要慢；④穿新鞋时，要在 20 ~ 30 分钟后脱下检查双脚是否有压红的区域或摩擦的痕迹；⑤穿鞋前，应检查鞋内是否有粗糙的接缝或异物。

5. 适用于糖尿病患者的鞋：①透气良好：面料选用弹力合成纤维或优质软皮；②鞋内平整光滑：鞋内无衬垫或很少接缝，防止摩擦损伤；③减震的鞋底：多采用平跟橡胶鞋底；④生物力学鞋垫：支持生理足高，分散足底压力，提高舒适性和抗疲劳性。

6. 每日观察足部皮肤：出现颜色呈暗红、发紫，以及温度明显降低、水肿、趾甲异常、胼胝、溃疡、足趾间皮肤糜烂等情况时，应及时就医。

Q: 糖尿病患者有脚气或者水泡该怎么处理？

1. "脚气"就是真菌感染，应每天洗脚、更换袜子，穿透气性好的鞋袜，保持足部干燥，在医生指导下应用抗真菌药及时治疗，避免恶化造成溃烂。若有皮肤皲裂及水泡或者胼胝（俗称足部老茧）应定期去正规医院进行修剪，切勿随意去足疗店处理，以免发生感染导致严重后果。

2. 目前医疗水平非常发达，要坚持科学治疗，不要自作主张地调整治疗方案，一定要寻求专业医生的帮助，如内分泌医生、营养科医生、运动康复师、心理医生等。

3. 糖尿病并不可怕，最重要的就是要对糖尿病的防治知识进行深入了解，正确认知疾病的危害，合理采用治疗措施。

Q: 如何预防糖尿病的发生发展？

一级预防（没有确诊糖尿病的患者，但存在糖尿病高危因素，或属于糖尿病前期的人群）：目的是控制糖尿病的危险因素，预防糖尿病的发生。方式方法：对于糖尿病前期患者应给予生活方式干预，以降低糖尿病的发生风险，若效果不佳可考虑药物干预。

二级预防（已确诊为糖尿病的患者）：目的是早发现、早诊断、早治疗，在已诊断的患者中预防糖尿病并发症的发生。方式方法：针对高危人群进行糖尿病筛查，有助于早期发现糖尿病，如果空腹血糖 ≥ 6.1 mmol/L 或随机血糖≥7.8 mmol/L，建议尽早行口服葡萄糖耐量试验，血糖控制目标须个体化，对于合并其他心血管危险因素的糖尿病患者，建议采取降糖、降压、调脂及合理应用阿司匹林治疗等综合管理措施，以预防心血管疾病和糖尿病微血管病变的发生。

三级预防（已出现糖尿病并发症的人群）：目的是延缓已存在的糖尿病并发症的进展，降低致残率和死亡率，改善患者的生存质量。方式方法：对于合并严重并发症的糖尿病患者，推荐其至相关专科进行治疗。

第三节　骨质疏松症

Q: 什么是骨质疏松症？我国的发病状况如何？

骨质疏松症是一种以骨量降低、骨微量结构破坏，导致骨脆性增加、易发生骨折为特征的全身性骨病。骨质疏松症的病理改变是人体骨总量及单位内骨量减少，导致骨重建系统失衡，形成骨吸收陷窝，骨小梁数目减少变细，故即使受到较小外力也容易发生骨折。2001 年美国国立卫生研究院提出骨质疏松症是以骨强度下降、骨折风险性增加为特征的骨骼系统疾病，骨强度反映了骨骼的两个主要方面，即骨矿密度和骨质量。据报道我国 50 岁以上中老年人中有 1/2 女性和 1/8 男性将可能发生骨质疏松性骨折。骨质疏松性骨折的发生率女性为 30% ~ 40%，男性为 13%。

Q: 骨质疏松症分为哪几类？

骨质疏松症分原发性和继发性两大类，可发于任何年龄。

原发性骨质疏松症：包括绝经后骨质疏松症（Ⅰ型）、老年性骨质疏松症（Ⅱ型）和特发性骨质疏松症（包括青少年型）。绝经后骨质疏松症一般发生在女性绝经后的 5 ~ 10 年；老年性骨质疏松症一般指 70 岁以后发生的骨质疏松；特发性骨质疏松症主要发生在青少年，病因未明。

继发性骨质疏松症：指由任何影响骨代谢的疾病和（或）药物及其他明确病因导致的骨质疏松。

Q: 为什么骨质疏松症被称为"寂静的杀手"？

骨质疏松症被称为寂静的杀手，是因为骨质疏松症早期症状不明显，人们无法感觉到骨质的慢慢流失，直到发生了脊柱、髋部及腕部等部位的骨折才被察觉。骨质疏松症导致骨折的死亡率仅次于心血管疾病，老年人因骨质疏松症引起的髋部骨折，一年内死亡率高达 20%，致残率更高达 50%。骨质疏松症引起的骨折不易愈合，老年人不得不长期卧床，易合并呼吸及循环系统疾病危及生命，大大增加了患者的死亡率。因此人们把骨质疏松症引发的骨折形象地比喻为老年人寂静的杀手。

Q: 骨质疏松症的高危因素有哪些？

不可控因素包含：种族、年龄、女性绝经、脆性骨折家族史。其中种族罹患骨质疏松症的风险从高到低依次为白种人、黄种人、黑种人。

可控因素包括：不健康的生活方式、影响骨代谢的疾病和药物、跌倒及其危险因素，环境因素及自身因素。

Q: 骨质疏松症的高危人群有哪些？

以下人群要注意易患骨质疏松症。

1. 具有不明原因慢性腰背疼痛的 50 岁以上女性和 65 岁以上男性。

2. 45 岁之前自然停经或双侧卵巢切除术后的女性。

3. 各种原因引起性激素水平低下的成年人。

4. 有脆性骨折家族史的成年人。

5. 存在多种骨质疏松危险因素者，如高龄、吸烟、制动、长期卧床等。

6. 具有以下病史者：患有影响骨代谢的疾病，包括性腺功能减退症等多种内分泌系统疾病、风湿免疫性疾病、胃肠道疾病、血液系统疾病、神经肌肉疾病、慢性肾病及心肺疾病等。服用影响骨代谢的药物，包括糖皮质激素、抗癫痫药物、芳香化酶抑制剂、促性腺激素释放激素类似物、抗病毒药物、噻唑烷二酮类药物、质子泵抑制剂和过量甲状腺激素等。

7. 采用国际骨质疏松基金会骨质疏松症风险一分钟测试题，只要其中有一题回答为"是"，即为骨质疏松症高危人群。

8. 亚洲人骨质疏松自我筛查工具指数 ≤ –4 者。

Q: 骨质疏松有哪些临床表现？

骨质疏松早期可以没有任何表现，发展到一定阶段，疼痛是骨质疏松最常见的症状，脊柱变形也是骨质疏松症的症状之一，且多发生在疼痛症状出现一段时间之后。严重时发生脆性骨折。许多骨质疏松症患者往往在骨折发生后经

X线或骨密度检查时才发现骨质疏松症。

骨质疏松症主要临床表现包括：①疼痛：患者可有腰背疼痛或周身酸痛，负荷增加时疼痛加重或活动受限，严重时翻身、起坐及行走有困难。骨痛通常为弥漫性，无固定部位，检查不能发现压痛点。②脊柱变形：骨质疏松严重者可有身高变矮和驼背。椎体压缩性骨折会导致胸廓畸形，腹部受压，影响心肺功能等。③骨折：轻度外伤或日常活动后发生的骨折为脆性骨折。常见部位有胸、腰椎，髋部，桡、尺骨远端和肱骨近端。如果发生一次脆性骨折后，再次发生骨折的风险明显增加。

Q: 骨质疏松进一步发展的症状有哪些？

1. 身材变矮或脊柱畸形：严重骨质疏松症患者可有身高缩短和驼背等脊柱畸形。脊柱畸形会使身体负重力线改变，从而加重脊柱、下肢关节疼痛。随着骨量丢失，脊柱椎体高度丢失，椎间盘退变，整个脊柱缩短 5 ~ 10 cm，从而导致身长缩短。胸腰椎脆性骨折或身高减低 3 cm（或 1 年内身高减低 2 cm）或老年患者驼背，可作为诊断骨质疏松症的重要依据。

2. 脆性骨折：是骨强度下降的最终体现，髋部和椎体脆性骨折是骨质疏松症的重要临床表现。当骨量小于正常的 20% 时，极可能发生脆性骨折，如在无明确外伤因素的情况下或日常活动（如打喷嚏及弯腰、转身）中导致骨折。

3. 心理异常和低生存质量：骨质疏松症患者可出现恐惧、焦虑、抑郁等心理异常和生活自理能力下降。

Q: 骨质疏松有哪些危害？

骨质疏松作为一种全身性代谢性骨病，矿物质丢失和骨基质破坏可导致频繁的骨折发生，尤其是胸腰椎压缩骨折和髋部骨折是骨质疏松症中最常见的骨折部位。椎体骨折所引起的驼背畸形明显不同于正常老年性驼背。多发性椎体骨折可引起疼痛、弯腰驼背，患者日常生活中自理能力下降，尤其是长时间站立、弯腰、乘车或穿衣、裤等活动无法完成，生活质量急剧下降。驼背使背部软组织形成弓形隆起，可导致肺活量减小、消化功能减退、腹胀和食管裂孔疝等。由于椎体骨折引起的驼背造成胸腔体积变小，心肺及纵隔位置下移，直接影响腹腔、盆腔容积，而腹腔、盆腔脏器受压所致的胃肠、膀胱等脏器功能异常可表现为腹胀、腹痛、便秘及尿频尿急等症状。这些骨折不仅显著影响患者的日常生活及心理活动，更严重的后果是可能影响患者的生命。髋部骨折是骨质疏松性骨折中最严重的类型，其死亡率高居骨质疏松患者死亡率榜首，骨折后短期死亡率最高，绝经后妇女骨质疏松髋部骨折的死亡风险甚至与乳腺癌的死亡风险等同，是 50 岁女性死亡风险最高的疾病之一。

Q: 怎样尽早知道自己得了骨质疏松？

根据《中国老年骨质疏松症诊疗指南（2018）》，对于 < 65 岁的绝经后女性和 < 70 岁的老年男性，或有脆性骨折家族史或具有骨质疏松危险因素的人群，建议采用国际骨质疏松基金会骨质疏松风险一分钟测试题、亚洲人骨质疏松自我评估工具或筛查设备（定量超声或指骨放射吸收法）进行骨质疏松风险初筛。

表 6-4 是国际骨质疏松基金会的骨质疏松风险一分钟测试题，只要其中有一题回答结果为"是"，即为阳性，提示存在骨质疏松的风险，并建议进行骨密度检查等。

表 6-4　国际骨质疏松基金会的骨质疏松风险一分钟测试表

	编号	问题	回答
不可控因素	1	父母曾被诊断有骨质疏松或曾在轻摔后骨折？	是□否□
	2	父母中一人有驼背？	是□否□
	3	实际年龄超过 60 岁？	是□否□
	4	是否成年后因为轻摔发生骨折？	是□否□
	5	是否经常摔倒（去年超过一次），或因为身体较虚弱而担心摔倒？	是□否□
	6	40 岁后的身高是否减少超过 3 cm？	是□否□
	7	是否体质量过轻？（BMI 值少于 19 kg/m^2）	是□否□
	8	是否曾服用类固醇激素（例如可的松、泼尼松）连续超过 3 个月？（可的松通常用于治疗哮喘、类风湿关节炎和某些炎性疾病）	是□否□
	9	是否患有类风湿关节炎？	是□否□
	10	是否被诊断出甲状腺功能亢进或是甲状旁腺功能亢进、1 型糖尿病、克罗恩病或乳糜泻等胃肠疾病或营养不良？	是□否□
	11	女士回答：是否在 45 岁或以前就停经？	是□否□
	12	女士回答：除了怀孕、绝经或子宫切除外，是否曾停经超过 12 个月？	是□否□

续表

	编号	问题	回答
不可控因素	13	女士回答：是否在 50 岁前切除卵巢又没有服用雌 / 孕激素补充剂？	是□否□
	14	男性回答：是否出现过阳痿、性欲减退或其他雄激素过低的相关症状？	是□否□
生活方式（可控因素）	15	是否经常大量饮酒（每天饮用超过两单位的乙醇，相当于啤酒 1 斤、葡萄酒 3 两或烈性酒 1 两）？	是□否□
	16	目前习惯吸烟，或曾经吸烟？	是□否□
	17	每天运动量少于 30 分钟？（包括做家务、走路和跑步等）	是□否□
	18	是否不能食用乳制品，又没有服用钙片？	是□否□
	19	每天从事户外活动的时间是否少于 10 分钟，且没有服用维生素 D？	是□否□
结果判断	上述问题，只要其中有一题回答结果为"是"，即为阳性，提示存在骨质疏松症的风险，并建议进行骨密度检查或骨折风险因子评估		

Q: 怀疑骨质疏松需要做哪些检查？

1. DXA 检测骨密度：骨质疏松症诊断标准基于双能 X 线吸收法（DXA）测量的 T 值结果。测量部位主要为腰椎和股骨近端，如腰椎和股骨近端测量受限，可选择非优势侧桡骨远端 1/3。

WHO 发布的 DXA 测定骨密度分类标准：T 值 ≥ –1，骨量正常；–2.5 < T 值 < –1，骨量减少；T ≤ –2.5，骨质疏松症；T 值 ≤ –2.5 加，脆性骨折，严重骨质疏松症。

2. 定量 CT 检测骨密度：定量 CT（QCT）能分别测量松质骨和密质骨的体积密度，可以较早反映早期骨质疏松的松质骨丢失，并能避免腰椎骨质增生等原因引起的 DXA 测量误差，具有一定技术优势。中国定量 CT 骨质疏松诊断指南（2018）推荐腰椎 QCT 骨质疏松症诊断标准：取 2 个腰椎松质骨骨密度平均值（常用第 1 和第 2 腰椎），采用腰椎 QCT 骨密度绝对值进行诊断，骨密度绝对值 > 120 mg/cm^3 为骨密度正常，骨密度绝对值 80 ~ 120 mg/cm^3 为低骨量，骨密度绝对值 < 80 mg/cm^3 为骨质疏松。QCT 诊断骨质疏松只需做一个部位即可，根据临床需要选择做脊柱或髋部。

3. X 线摄片：X 线摄片是一种方便经济的方法，可观察骨的形态结构，胸腰椎侧位 X 线可作为骨质疏松椎体压缩性骨折及其程度判定的首选方法。但其对骨质疏松的敏感性和准确性较低，只有骨量丢失达 30% 时，X 线摄片才能有阳性表现。

4. 定量超声骨密度检测：通常测量部位为跟骨、桡骨远端，可用于基层骨质疏松筛查和脆性骨折的风险预测。

5. 骨转换标志物：骨转换标志物是骨组织本身的代谢产物，简称骨标志物，可分为骨形成标志物和骨吸收标志物。在正常人不同年龄段和不同疾病状态时，全身骨骼代谢的动态状况可通过血液或者尿液中的这些标志物水平的变化体现。在诸多标志物中，空腹血清 I 型前胶原氨基端前肽和空腹血清 I 型胶原 C 末端肽是分别反映骨形成和骨吸收敏感性较高的标志物。

Q: 如何诊断骨质疏松症？

骨质疏松症的诊断主要基于详细的病史和体格检查，并结合 DXA 骨密度测量。

1. 基于脆性骨折的诊断：脆性骨折是指受到轻微创伤或日常活动中即发生的骨折。如髋部或椎体发生脆性骨折，不依赖于骨密度测定，临床上即可诊断骨质疏松症。而在肱骨近端、骨盆或前臂远端发生的脆性骨折，即使骨密度测定显示低骨量（$-2.5 <$ T 值 < -1），也可诊断骨质疏松症。

2. 基于骨密度测定的诊断：DXA 测量的骨密度是目前通用的骨质疏松症诊断指标。对于绝经后女性、50 岁及以上男性，建议参照 WHO 推荐的诊断标准。骨密度通常用 T 值（T-Score）表示，T 值 =（实测值—同种族同性别正常青年人峰值骨密度）/ 同种族同性别正常青年人峰值骨密度的标准差。基于 DXA 测量的中轴骨（第 1 ~ 4 腰椎、股骨颈或全髋）骨密度或桡骨远端 1/3 骨密度对骨质疏松症的诊断标准是 T 值 ≤ -2.5。

对于儿童、绝经前女性和 50 岁以下男性，其骨密度水平的判断建议用同种族的 Z 值表示，Z 值 =（骨密度测定值—同种族同性别同龄人骨密度均值）/ 同种族同性别同龄人骨密度标准差。将 Z 值 ≤ -2.0 视为"低于同年龄段预期范围"或低骨量。

Q: 如何预防骨质疏松症？

1. 补充适量钙质：每个年龄段的人群都要注意钙的摄入量，通过多吃含钙食物来补钙。牛奶、骨头汤、海产品和绿叶蔬菜中含有较为丰富、可供人体吸收的钙离子，但切记补充营养素需通过多途径适量补充。2017年"中国居民营养与健康状况监测"结果显示，我国城乡居民每日钙摄入量为388.8 mg，城市为438.6 mg；农村为369.6 mg，与中国营养学会推荐每日钙摄入剂量800 ~ 1000 mg相差甚远。

2. 摄入充足蛋白质：人到中老年需保证摄入满足机体营养需要的蛋白质，蛋白质是人体组织细胞的基本单位，对骨基质的维护有很大作用，摄入充足的食物蛋白可对预防骨质疏松有一定帮助。

3. 保持良好的生活习惯：预防骨质疏松要戒酒、限酒。烟草和酒精中的有害物质及其毒素可致成骨细胞中毒、破坏，使得骨量降低而诱发骨质疏松。

4. 进行适当的体育锻炼：适当的锻炼可增强骨质的强度和骨量，从很大程度上可防止骨质疏松的发生。

5. 摄入适量维生素D：比如通过增加日晒的方式，日光中的紫外线照射皮肤后可以引起体内一系列反应，形成活性维生素D，从而促进钙质吸收。

Q: 骨质疏松症如何应用药物治疗?

1. 骨健康基本补充剂：钙剂和维生素D是日常防治骨质疏松症的基本药物。①钙剂：成人每日钙推荐摄入量为800 mg，50岁及以上人群每日钙推荐摄入量为1000 ~ 1200 mg。我国居民日常饮食钙摄入量约为400 mg，应尽可能通过饮食摄入充足的钙，也可选择合适的钙剂予以补充。长期或大剂量使用钙剂应定期监测血钙及尿钙水平，同时高尿酸血症患者补钙时应多饮水、多运动，防止肾结石形成。②维生素D：成人维生素D推荐摄入量为400 IU（10 μg）/d，65岁及以上老年人推荐维生素D摄入量为600 IU（15 μg）/d。维生素D用于防治骨质疏松症时，剂量可为800 ~ 1200 IU（20 ~ 30 μg）/d，可耐受最高摄入量为2000 IU（50 μg）/d。

2. 骨质疏松症除基本药物以外的其他药物治疗：包括双膦酸盐（含阿仑膦酸钠、阿仑膦酸钠维D、唑来膦酸、利塞膦酸等）、降钙素、雌激素、选择性雌激素受体调节剂、RANKL抑制剂、甲状旁腺激素类似物、维生素K$_2$类、锶盐、中药。通常把多种药物联用形象比喻为"鸡尾酒"治疗。

3. 药物联合和序贯治疗：联合使用抗骨质疏松药物应评价潜在的不良反应、治疗成本及获益。骨健康基本补充剂（钙剂和维生素D）可以与骨吸收抑制剂或骨形成促进剂联合使用。不建议相同作用机制的药物联合使用，特殊情况下为防止快速骨丢失，可考虑两种骨吸收抑制剂短期联合使用，如绝经后妇女降钙素与双膦酸盐短期联合使用。

Q: 中医怎样治疗骨质疏松症？

1. 中药内服。

（1）肝肾阴虚证：主要表现为腰膝酸痛，膝软无力，下肢抽筋，驼背弯腰，患部痿软微热，形体消瘦，眩晕耳鸣，或五心烦热，失眠多梦，男子遗精，女子经少经绝，舌红少津，少苔，脉沉细数。治则：滋补肝肾、强筋壮骨。推荐方药：左归饮、六味地黄丸、人工虎骨粉等。

（2）脾肾阳虚证：主要表现为腰髋冷痛，腰膝酸软，甚则弯腰驼背，畏寒喜暖，面色苍白，或五更泄泻，或下利清谷，或小便不利，面浮肢肿，甚则腹胀如鼓，舌淡胖，苔白滑，脉沉弱或沉迟。治则：温补脾肾，填精益髓。推荐方药：右归饮、金匮肾气丸、淫羊藿提取物、骨疏康胶囊等。

（3）肾虚血瘀证：主要表现为腰膝及周身酸软疼痛，痛有定处，活动困难，筋肉挛缩，骨折，多有外伤或久病史，舌质紫黯，有瘀点或瘀斑，苔白滑，脉涩或弦。治则：补肾活血、化瘀止痛。推荐方药：补肾活血汤、青蛾丸、壮骨止痛胶囊等。

2. 中医外治法。

（1）针灸疗法：治疗原则包括补肾健脾、养骨生髓、温经通络、祛瘀止痛等，可采用针刺、电针、艾灸、温针灸、热敏灸等方法，临床主要选用肾经、膀胱经、脾经、胃经及任督二脉等，常用穴位有足三里、肾俞、三阴交、脾俞、肝俞、中脘、神阙、关元等。

（2）中药外治法：主要针对腰背部或其他部位疼痛，中药热敷、渍渍、熏蒸和穴位贴敷等传统外治法，有补肾填精、益气健脾、活血通络、强筋壮骨之功，可有效缓解疼痛，改善运动功能。

Q: 如何采用中西医结合治疗的方法？

在单纯中药、西药治疗骨质疏松症效果不显著时，可依据病理特点及类型，审慎联合应用中西药治疗。西药的选择应当符合用药适应证，中药的使用也须遵循辨证施治原则，临床推荐中药与钙剂、维生素 D 等基础治疗药物联合使用。

鉴于骨质疏松症的发病特点，临床防治过程中需长期服用中药，应持续关注中药的安全性问题，关注患者一般状况、生命体征（体温、心率、血压），定期检测血、尿常规，肝、肾功能，血钙、血磷，以及心电图等安全性指标。

Q: 骨质疏松症的康复治疗措施有哪些？

骨质疏松症的康复治疗旨在通过发挥肌肉力量对骨质代谢所起到调节促进作用，纠正这类患者常见的驼背畸形。通过康复治疗，能防止或减少由于肌力不足而导致的跌倒，对已经发生的骨折进行及时的康复治疗能促进恢复。具体措施如下。

1.增强肌力练习：提高肌肉质量的最佳康复治疗方法为增强肌力练习。肌力增强后，不仅骨的强度提高，而且同时坚强的肌力可以保护关节免受损伤，而过分的负荷又可通过骨周围肌群的收缩得以缓解，从而避免骨折的发生。

2.纠正畸形练习：骨质疏松症患者常出现驼背畸形，在无脊椎骨折时，多是因疼痛而出现的保护性体位。此时做背伸肌肌力练习，增强背伸肌对脊椎的保护并分散脊椎所承受的过多的应力，可以牵伸挛缩，缓解部分症状。

3.针对某些骨折的康复治疗：对于脊椎骨折的患者首先应卧床休息并使用必要的止痛药物，卧床休息两周后做翻身和背肌增强练习。

4.对于股骨颈骨折的患者常需立即进行骨科急诊治疗，因为其发生股骨头坏死的机会极高。因此，宜早期手术，争取早日下床。

第四节　巨人症与肢端肥大症

Q: 什么是巨人症？什么是肢端肥大症？

生长激素（GH）生成过多可刺激肝脏产生过多的胰岛素样生长因子1（IGF-1），生长板闭合前生长激素分泌过多会导致骨骺软骨增生，使骨骼过度生长，称为巨人；骨骺生长板闭合后过量的生长激素、胰岛素样生长因子1会促进全身软组织、软骨过度增生，导致典型的肢端肥大，称为肢端肥大症。因此，肢端肥大症和巨人症属于同一谱系的疾病，但肢端肥大症发生于成人，而巨人症则少见，一般在青春期之前发病。

肢端肥大症是一种罕见疾病，国外患病率在（2.8 ~ 13.7）/100 000，年发病率为（0.2 ~ 1.1）/100 000。在大多数研究中，患病率在男性和女性之间的分布是均等的。

Q: 什么原因导致了肢端肥大症？

在绝大多数病例（＞95%）中，肢端肥大症由分泌生长激素的垂体腺瘤（生长激素瘤或泌乳素生长激素瘤）导致。在非常罕见的病例中，肢端肥大症是由于异位（副肿瘤性）分泌 GH 或生长激素释放激素（GHRH）导致垂体增生引起生长激素分泌过量所致。医源性肢端肥大症是由于过量或不适当的生长激素替代治疗所导致的，可伴发过量或不适当的生长激素替代。

Q: 肢端肥大症的临床表现有哪些？

1. 垂体腺瘤占位效应：头痛、呕吐、压迫视神经导致视力受损、垂体功能减退。

2. 对肌肉骨骼软组织的影响：手足增大、舌肥厚、鼻大、唇厚、下颌突出、腕管综合征、关节痛、骨关节病、椎体骨折、疲劳出汗等。

3. 心血管并发症：高血压、左心室肥大、心肌纤维化、心肌收缩功能障碍。

4. 呼吸系统并发症：睡眠呼吸暂停、上呼吸道阻塞。

5. 胃肠道并发症：结肠息肉、结肠癌。

6. 内分泌代谢并发症：糖耐量异常、糖尿病、胰岛素抵抗、血脂紊乱、甲状腺结节或肿瘤。

7. 生殖系统并发症：月经紊乱、勃起障碍。

Q: 空腹生长激素可以作为诊断肢端肥大症的依据吗？

虽然患者生长激素水平升高，但正常人应激状态下生长激素水平也会升高，故不推荐单纯将空腹或随机生长激素水平作为诊断指标。当随机生长激素 < 1.0 μg/L 且胰岛素样生长因子 1 水平在正常范围内时可除外活动性肢端肥大症。

Q: 如何解读血清胰岛素样生长因子 1 水平？

血清胰岛素样生长因子 1 是肢端肥大症的重要生化诊断指标。健康成人的胰岛素样生长因子 1 水平随着年龄增长逐渐降低，因此应以年龄和性别匹配的正常范围作为参考指标。此外，妊娠期和青春期胰岛素样生长因子 1 水平会升高；全身炎症状态、慢性肝病、肝硬化、营养不良和神经性厌食、糖尿病控制不佳以及甲状腺功能减退患者的胰岛素样生长因子 1 水平可能降低。血清胰岛素样生长因子 1 是反映慢性生长激素过度分泌的最优指标，可以用于肢端肥大症的诊断，以及疾病活动、预后评估。

Q: 如何进行葡萄糖生长激素抑制试验？诊断肢端肥大症的标准是什么？

在健康受试者中，葡萄糖给药后生长激素水平下降，而在肢端肥大症患者中，这种抑制效果缺失。

口服葡萄糖生长激素抑制试验方法：口服 75 g 无水葡萄糖，分别在服用前（0 分）和服用后 30 分钟、60 分钟、90 分钟及 120 分钟取血测定血糖及生长激素水平。

推荐肢端肥大症诊断标准：葡萄糖生长激素谷值 ≥ 1.0 μg/L。

Q: 为什么要做垂体磁共振检查？

通过鞍区磁共振检查可以了解生长激素腺瘤的位置、大小、形态及侵袭性。当生化检查证实肢端肥大症而磁共振检查未发现垂体腺瘤时，应考虑生长抑素标记的核素显像和胸腹盆影像学检查，用于排除异位分泌生长激素释放激素（GHRH）或生长激素的肿瘤。

Q: 除了以上确诊检查外，还需要做其他方面的评估吗？

肢端肥大症患者还要关注垂体腺瘤的占位效应，如垂体功能、视力视野检查，以及肢端肥大相关并发症，如糖尿病、高血压、心脏和呼吸系统疾病、骨骼和骨关节病变、甲状腺结节、肠道息肉及恶性肿瘤。另外也要注意评估是否合并高催乳素血症和中枢性甲状腺功能亢进症。

Q: 肢端肥大症如何诊断？

根据患者的临床表现、实验室检测以及影像学检查，通过综合分析做出肢端肥大的诊断。诊断包括定性诊断，主要是实验室检查，生长激素分泌过度的指标及抑制试验；定位诊断，评估是否存在急慢性并发症；以及必要的鉴别诊断，如非垂体生长激素瘤所致的巨人症或肢端肥大症，体质巨人和身材过长等问题。

Q: 肢端肥大症患者的肿瘤风险是否增加？长期风险是什么？

在肢端肥大症患者中，结肠癌和甲状腺癌的发病率似有升高。因此，应在诊断时进行筛查性结肠镜检查，然后根据结果、家族史和疾病活动性进行重复检查。建议对可触及结节或甲状腺癌风险增加的患者进行甲状腺超声检查。肢端肥大症患者的死亡率增加，主要是由于心血管疾病、呼吸系统疾病和糖代谢失调，约 20% 的患者患有糖尿病，而近一半的患者患有高血压。肌肉骨骼疾病和关节病疼痛是严重影响生活质量的重要并发症。

Q: 肢端肥大症的治疗方法有哪些？

手术、药物和放疗是肢端肥大症的治疗方法。手术作为一线治疗，如果未能达到生化缓解和临床控制，则可接受长效生长抑素受体配体或多巴胺受体激动剂治疗，对于仍不能达到有效临床控制或没有条件接受长期药物治疗的患者，则应考虑进行放射治疗，或者再次手术。

部分患者伴有心脏和呼吸系统的严重并发症，可术前使用生长抑素类似物治疗 12 ~ 24 周，降低生长激素和胰岛素样生长因子 1 水平，并改善并发症，为手术创造条件。

Q: 为什么手术切除腺瘤是垂体生长激素腺瘤的首选治疗方法？

因为手术切除垂体生长激素腺瘤可达到消除或缩小腺瘤、缓解腺瘤压迫症状（如视功能进行性下降或腺瘤急性出血）、降低生长激素和胰岛素样生长因子 1 水平的治疗目标。通常术后 1 周生长激素可下降，甚至恢复正常，同时糖代谢水平、心脏结构和功能、呼吸系统症状和软组织肿胀等逐渐改善。

Q: 治疗垂体生长激素腺瘤要做开颅手术吗？

垂体腺瘤的外科治疗主要是经鼻蝶入路手术，开颅手术只在少数情况下采用。术后结合药物治疗和放疗能够显著提高长期缓解率。神经导航技术、多普勒超声技术和术中磁共振检查可提高手术的安全性和全切除率。

Q: 肢端肥大症手术治疗有什么并发症吗？

手术并发症包括：可能导致嗅觉障碍、腺垂体功能减退、暂时或永久性中枢性尿崩症，损伤颅底重要神经，引起视神经等颅神经功能障碍，损伤血管或脑组织及其血供，引起术后脑脊液鼻漏和（或）脑膜炎、菌血症、败血症、下丘脑综合征，甚至可导致患者死亡。肢端肥大症患者手术并发症发生率为 3% ~ 10%，经蝶及开颅手术的围手术期病死率在 0.1% ~ 2.8%。

Q: 治疗肢端肥大症的药物有哪些？什么情况下需药物治疗？

治疗肢端肥大症的药物包括生长抑素类似物（醋酸奥曲肽微球）、多巴胺受体激动剂（溴隐亭和卡麦角林）和生长激素受体拮抗剂（培维索孟）三大类，主要用于手术后未缓解的患者，腺瘤侵犯海绵窦、手术无法完全切除达生化缓解且无腺瘤压迫症状的患者，不能耐受手术的患者（如因气道问题麻醉风险高、严重肢端肥大症并发症如心功能衰竭、重度高血压和未控制的糖尿病等患者）。

Q: 什么情况下选择放射治疗？

垂体生长激素腺瘤放疗后血清生长激素水平下降较慢，可能引起垂体功能减退等并发症，通常不作为垂体生长激素腺瘤的首选治疗。放疗常用于术后未缓解或复发不能再次手术的患者，以及药物治疗效果不佳或不能耐受药物治疗的患者。

Q: 肢端肥大症的治疗目标有哪些?

1. 生化缓解:①血清生长激素水平下降至空腹或随机生长激素 $< 1.0\ \mu g/L$,葡萄糖生长激素谷值 $< 1.0\ \mu g/L$;②血清 IGF-1 水平下降至与年龄和性别匹配的正常范围内。

2. 临床控制:①腺瘤消除或者缩小,并防止其复发;②肢端肥大症的临床表现和特别是心血管、呼吸系统和代谢并发症得到改善;③尽量保留腺垂体功能,已有腺垂体功能减退的患者应给予相应靶腺激素的替代治疗。

Q: 垂体生长激素腺瘤手术治疗后的注意事项有哪些?

1. 术后 1 天及出院前测定血清 GH 和 IGF-1 水平。GH 水平的下降常早于 IGF-1 水平的下降,术后即刻和早期激素变化可为远期生化缓解提供重要参考信息。

2. 如围手术期发现有垂体前叶功能减退应给予替代治疗,术后需评价腺垂体功能及替代治疗的充分性。

3. 术后 3 个月复查空腹、随机 GH 和 IGF-1 水平,如 GH $< 1.0\ \mu g/L$,IGF-1 水平在正常范围内,可不行 OGTT-GH 抑制试验;如 GH $\geqslant 1.0\ \mu g/L$ 需行 OGTT-GH 抑制试验;如 GH $< 1.0\ \mu g/L$ 且 IGF-1 水平高于正常范围或 OGTT-GH 谷值 $\geqslant 1.0\ \mu g/L$ 而 IGF-1 正常,需密切观察和深入评估。

4. 术后 3 个月评估腺垂体功能、垂体增强磁共振,再次评估术前发生的肢端肥大症并发症,并选择必要的眼科检查。

5. 术后 6 个月选择性评估 GH 和 IGF-1 水平、垂体磁共振和并发症情况等。

6. 术后每年复查空腹或随机 GH、IGF-1,必要时行 OGTT-GH 抑制试验、垂体磁共振和必要的眼科检查,以及肢端肥大症并发症评估,及时调整治疗方案。

Q: 垂体生长激素腺瘤药物治疗和放疗的注意事项有哪些?

药物治疗的注意事项:应密切关注接受药物治疗的肢端肥大症患者的临床症状改善和药物相关不良反应,建议采用空腹 GH 和 IGF-1 水平评价临床控制和生化缓解情况,必要时停药 1 个月后行 OGTT-GH 抑制试验客观判断 GH 分泌状态,垂体影像学和并发症评估同术后患者。

放疗的注意事项:接受放疗的患者应在治疗后按照手术后随访规范进行临床和内分泌评价,放疗后在等待完全起效的过渡期可考虑药物治疗,有助于缓解患者肢端肥大症相关临床和内分泌表现。要警惕放疗相关的远期不良反应，尤其是垂体功能减退，并对其进行长期规律随访监测，及时进行替代治疗。

Q: 随访肢端肥大症并发症的时间如何选择？

建议按特定的时间间隔，使用不同方法和检测手段，评估肢端肥大症的并发症。

6个月随访：血压测量，空腹血糖水平，糖化血红蛋白水平和血脂水平。

每年随访：心电图，超声心动图，促卵泡激素、黄体生成素、泌乳素和雌二醇水平，总睾酮和男性的性激素结合球蛋白水平，甲状腺和腹部超声检查。

2~3年随访：如果存在骨质疏松的危险因素或出现症状，行双能X线骨密度、胸部及腰椎X线检查。

10年随访：结肠镜检查。如果初次结肠镜检查发现腺瘤，和（或）存在胰岛素样生长因子1水平持续升高，每3~5年检查一次。

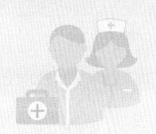

Q: 痛风是什么？

痛风是指因血尿酸过高而沉积在关节、组织中造成多种损害的一组疾病，个体差异表现较大，严重者可并发心脑血管疾病、肾衰竭，最终可能危及生命。痛风是一种古老的疾病，也是一种神奇的疾病，由于发作时疼痛难忍，疼痛来得凶猛，缓解时也快速，如风如影，所以古人将其命名为"痛风"。发作高峰期，不仅疼痛关节无法行动，同时也无法触摸，甚至连风吹都无法忍受。直到近代人们才得知这一疾病是因为体内嘌呤代谢出了问题从而使尿酸水平增高。根据最新研究结果，高尿酸血症患者已占总人口的13.3%，而痛风患病率在1% ~ 3%，且逐年上升。

Q: 痛风的高危人群和风险因素有哪些？如何尽早发现？

高危人群包括：①经常喝酒的人，酒，特别是啤酒中含有大量嘌呤，一瓶啤酒可使尿酸升高一倍。②工作忙碌、压力大的人，不注意休息，劳累，压力大也会增加高尿酸发病的可能，特别是久坐办公室不运动的人群。③肾脏功能退化的人，尤其是老年人由于机体功能退化，肾脏功能减弱，没有能力及时排泄尿酸，就会导致血液中的尿酸值增高。

风险因素：肥胖、胰岛素抵抗、高血压、高血脂、糖耐量异常，以及服用一些利尿药物、部分降压药物、抗结核药物、抗凝药物、部分抗生素等都是尿酸增加的风险因素。还有一些因素，如高海拔、高温、湿度较大的环境，也会影响尿酸水平。

在生活中，有不少人等到痛风发作才知道自己得病了。常规体检时要注意血液里的尿酸值，如果升高就是一个"不健康"的信号，需要引起足够的重视，以尽早发现通风。

Q: 高尿酸血症如何分类？原发性高尿酸是如何分类的？

通常我们把高尿酸血症分为原发性和继发性。

1. 原发性又分为：①特发性尿酸增多症：绝大多数原因不明，10% ~ 20% 的患者有阳性家族史，仅 1% 左右的患者由先天性酶缺陷引起，如家族性幼年高尿酸性肾病、次黄嘌呤 – 鸟嘌呤磷酸核糖基转移酶缺陷、磷酸核糖焦磷酸合成酶活性增高、糖原贮积症 I 型、遗传性果糖不耐受症等。②尿酸产生过多：与高嘌呤饮食、酒精过多摄入、高糖饮食、核酸代谢增强相关，常合并代谢综合征相关的临床表现或疾病。

2. 继发性见于多种疾病导致的尿酸增高，包括：①血液系统疾病。②各类肾脏疾病。③服用某些药物，如利尿剂（如氢氯噻嗪、呋塞米等）、复方降压片、抗结核药、抗帕金森病药物、阿司匹林、维生素 B_{12}、叶酸、细胞毒性化疗药物、免疫抑制剂（他克莫司、环孢素 A、硫唑嘌呤）等。④有机酸产生过多，抑制尿酸排泄，如乳酸酸中毒、糖尿病酮症酸中毒、过度运动、饥饿、摄入酒精等。

Q: 哪些情况属于特殊类型的痛风？

通常认为以下几种情形属于特殊类型。

1. 不典型痛风：多关节同时发作（常常见于绝经后女性）；第一次较轻，逐次加重；儿童或青少年先有肾结石，再有关节炎。

2. 老年痛风：60 岁以上发病，关节以钝痛为主；继发于其他疾病多见，可以多个关节同时出现症状，容易与骨关节炎相混淆。

3. 高危痛风：发病年龄较轻；有家族发病史；伴随肾脏疾病，如肾结石或肾功能减退；有心脑血管并发症；女性绝经期前发病；较早出现痛风结节。

Q: 如何界定痛风的分期？

1. 无症状的高尿酸血症：这一期通常血尿酸水平升高，临床尚未出现急性痛风性关节炎或尿酸性肾结石。但最新的国际分类又把这一期分为无症状高尿酸血症期（无晶体沉积）和无症状单钠尿酸盐晶体沉积期（此时可能在关节、肾脏或者其他组织器官出现了晶体沉积）。

2. 急性痛风性关节炎：本期的典型表现为急性发作的下肢单关节痛风通常是足趾关节，几乎占首次发作的 70% 以上，典型发作起病急骤，数小时内症状发展至高峰，关节及周围软组织出现明显的红肿热痛，疼痛剧烈。大关节受累时可有关节渗液，并可伴有头痛、发热、白细胞计数增高等全身症状。跖趾、踝、膝、指、腕、肘关节亦为好发部位，而肩、髋、脊椎等关节则较少发病。

3. 间歇期：指两次急性痛风性关节炎发作之间的阶段。

4. 慢性痛风石及慢性痛风性关节炎：绝大多数患者由于没能长期坚持控制高尿酸血症，更多关节受累，痛风发作变得频繁，逐渐进展为慢性、双侧受累、多发性关节炎，最终出现关节畸形，在关节附近肌腱腱鞘及皮肤结缔组织中形成痛风结节或痛风石，并出现高尿酸血症的并发症，如痛风性肾病等。

Q: 典型的痛风足临床表现有哪些？

足或踝关节的单关节炎（尤其是第一跖趾关节）；既往曾有类似急性关节炎发作；关节肿痛症状出现急剧；关节局部红斑。

Q: 高度怀疑痛风性关节炎，最重要的检查是什么？

1. 血清学中的尿酸检测是重要的项目之一，绝大多数患者会有尿酸增高，尿酸增高的程度可为诊断加分。

2. 大关节有关节积液可以进行关节腔穿刺、关节滑液分析，并在偏振光显微镜下观察尿酸盐结晶。截至目前，是痛风诊断的国际公认金标准。

Q: 痛风性关节炎建议做哪些影像学检查？

1. 最经典简单容易完成的影像学检测手段为 X 线摄片，可见软组织破坏，软骨缘破坏，关节面不规则，特征改变为穿凿样骨破坏，虫蚀样骨缺损。

2. 对临床表现不典型的痛风疑似患者，可考虑使用超声检查受累关节及周围肌腱与软组织以辅助诊断；超声能较敏感发现尿酸盐沉积征象，可作为影像学筛查手段之一，尤其是超声检查发现关节肿胀患者有双轨征时，可有效辅助诊断痛风。

3. 对于血尿酸正常的痛风疑似患者，在医院相关设备和条件允许的情况下，可考虑使用双源 CT 进行辅助诊断。

Q: 无法进行关节腔穿刺获得尿酸盐结晶，如何进行诊断？

在无法进行关节腔穿刺的情况下，基层医院和非风湿科医生可以依赖分类标准进行痛风的临床诊断（当临床表现评分累计 ≥ 8 分或出现表 6-5 中"实验室检查"所列的表现时，可以临床诊断痛风）。

该标准的使用至少要求存在外周关节或滑囊肿胀疼痛或压痛中的一种症状。在有症状的关节 / 滑囊（例如滑液）或痛风结节中存在痛风石结晶则无需应用以下标准。

表 6-5　2015 年美国风湿病学会及欧洲抗风湿病联盟痛风分类标准

项目	内容	评分
临床特点	急性发作的关节为单关节或寡关节	
	踝关节或非第一足趾关节单关节	1
	第一足趾关节	2
	受累关节症状：（1）受累关节红肿；（2）拒绝触摸按压；（3）无法行走	
	（1）符合 1 点	1
	（2）符合 2 点	2
	（3）符合 3 点	3
	典型的急性发作：（1）24 小时关节症状高峰；（2）14 天症状缓解；（3）发作间期完全缓解 符合上述 ≥ 2 条	
	首次发作	1
	反复发作	2
	痛风石特征：典型部位：关节、耳郭、鹰嘴滑囊、手指、肌腱、跟腱 皮下灰白色结节，表面皮肤薄，血供丰富	
	没有痛风石	0
	存在痛风石	4
实验室检查	患者急性关节炎发作 4 周后，发作间歇期未经治疗的情况下，进行检测，并重复检测，以最高值为准	
	< 240 μmol/L	−4
	360 ~ 480 μmol/L	2
	480 ~ 600 μmol/L	3
	≥ 600 μmol/L	4
	有症状的关节由有经验的医生进行穿刺、滑液分析	
	关节或滑囊进行尿酸盐结晶检测	单钠尿酸盐阴性 −2
影像学特征	有或曾有症状的关节影像学提示尿酸盐结晶的影像：关节超声双轨征，或者双能 CT 显示尿酸晶体沉积	
	无上述影像学证据或者未进行检查	0
	存在	4

Q: 痛风性关节炎应该与哪些关节炎做鉴别？

急慢性的痛风性关节炎，需要与多种引起关节症状的疾病做鉴别，应通过详细的病史询问、共病评估、仔细查体、合理检查，做出诊断。

急慢性痛风性关节炎，应注意与其他假性痛风鉴别，如焦磷酸钙晶体沉积病、碱性磷酸钙晶体沉积病、感染性关节炎、莱姆关节炎、创伤性关节炎、反应性关节炎、骨关节炎、结核相关关节炎等，应警惕不典型单关节起病的类风湿关节炎。

Q: 非药物治疗可以改善高尿酸和痛风临床症状吗？

答案是肯定的，改善生活方式是治疗痛风及高尿酸血症的核心，特别是对于早期发现的患者。合理的综合治疗能提高其生命质量，减少并发症的发生，改善预后。

Q: 体重会影响痛风治疗吗？

超重和肥胖会诱发或并发许多常见慢性疾病，如高血压、冠心病、脑血管病、糖尿病、血脂异常、脂肪肝、高尿酸血症、痛风等。肥胖尤其是腹型肥胖与高尿酸血症关系密切，应对所有痛风及高尿酸血症患者评估体重情况，并指导患者合理控制体重，改善饮食结构，增加运动强度。

Q: 痛风急性期的抗炎治疗有哪些？

非甾体类抗炎药：若无禁忌，应早期足量使用非甾体类抗炎药速效制剂，如依托考昔、双氯芬酸钠、美洛昔康，洛索洛芬钠，萘丁美酮等的其中一种，这类药物不能同时使用两种，有活动性消化道溃疡/出血，或既往有复发性消化道溃疡/出血病史为非甾体类抗炎药绝对使用禁忌。非甾体类抗炎药使用过程中需监测肾功能，慢性肾脏疾病患者不建议使用。

秋水仙碱：早期48小时之内使用效果好，秋水仙碱的不良反应随剂量增加而增加，常见有恶心、呕吐、腹泻、腹痛等胃肠道反应，症状出现时应立即停药；少数患者可出现白细胞计数减少、肝功能异常、肾脏损害。患者一定要在医生指导下服用。

糖皮质激素：主要用于严重急性痛风发作伴有明显全身症状，肾功能不全，秋水仙碱、非甾体类抗炎药治疗无效或使用受限者。小剂量使用，用药2～5天症状好转后逐渐减量，7～10天停药，尽量避免长期使用长效糖皮质激素如地塞米松等。

Q: 降尿酸药物有哪几类？

1.抑制尿酸合成药物：代表药物为别嘌醇和非布司他。①别嘌醇：别嘌醇常见的不良反应为过敏、肝功能损伤和血象抑制。重度过敏（迟发性血管炎、剥脱性皮炎、中毒性表皮坏死松解症等）常致死，条件允许建议筛查 *HLA-B*5801* 基因。如无法进行基因筛查，应仔细询问过敏史，从小剂量开始使用，仔细观察，一旦出现皮疹立即停药。②非布司他：小剂量起步，近年针对非布司他心血管安全性的研究尚无明确定论，建议基层医生在选用非布司他前充分评估，对于有心血管基础疾病或高危因素的患者，需请专科医生会诊，酌情决策是否一定需要使用，并注意监测病情。

2. 促尿酸排泄药物：代表药物为苯溴马隆。泌尿系结石患者和肾功能不全患者属于相对禁忌。服用期间应多饮水以增加尿量。

慢性关节病等痛风患者，血尿酸水平应 $< 300\ \mu mol/L$。通过饮食控制，如果在上述范围内，可以停药。在长期治疗的过程中，不建议血尿酸 $< 180\ \mu mol/L$。

Q: 在痛风治疗过程中需要使用碳酸氢钠吗？

慢性肾功能不全合并高尿酸血症和（或）痛风、接受促尿酸排泄药物治疗、尿酸性肾结石的患者，可碱化尿液。碳酸氢钠 $0.5 \sim 1.0\ g$，3 次 / 日，与其他药物相隔 $1 \sim 2$ 小时服用，主要不良反应为胀气、胃肠道不适，长期服用需警惕钠负荷过重及高血压。切忌过度碱化，尿 pH 过高会增加磷酸钙和碳酸钙等结石形成风险。

Q: 中医是如何认识痛风的？有哪些治疗痛风的方式？

痛风是西方医学命名的疾病名字，我国最早记录痛风类似症状是在元代朱丹溪所著的《格致余论》中，距今 600 多年。此后历代医书多有描述，如"痛风者，四肢百节走痛，方书谓之白虎历节证是也"。清代医书描述"痛风也名白虎历节风"。从中可以看到古代传统医学对痛风的描述体现了不同个体的一些特点，也体现了痛风的广义表现。传统中医药的外敷、熏洗、针灸、拔罐、脉冲通常可用于痛风性关节炎的治疗，中医外科的清创治疗可用于痛风石。

Q: 基层医院医生面对哪些急性发作的痛风患者要会诊转诊？

基层医院医生面对急性痛风性关节炎合并以下情况时要紧急转诊。

1. 急性肾功能衰竭（如尿量急剧减少等）或慢性肾脏疾病 4 期或 5 期，需紧急转诊。

2. 疑诊泌尿系结石所致尿路梗阻或肾绞痛（腹痛、腰痛、尿痛、血尿、尿量减少等），需紧急转诊。

3. 首次关节症状发作且尚无法明确诊断痛风。

4. 怀疑感染性关节炎。

5. 痛风反复发作、控制不佳。

6. 合并肿瘤或处于妊娠期或哺乳期。

7. 肝功能明显异常（转氨酶高于 3 倍正常值上限或胆红素升高）。

8. 合并其他复杂全身疾病。

9. 其他无法处理的急症。

Q: 痛风的并发症有哪些？

痛风的并发症主要有：①痛风性关节炎，可引起关节肿痛、关节畸形；②痛风结节，导致局部皮肤破溃、皮肤感染；③肾结石、痛风性肾病：导致肾功能肌酐升高，造成肾损害，最终可导致终末期肾病；④尿酸沉积在血管，导致相应脏器出现损伤。

Q: 高尿酸合并妊娠要注意什么？

我国现行的生育政策，一对夫妻可以生育三胎，若只是单纯的高尿酸，无高血压、肾脏疾病、糖尿病，妊娠一般没有什么风险，妊娠期间注意监测血压、血糖、血脂、肾功能和尿蛋白。妊娠期间，对于临床上常用的药物别嘌醇和苯溴马隆，在孕期尽量慎用，主要推荐合理饮食和改善体液酸碱平衡，定期监测血尿酸水平。

Q: 高尿酸血症和（或）痛风合并肾损害如何处理？

如果高尿酸血症和（或）痛风同时存在慢性肾功能不全，建议使用抑制尿酸合成药物，并碱化尿液。如果并存慢性尿酸盐肾病，则需要长期有效地控制血尿酸防止肾病加重。如果已经进展至慢性肾脏疾病，除了降尿酸之外，还需要进行控制血压、治疗贫血及钙磷代谢紊乱等慢性肾脏疾病并发症的治疗。

Q: 针对高尿酸血症和痛风患者应强调哪些生活方式？

生活方式的改变，不仅仅针对痛风患者，其实对于绝大多数内科疾病，尤其是代谢性疾病患者，都要进行健康医学科普知识宣教、健康行为宣传，如避免高嘌呤饮食、饮酒、外伤、劳累、寒冷、应激、腹泻、脱水等，避免使用升高尿酸的药物，控制体重，减少热量，定期检测血糖、血脂、尿酸水平。

宣传教育强调低嘌呤饮食，强调每日饮食嘌呤含量控制在 200 mg 以下，避免摄入高嘌呤动物性食品，建议食品多样化，吃动平衡。少盐、少油、足量饮水，适量碱性水。

饮食建议分为三个等级：①避免摄入：动物内脏、浓汤、肉汁、甲壳类海产品、啤酒。②限制摄入：红肉、鱼、含果糖和蔗糖的食品、烈性酒、红酒。③推荐摄入：牛奶，尤其是脱脂和低脂奶制品，蛋类、新鲜蔬菜、低生糖指数的谷物，多饮水。

Q: 对于高尿酸血症和痛风患者烟、酒、水需要如何控制？

无论是高尿酸血症还是痛风患者，还是其他疾病患者，烟草一定要严格管理。每日饮水量维持在 2000 mL 以上，应避免饮用含果糖饮料或含糖软饮料、果汁和浓汤，可以饮用水、茶或不加糖的咖啡。

长期大量饮酒可导致血乳酸增高，进一步影响尿酸排泄；饮酒时常进食高嘌呤食物，酒能加快嘌呤的代谢，导致体内血尿酸水平增高而诱发痛风性关节炎的急性发作。

痛风急性发作期和慢性痛风石性关节炎患者应避免饮酒。痛风间歇期血尿酸水平达标后仍应控制酒精的摄入：男性不宜超过 2 个酒精单位 / 日，女性不宜超过 1 个酒精单位 / 日（1 个酒精单位 ≈ 14 g 纯酒精，即酒精度数 12% 的红葡萄酒 145 mL、酒精度数 3.5% 的啤酒 497 mL 或 40% 的蒸馏酒 43 mL）。

Q: 痛风能痊愈吗？

痛风是代谢性疾病，不会传染。痛风常常与代谢综合征相伴发生，如果多种疾病同时存在，会影响患者的生活质量，影响生命时长。单纯急性痛风性关节炎的本质是高尿酸血症，导致关节中尿酸盐结晶沉积，合理的生活方式可控制尿酸水平在理想范围，可以达到痊愈状态。

Q: 痛风性关节炎急性发作期能运动吗？

进行合理休息与关节周围肌肉等长收缩锻炼是关节炎急性发作的康复建议。如膝关节炎急性发作，宜休息，尽量避免长时间站立、步行等膝关节负重活动，可行直腿勾脚训练等，维持膝关节周围肌肉状态。足趾关节炎急性发作，同样要避免站立过久、行走，可以仰卧做直腿抬高、交替抬腿、交替伸腿、交替落腿、萨尔曼进阶练习。运动可以减轻疼痛，维持关节周围的肌肉力量和耐力，有利于减轻关节的僵硬，预防功能下降，降低心脑血管事件发生率，并改善精神状态和生命质量。

Q: 痛风性关节炎非急性发作期如何锻炼？

指导患者进行运动锻炼及关节功能康复训练。

慢性痛风性关节炎的患者应该遵循：从尽可能只诱发患者轻微疼痛的强度开始，逐渐增加剂量，达到维持健康的目的。包括有氧运动、抗阻训练及柔韧性训练，可参考健康管理推荐的 FITT 原则。

1. F（频率）：有氧运动 3 ~ 5 次 / 周，抗阻训练 2 ~ 3 次 / 周，柔韧性训练每天进行。

2. I（强度）：轻度至中等强度的有氧运动和低强度的抗阻训练，对于年龄＞45 岁、合并多个心脑血管危险因素者，建议先行运动测试。

3. T（时间）：每周≥ 150 分钟。

4. T（类型）：应当强调有氧运动。

Q: 关节功能受限严重的患者如何运动？

建议在康复科专业医生的指导下合理有序运动，目的是增加关节周围肌肉力量。

以膝关节为例，需要训练股四头肌、腘绳肌、胫骨前肌和小腿三头肌，其中股四头肌最为重要。关节活动度训练对受累关节及周围肌肉进行持续的牵伸，可最大限度恢复关节活动度。

以踝关节为例，背屈受限最为常见，应重点加强背屈关节活动，并牵伸小腿三头肌。

Q: 如何做好痛风患者的心理辅导？

任何疾病的发病过程、临床表现都与情绪有相当大的关系，需积极面对疾病本身，调整心态，合理锻炼，规律生活。

急性期的患者，处于"痛的可以疯"的时刻，希望家庭成员和工作同事予以谅解，帮助他们度过痛风的急性发作期。当同时合并其他代谢综合征及关节畸形、痛风肾病等问题时，要注意鼓励患者积极面对，合理用药，安排适合的工作和运动，防止出现消极情绪。

Q: **基层医生如何掌握降尿酸的药物治疗原则？**

1. 急性发作时，不建议调整正在服用的降尿酸药物。

2. 滴定：所有降尿酸药物应从小剂量起始，每 4 周左右检测血尿酸，并酌情缓慢递增剂量直到血尿酸达标。

3. 达标：血尿酸目标水平 < 360 μmol/L。对于痛风石、慢性关节病等患者，血尿酸水平应 < 300 μmol/L。长期治疗的过程中，不建议血尿酸 < 180 μmol/L。

4. 长程：长期服药，规律随访；定期（3 ~ 6 个月）检查血尿酸水平，血尿酸稳定在正常水平时可逐渐减量。

第六节　关节炎

（一）概况

Q: 什么是关节炎？

关节炎，单从字面意思理解：是指于关节部位发生的炎症。炎症大家都不陌生，常见的感冒发烧是上呼吸道的"炎症"，出现尿痛、尿急等症状提示可能是泌尿系统的"炎症"，有腹痛、腹泻等症状提示可能是消化系统的"炎症"，那么关节炎的定义是什么？

关节炎泛指发生于人体一个或多个关节的，以肿胀和压痛为主要表现的，关节腔内炎性侵袭，滑膜发生不同程度病变，软骨或骨性退化的一类古老疾病。其种类繁多，病因复杂，表现各异，转归不同。

Q: 关节炎是如何分类的？

关节炎的分类，国际上没有明确统一的标准，但可从以下几个方面来区分。

按照病情发展快慢、轻重分为急性肿胀性关节炎、慢性关节炎。

按照受累关节的数目分为单关节炎（或者叫寡关节炎）、多关节炎。

按照受累关节的部位分为中轴关节受累、外周关节受累。

按照受累关节的结构形状分为大关节受累关节炎、小关节受累关节炎。

按照病因及发病机制分类是更有利于诊断治疗的，目前多采纳这种方法。

可引起关节炎的疾病包括：风湿性关节炎、类风湿关节炎、骨关节炎、创伤性关节炎、代谢性关节炎、化脓性关节炎、结核性关节炎等；常见的关节炎有骨关节炎、痛风性关节炎、类风湿关节炎、强直性脊柱炎、风湿热等。不同的关节炎，治疗方法不同，预后和致残率也不一样。

（二）骨关节炎

Q: 什么是骨关节炎？流行病学如何？

骨关节炎是一种多发于中年以后的退行性关节病变。最初发生在关节软骨，以后渐发展为软骨下骨、滑膜及关节周围组织。流行病学研究显示，在 45 岁以下人群中，骨关节炎患者占 2%；45 ~ 64 岁者占 30%；65 岁以上者占 63% ~ 85%。骨关节炎的发病率与人种、年龄、职业方式、居住环境、遗传因素都有关系。

Q: 骨关节炎有哪些临床表现？

骨关节炎通常表现为疼痛、压痛、僵硬和畸形，又因患病部位不同而表现出差异，疼痛是骨关节炎的主要表现之一，且疼痛常于活动后加重。手骨关节炎在末端指间关节最常见，外周大关节以膝骨关节炎最多见。此外，颈椎关节炎、关节增生可压迫椎体动脉，严重时可引起偏瘫、截瘫、呼吸及吞咽困难，甚至危及生命。腰椎也是骨关节炎的好发部位，患者会感到腰椎及腰部软组织酸痛；严重者压迫坐骨神经，压迫马尾神经可引起括约肌功能障碍。

Q: 诊断骨关节炎需要哪些实验室检查和辅助检查？

骨关节炎的诊断主要依赖影像学检查，包括受累关节 X 线、关节超声、关节磁共振，特别是 X 线检查。对于早期的软骨病变 X 线检查无明显特异性改变，但随着病情进展可出现关节间隙狭窄、软骨下骨质硬化、囊性变，进一步出现关节边缘增生，骨刺样赘生物形成，晚期可出现关节间隙完全消失，同时可伴有关节半脱位和畸形。关节超声和关节磁共振对于早期软组织病变较 X 线有明显的优势。

骨关节炎并无特殊的实验室检查，类风湿因子、抗环瓜氨酸肽抗体和抗核抗体常为阴性，可与其他关节炎相鉴别，血沉、C 反应蛋白等炎症因子常正常或者轻度升高。

（三）类风湿关节炎

Q: 什么是类风湿关节炎？发病率如何？

类风湿关节炎是一种以慢性、进行性关节滑膜病变为特征的全身性自身免疫病。迄今为止也是导致关节致残率最高、致残程度最重的一种疾病。类风湿关节炎在我国的患病率为 0.26% ~ 0.5%，可发生于任何年龄，男女之比约为 1 : 3。

Q: **类风湿关节炎的关节受累特点是什么？**

类风湿关节炎常累及人体小关节，以关节局部的肿胀、压痛为主要表现，常伴有晨僵，持续时间常大于 1 小时，常累及双手近端指间关节、掌指关节、腕关节、足趾骨关节，也可累及肘、肩、膝、踝等大关节，通常为对称性，部分患者甚至会出现寰枢关节、颞颌关节、胸锁关节、肩锁关节等部位受累。随病程进展，患者会出现关节畸形，典型的表现包括：掌指关节尺侧偏斜、手指的"天鹅颈""纽扣花"样改变，甚至出现关节强直、活动受限，直至关节功能进一步丧失。

Q: **类风湿关节炎的关节外表现有哪几种？**

类风湿关节炎常会出现关节外脏器的受累，常表现为肺间质病变、类风湿结节、局部神经受压迫、周围神经病变、虹膜炎、心包积液、贫血、白细胞减少、血小板减少等关节外表现，部分患者甚至会继发干燥综合征、骨质疏松等。

Q: **类风湿关节炎国际最新的诊断、分类标准是什么？**

类风湿关节炎最新分类标准见表 6-6。

表 6-6　2010 年美国 ACR/EULAR 类风湿关节炎分类标准

分类	评分
受累关节数	分值 0 ~ 5
1 个中到大关节	0
2 ~ 10 个中到大关节	1
1 ~ 3 个小关节	2
4 ~ 10 个小关节	3
大于 10 个小关节	5
血清学	分值 0 ~ 3
RF 和 ACPA 均阴性	0
RF 和 ACPA 至少一个低滴度阳性	2
RF 和 ACPA 至少一个高滴度阳性	3

续表

分类	评分
滑膜炎持续时间	分值 0 ~ 1
小于 6 周	0
大于 6 周或更长	1
急性期反应物	分值 0 ~ 1
CRP 或 ESR 均正常	0
CRP 或 ESR 升高	1

注：1. 对于存在临床滑膜炎，且滑膜炎不能用其他疾病解释，X 线未见典型骨侵蚀的患者，如果符合上述标准 2 项以上，且评分≥ 6 分，可诊断为类风湿关节炎。

2. 资料来源于《风湿病诊疗规范》，赵岩、曾小峰主编，人民卫生出版社 2022 年出版。

（四）血清阴性脊柱关节炎

Q: 什么是血清阴性脊柱关节炎？此类疾病有什么共同的特征？

血清阴性脊柱关节炎是一大类疾病的总称，包括强直性脊柱炎、银屑病关节炎、反应性关节炎、炎性肠病性关节炎等。该类疾病有一些共同的特征：与 HLA-B27 有不同程度的关联，其中以强直性脊柱炎尤为密切，有家族聚集发病倾向，中轴关节受累，腰背痛、脊柱活动受限，X 线证实的骶髂关节炎，炎性外周关节炎常为病程中的突出表现，常为非对称外周大关节肿痛。无类风湿皮下结节，血清类风湿因子阴性，病理变化集中在肌腱端周围和韧带附着于骨的部位——附着点炎。炎性病变亦可发生在眼、主动脉瓣、肠道和皮肤。不同病名诊断的本组疾病，临床表现有重叠，代表性疾病为强直性脊柱炎。

Q: 强直性脊柱炎的临床特征表现有哪些？

强直性脊柱炎为该类疾病典型代表，常累及中轴关节和外周大关节，典型症状包括炎性下腰痛（年龄＜ 40 岁、夜间痛、休息时加重、活动后缓解）、臀区痛及外周大关节肿痛，晚期病例会出现脊柱活动受限，同时也会出现关节外受累，比如葡萄膜炎，确诊病例血清 HLA-B27 有近 90% 为阳性，按照骶髂关节 X 线，分为放射学阳性及放射学阴性，大部分患者对非甾体类抗炎药治疗有效。

Q: 银屑病关节炎的临床特征表现有哪些？

该疾病被列入血清阴性脊柱关节炎，近几年的研究认为银屑病关节炎为异质性疾病，有些有脊柱关节病特征，有些有类风湿关节炎特征，有些二者兼有，呈现多种类型，更多的学者认为银屑病关节炎越来越倾向属于炎性关节病中的独立疾病。银屑病在白种人中患病率高，5%～8%的银屑病患者可出现关节受累。临床患者常有银屑病病史或者家族史，除了中轴关节和外周关节受累外，还会累及双手远端关节，出现损毁性关节炎，同时会出现指（趾）炎，指（趾）甲出现特征性表现，包括甲脱离、甲角化、甲裂缝。

Q: 反应性关节炎的临床特征表现有哪些？

反应性关节炎常指感染后发生的关节炎，但受累关节中不能培养出病原体。该病相对少见，多发于年轻成人，美国曾有项数据提示肠道感染后发生反应性关节炎的概率为（0.6～1.3）/10万人。该病患者发病前常有泌尿系统或者消化系统感染病史，会出现骶髂关节炎、外周关节炎和虹膜炎，分为急性期和慢性期，部分患者在发病6个月内可自行康复，而另一部分患者发展为慢性。该病常表现为少关节炎，常累及外周大关节。

Q: 炎性肠病性关节炎的临床特征表现有哪些？

炎性肠病性关节炎是指由溃疡性结肠炎和克罗恩病引起的关节炎统称，可以累及中轴关节和外周关节，15%～20%的炎性肠病患者可出现外周关节炎，关节炎常与肠病同时发生或者于肠病发生后发生，典型临床表现为急性乃至暴发起病，24小时内达高峰，呈游走性、非对称性的关节红、肿、热、痛，90%患者为多关节受累，但通常不超过4个关节，患者可以反复发作，但一般不会出现关节结构的破坏。

（五）风湿热

Q: 什么是风湿热？

风湿热是一种由咽喉部感染A组乙型溶血性链球菌后反复发作的急性或慢性的全身结缔组织炎症，主要累及关节、心脏、皮肤和皮下组织，临床表现以关节炎和心脏炎症为主，可伴有发热、皮疹、皮下结节、舞蹈症等。本病可见于任何年龄，常见于5～15岁的儿童和青少年，链球菌咽部感染为本病的必要条件，发病率往往与生活水平有关，冬春阴雨季节，寒冷和潮湿是重要的诱因。

Q: 风湿热的典型临床表现有哪些?

1. 前驱症状:在典型症状出现前 1 ~ 6 周,常有咽喉炎或扁桃体炎等上呼吸道链球菌感染的表现,如发热、咽痛、颌下淋巴结肿大、咳嗽等症状。

2. 典型表现:游走性多发性关节炎、心脏炎症、皮下结节、游走性红斑、舞蹈症。其中关节炎最为常见,表现为多发性、游走性,以肘、肩、膝、踝等大关节受累为主,局部可有红、肿、热、痛等急性关节炎表现,关节症状很少持续 1 个月以上,通常 2 周内可消退。

Q: 风湿热的实验室检查及特征性证据有哪些?

风湿热诊断前需要明确有链球菌感染的证据,进行咽拭子培养的阳性率在 20% ~ 25%,同时可行抗链球菌溶血素(ASO)检测,但其一般在感染后 2 周左右出现,同时可完善急性期炎症反应指标如血沉、C 反应蛋白的检查来辅助诊断。心电图、心脏超声等可辅助评估心脏炎症的诊断。

Q: 风湿热的综合治疗措施有哪些?

在进行综合治疗之前先了解风湿热的治疗目标:清除链球菌的感染,控制症状,治疗并发症。治疗主要包括:①一般治疗:卧床休息,避免受凉,特别是心脏炎症患者,在症状改善后应继续卧床休息 3 ~ 4 周;②消除链球菌感染灶:苄星青霉素为首选治疗药物,要连续使用 2 ~ 4 周;③抗风湿治疗:单纯关节受累可选非甾体类抗炎药,对于发生心脏炎症的患者需加用糖皮质激素,至病情改善后逐渐减停。

(六)感染性关节炎

Q: 什么是感染性关节炎?

感染性关节炎是细菌、病毒、真菌等微生物通过不同的途径导致关节感染引起的关节炎,可以是直接关节局部感染进入关节腔,或是血行播散导致关节感染。发病率在世界范围差别很大,见于老人、儿童、免疫功能低下者,也见于经济状况较差、居住环境不卫生等状况下。

Q: 感染性关节炎的临床特征有哪些?

感染性关节炎的临床特征常与病原菌的感染相关,除了引起关节局部的红、肿、热、痛等症状外，常伴有发热、疲乏、寒战等全身症状，受累关节一般为单关节，负重关节较大。北方农牧地区，布鲁杆菌病感染发病率较高。抽取关节积液进行培养可明确病原菌，经指导治疗，积极抗感染后症状可大部分缓解。

（七）与弥漫性结缔组织病相关的关节炎

Q: 什么是结缔组织病？

结缔组织病是一组多系统、多脏器受累的自身免疫性疾病，包括类风湿关节炎、干燥综合征、系统性红斑狼疮、炎症性肌病、系统性硬化症等。该类疾病都可出现关节肿胀、压痛等关节炎的表现，除了类风湿关节炎外，大部分关节炎在原发病控制好后，症状可缓解，且不会出现明显的关节损伤。

Q: 系统性红斑狼疮的关节病变特征有哪些？

系统性红斑狼疮的关节病变常常是本病活动的标志之一。该病是最经典的自身免疫性疾病，其病因不明，发病与感染、遗传、内分泌、化学刺激等相关，会出现多系统、多脏器受累，常累及皮肤、肾脏、神经系统、消化系统、骨骼肌肉等，常伴有发热、疲乏等全身症状，约90%以上的患者会出现关节炎的表现。会出现多种自身抗体，常有抗核抗体高滴度阳性，特异性抗体包括抗Sm抗体、抗ds-DNA抗体，同时会出现低补体血症，诊断常需要症状联合免疫学指标。

系统性红斑狼疮关节受累可能为该病的首发症状，常为对称性分布的非侵蚀性关节痛和关节炎，通常发生于双手小关节、腕关节和膝关节，部分患者也会出现类似于类风湿关节炎的畸形，如天鹅颈畸形、尺侧偏斜等，但为可逆性，并不引起关节破坏。

Q: 系统性硬化症的关节病变特征有哪些？

系统性硬化症是一种以皮肤局部或广泛变硬和内脏胶原纤维进行性硬化为特征的结缔组织病，本病呈慢性经过，既可仅累及皮肤，也可同时累及皮肤和内脏，可以出现对称性皮肤硬化、骨骼及肌肉痛、乏力等临床症状。70%以上的系统性硬化症患者病程中有关节表现，出现疼痛、肿胀、活动受限、关节积液、晨僵。主要在四肢大小关节，很少发于颞颌关节、髋关节、中轴关节。由于关节周围软组织纤维化，导致关节活动受限，关节活动时有"皮革样摩擦感"、干性滑囊样的表现。关节周围可有钙质沉积。

Q: 干燥综合征的关节病变特征有哪些？

干燥综合征是一种以侵犯泪腺、唾液腺等外分泌腺体、B淋巴细胞异常增殖、组织淋巴细胞浸润为特征的弥漫性结缔组织病。临床上主要表现为干燥性角结膜炎和口腔干燥症，还可累及内脏器官。该病典型的症状包括：口干、眼干、猖獗龋，腮腺、颌下腺等外分泌腺肿大，生化及免疫学检查可见：高球蛋白血症，抗 SSA/SSB 抗体（+），同时会出现肺、肾等脏器受累，出现肺间质纤维化、肾小管酸中毒。关节痛和关节炎为本病常见的临床表现，同时干燥综合征常与类风湿关节炎并存。单纯干燥综合征关节病变多发，但关节极少发生关节畸形和功能障碍。

Q: 炎症性肌病的关节病变特征有哪些？

炎症性肌病发病原因不明，是肌肉纤维、纤维间和肌纤维内炎症细胞浸润，表现为四肢近端肌群、颈部肌群、吞咽肌群、肌肉疼痛和肌无力的一组疾病。表现为多发性肌炎、皮肌炎和包涵体肌炎，构成了三种主要的炎症性肌病。40% ~ 60% 的炎症性肌病患者有关节痛、关节炎、晨僵。手部关节多见，合并抗 Jo-1 自身抗体阳性的患者，可以有发热、关节炎、技工手、雷诺现象、肺间质病变。但影像学检查很少有关节面破坏、关节间隙变窄。

Q: 复发性多软骨炎的关节病变特征有哪些？

复发性多软骨炎是一种少见的炎性破坏性疾病，其特点是软骨组织复发性退化性炎症，最常见受累部位依次是喉气管软骨、耳软骨、关节、鼻软骨等，典型表现为起支撑作用的软骨组织遭破坏，出现松软耳、鞍鼻及气管塌陷后的呼吸困难等，关节受累常出现关节炎的表现，关节局部的肿胀及压痛。

Q: 血管炎相关的关节特征有哪些？

1.白塞病又称贝赫切特综合征：是一种反复发作的以累及口、眼、生殖器和皮肤为特征的慢性炎症反应疾病，属于系统性免疫疾病血管炎的一种。病程中 40% ~ 60% 的患者可出现关节疼痛，大小关节均可受累，反复发作，与整体疾病活动正相关，很少留有关节畸形。

2.结节性多动脉炎：是发生于主动脉二级分支、中等大小肌性动脉的肌型动脉炎症，损害呈现阶段性，男性多于女性，将近30%的患者可以合并关节痛，明确累及的关节较少。

3. ANCA相关性血管炎：这组小血管炎，其关节受累也较常见，呈游走性、暂时性，不遗留关节畸形。

4.过敏性紫癜：本病在儿童中多见，首发下肢皮肤紫癜常见。前期常有过敏、感染病史，50%以上合并关节受累，可以有关节疼痛、肿胀、活动受限。大关节多见，多对称分布，急性关节炎持续时间较短，几天内消退，不遗留关节畸形，但可反复发作。

Q: 间歇性周期性关节炎是怎么一回事？

间歇性周期性关节炎也叫复发性风湿病，或者回纹型风湿症，是一种以急性关节炎及关节周围炎短期发作为特征的临床综合征，常以单关节起病，数小时内能迅速侵袭多个关节，出现红、肿、热、痛等症状，数小时或者数天内可完全消失，会反复发作，但急性期炎症指标均为正常。

Q: 风湿性多肌痛关节受累有哪些表现？

风湿性多肌痛多见于更年期以后的女性，表现特征为颈部、肩胛区域、骨盆带肌群肌肉疼痛、僵硬。关节疼痛也多见于肩关节、胸锁关节、腕关节、膝关节，多数为一过性的良性关节炎。

（八）关节炎的诊断与治疗

Q: 关节炎的诊断基础和方法有哪些？

关节炎的诊断需要详细病史，经过仔细体检，分析其特点，来明确关节炎的起病方式是急性起病还是隐匿性起病？需要了解其病程的长短，是自然缓解还是慢性进展？需要评估受累关节的数目，是单关节还是多关节？关节分布是对称性还是非对称性？累及部位是中轴关节还是外周关节？是大关节还是小关节？同时要明确有无其他伴随症状？

实验室检查及影像学检查在关节炎的诊断中也很重要，首先急性期炎性标志物可以很好地提示目前是否具有炎症，也可以提示病情是否活动；某些特异性抗体的检测对相关疾病的诊断具有特异性，如抗 CCP 抗体对于类风湿关节炎的诊断，抗 ds-DNA、抗 Sm 抗体对于系统性红斑狼疮的诊断；某些特殊检查，如基因检测、关节积液的常规、生化、培养对疾病的诊断都很有意义。

Q: 关节炎的治疗策略有哪些？

其实每种关节炎都有其特点，发病机制各有异同，"抗炎"治疗方案也不同。这里所说的抗炎并不是单纯的抗炎症，还包括抑制免疫（调节免疫）。常用药物如下。

第一类药物：非甾体类抗炎药，该类药物通过抑制环氧合酶起效，进一步阻止前列腺素的形成，该类药物（包括洛索洛芬、双氯芬酸钠、塞来昔布、美洛昔康、依托考昔等）仅有抗炎、镇痛的作用，可缓解症状，但不能延缓疾病进展。

第二类药物：糖皮质激素，该类药物有强大的抗炎作用，不同的剂量抗炎效果亦有所不同，冲击剂量以下通过基因组效应起效，冲击剂量通过非基因组效应起效，该类药物不良反应明显，需在专业医生指导下使用，且相对于关节炎而言，仅需要小剂量激素，且要尽快减停。常见药物：醋酸泼尼松、甲泼尼龙、地塞米松、倍他米松等。

第三类药物：免疫抑制剂（免疫调节剂），该类药物分为传统免疫制剂和生物制剂，生物制剂又有大分子制剂和小分子制剂之分，该类药物的主要作用是调节免疫，减轻免疫反应，延缓病情进展，但该类药物容易诱发感染，降低机体免疫监视作用，使机会性感染及肿瘤发生风险增加。

Q: 关节炎预后如何？

每种关节炎预后都不尽相同，如创伤性关节炎、感染性关节炎，在消除创伤因素、控制感染后症状可迅速缓解；痛风性关节炎，发作有周期性，急性期发作后可自行缓解，但经过规范的降尿酸治疗（包括生活方式干预和药物），保持体内血尿酸在一定的浓度以下，可延缓发作，或者不再发作；类风湿关节炎、脊柱关节炎等慢性进展性关节炎，治疗目标是使疾病处于低活动度或者完全缓解，并且使低活动度状态或者完全缓解状态无限延长，避免出现关节畸形、关节破坏。

综上，关节炎可控、可治，每种关节炎的治疗方案不尽相同，需在专业医生指导下，个体化治疗。

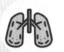
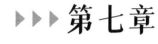

▶▶▶第七章

神经系统
常见疾病

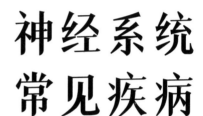

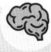

第一节　　三叉神经痛

Q: 什么是三叉神经痛？

在一侧三叉神经分布区域，以面部（或牙齿）突然发作的闪电样、刀割样、烧灼样、顽固性、阵发性、骤停的、难以忍受的剧烈疼痛为主要表现，说话、洗脸、刷牙等一些轻微局部刺激可诱发的剧烈疼痛发作；疼痛持续数秒或数分钟，疼痛呈间断性发作，疼痛不发作时和正常人一样。随着病程延长，疼痛发作越发频繁，持续时间越发延长。

Q: 三叉神经痛分哪些类型？

三叉神经痛分为原发性三叉神经痛和继发性三叉神经痛。

原发性三叉神经痛是指有临床症状，但临床、检验、影像等检查结果正常，90% 的三叉神经痛属于此类。

继发性三叉神经痛是指有临床症状，且临床、检验、影像等检查结果有异常。如岩斜脑膜瘤、听神经瘤、脑桥小脑角胆脂瘤等。

临床常见的是原发性三叉神经痛，多见于 40 岁以上人群，女性多于男性。

Q: 为什么会得三叉神经痛？

原发性三叉神经痛的病因是颅内血管压迫三叉神经。为什么会发生血管压迫三叉神经，其原因尚不明确，可能与人体血管硬化等退行性病变有关，也有学者认为三叉神经痛就是癫痫样神经痛。

Q: 得了三叉神经痛需要做什么检查？

原发性三叉神经痛的诊断主要依据临床表现，需要做头颅 CT、头颅 MR，排除器质性病变导致的继发性三叉神经痛，部分患者头颅磁共振血管成像（MRA）检查可看到血管压迫三叉神经。

Q: 如何诊断三叉神经痛?

诊断三叉神经痛主要是根据临床症状、疼痛部位、疼痛性质及神经系统无阳性体征。

国际诊断标准如下。

1. 至少 3 次一侧面部疼痛。

2. 疼痛发生在三叉神经一个或多个分支,疼痛一般不超过中线。

3. 疼痛性质符合以下 4 个特点中的 3 个:①周期性发作,持续数秒至 2 分钟;②疼痛特点是否像濒死一样;③刀割、电击、针刺、撕裂样的疼痛;④轻微刺激可诱发,如受凉、说话、吃饭可为诱因。理化检查没有特殊的指标,可以通过磁共振或者是 CT,排除颅脑肿瘤的占位和继发性三叉神经痛。

Q: 三叉神经痛需要和哪些疾病鉴别?

常见的需要和三叉神经痛鉴别的疾病如下。

1. 牙痛:三叉神经痛经常会被误诊为牙痛,拔了牙还会疼痛发作;牙痛一般呈持续性,夜间加重,疼痛局限,口腔科检查可确诊。

2. 舌咽神经痛:舌咽神经痛的部位为软腭、扁桃体、咽、舌根及外耳道等处,疼痛可由吞咽动作诱发,容易与第三支三叉神经痛混淆。

3. 偏头痛:头面部一侧或双侧反复发作,搏动性的剧烈头痛,超出三叉神经支配区域。

Q: 三叉神经痛有哪些治疗办法?

三叉神经痛主要治疗方法有药物治疗、手术治疗以及伽马刀治疗。手术治疗包括三叉神经微血管减压术、微球囊压迫术、射频热凝术等。

Q: 治疗三叉神经痛的药物有哪些?

治疗的药物以缓解疼痛为主要目的,常用药物如下。

1. 卡马西平:第一日每次 0.1 g,2 次 / 日;第二日后每隔一日增加 0.1 ~ 0.2 g,直到疼痛缓解,最高每日不超过 1.2 g(即 12 片)。

2. 奥卡西平:起始剂量为每次 300 mg,2 次 / 日;每隔一周增加 600 mg,每日维持量范围在 600 ~ 2400 mg。

3. 加巴喷丁:第一天每次 0.3 g,1 次 / 日;第二天每次 0.3 g,2 次 / 日;第三天每次 0.3 g,3 次 / 日,之后维持此剂量。

Q: 治疗三叉神经痛的药需要吃多久？什么时候能停药？

口服药物效果良好的患者，如果没有不良反应或不良反应不大，可以较长期的口服药物治疗。如果服药期间疼痛完全缓解 1 个月以上，应每月减量至停药。

Q: 吃抗三叉神经痛药物有什么不良反应？需要注意哪些事项？

对这类药物过敏者，有房室传导阻滞、严重肝肾功能不全者禁用。这类药物的不良反应主要有嗜睡、头晕、疲劳、视力模糊、复视等，少见的有水中毒、变态反应综合征、骨髓抑制等，有严重不良反应时要及时停止药物治疗。

吃这类药物要每日按时服用，不要漏服，漏服要及时补服，但要重新安排下次吃药时间，补服不能加量，服药期间要定期做全血细胞、肝肾功能、眼科等检查，有条件的可做药物浓度测定。

Q: 三叉神经痛的非药物治疗方法有哪些？

1. 三叉神经微血管减压术（MVD）：该手术是目前治疗原发性三叉神经痛的首选方法，需要在全麻下开颅，切口长 4 ~ 5 cm，颅骨钻孔一个，稍微扩大骨孔至 2 ~ 3 cm，剪开硬脑膜，逐步释放脑脊液，锐性分离蛛网膜直至显露，分离责任血管（压迫三叉神经的血管）与三叉神经，并在责任血管和三叉神经之间垫入垫片，绝大多数患者术后即疼痛完全缓解，效果立竿见影。MVD 是针对病因且不需要破坏三叉神经的治疗方法，疼痛缓解率高，持续时间长，复发率低。

2. 经皮穿刺三叉神经半月节微球囊压迫术：该手术是一种安全、简单、有效、患者易于接受的治疗方法，适用于年龄大、不愿意接受或不能耐受开颅手术的患者，在全麻下进行三叉神经半月节穿刺，穿刺成功后送入微球囊压迫三叉神经半月节，缺点是术后会出现面部麻木、咬肌无力等症状。

3. 三叉神经半月节经皮射频热凝术：该手术效果和上述微球囊压迫术类似，是将射频针送入三叉神经半月节的靶点，通过电热凝毁损靶点，术后也会出现面部麻木。

Q: 三叉神经痛什么时间做手术最好？

三叉神经痛的患者早期先药物治疗，一般吃药半年以上，药物用量增加到较大剂量，控制疼痛的效果不佳时，又出现剧烈疼痛，严重影响日常生活时可以选择手术治疗。有些患者吃药疗效不佳，或较小剂量就出现明显不良反应，患者不能耐受药物治疗时的不良反应时，可以选择手术治疗。疼痛严重影响工作、生活和休息者，尽早手术。

Q: 三叉神经痛会导致其他疾病吗？预后如何？

三叉神经痛一般不会引起其他疾病。原发性三叉神经痛没有器质性病变，总体讲预后良好，但各种治疗方法都有每年 5% 左右的复发率。

Q: 三叉神经痛手术后并发症有哪些？

三叉神经痛微血管减压术一般没有并发症，偶有面部麻木的症状；经皮穿刺三叉神经半月节微球囊压迫术及三叉神经半月节射频热凝术后会有面部麻木，一般半年之内大部分患者可恢复。少数患者术后有复发，复发后可以药物治疗，也可以选择合适的术式再次手术。

Q: 什么是伽马刀治疗？

伽马刀治疗的原理是利用伽马射线照射三叉神经入脑区，对三叉神经进行毁损。其优点是无创，缺点是起效较慢，且会有面部麻木，复发率比较高。主要针对年老体弱、不能耐受全麻手术的患者。

Q: 什么是脑卒中?

脑卒中通常是指脑血管病，又叫脑血管意外或脑中风，是由于脑血管发生了急性或慢性病变而引起的局灶性或弥漫性脑功能障碍的一组疾病的总称。

Q: 脑卒中有哪几种类型?

通常情况下，脑卒中分为缺血性脑卒中和出血性脑卒中。

缺血性脑卒中是由于脑血管发生堵塞而引起的，其主要原因是由于动脉硬化所致，包括短暂性脑缺血发作（简称 TIA ）和脑梗死，其中后者又可分为脑血栓形成和脑栓塞。

出血性脑卒中是由于脑内血管破裂而引起的，主要包括脑实质出血，脑室内出血和蛛网膜下隙出血（脑表面血管破裂出血），其最常见的原因主要是动脉瘤及动静脉畸形破裂所致。

Q: 脑卒中能不能预防?

很大一部分脑卒中是可以预防的，只要我们建立正确的健康理念，纠正不健康的生活方式，并且控制好引起脑卒中的危险因素，就可以大大降低脑卒中的发生率。

Q: 预防脑卒中，我们老百姓应该做什么?

预防所有的疾病，保持健康的身体，我们都应以"合理膳食，适量运动，戒烟限酒，心理平衡"为基础。而预防脑卒中，要在这个基础上重点关注以下内容。

1.有高血压、高血脂、高血糖、心脏病（尤其是房颤）的人，要把这些疾病控制好，把各项指标控制在合理范围。

2. 在日常生活中要做到以下几点：①饮食要相对清淡，不能大鱼大肉，暴饮暴食，要做到每次吃到七八分饱即可，同时要注意保证足够的营养物质的摄入。②体力活动要适度，尤其年龄大一点的老人要做健身运动，不做竞技运动。③避免熬夜，保证充足的睡眠。④戒烟限酒，烟一定要戒，酒也是能不喝就不喝，能少喝就少喝。⑤在家干家务活动作要轻柔，避免动作过猛、过快，也要避免过快地改变体位。⑥保持大便通畅，可以多食用水果、蔬菜等，必要时可使用润肠药物。若有顽固性便秘，切不可用力排便，要找专业医护人员处理。⑦每天要保证充足的饮水量，尤其在夏天，老年人更应注意。⑧每次娱乐活动（看电视、上网、打麻将等）时间不要太长，而且中间要停下来走动走动，舒展一下筋骨。这被称之为"课间一刻钟，筋骨脑心通"。⑨情绪一定要平稳，心里一定要平衡，大喜大悲极易诱发心脑血管病。⑩定期体检，做到早发现、早诊断、早治疗、早达标、早获益。

Q: 日常饮食中应注意什么？

日常生活中饮食要做到有粗有细，三四五顿，七八分饱，要限盐、限脂、限糖，要尽量多吃粗加工的食物，少吃深加工的食物，尽量多吃凉拌菜，少吃油炒菜，煎炸、烧烤的食物也要少吃，每天保证一个鸡蛋和一杯牛奶，一天的肉类不超过一个网球大小，主食相当于两个网球大小，保证三个网球大小的水果，不低于四个网球大小的素菜。

Q: 肥胖会导致脑卒中吗？

肥胖会不会直接导致脑卒中？我们换一个角度叙述这个问题就比较好理解了。

肥胖的人为什么会肥胖？除了遗传基因以外，绝大多数肥胖者有许多不良嗜好，比如胃口好、饮食量大、暴饮暴食、喜欢吃油腻的食物和甜食、不喜欢运动，这就是好吃懒动。另外，肥胖者大都伴随有内分泌紊乱、高血脂、高血压、高血糖、高同型半胱氨酸血症、睡眠呼吸暂停等疾病。所以说肥胖者发生脑卒中的风险会大大增加。

Q: 脑卒中为什么也"光顾"年轻人？

根据临床资料统计，60%～70% 的脑卒中患者是 60～65 岁及以上的老年人。但近几年年轻人的发病率也在逐年增高，所以脑卒中年轻化的趋势越来越明显，那么这究竟是为什么呢？分析认为，可能是年轻人的危险因素越来越多，比如抽烟、大量饮酒、大量饮用甜味饮料、肥胖、缺乏运动、夜生活过度、压力大、高脂饮食，另外可能还合并其他疾病，如心脏病、血液病、肾病、免疫系统疾病、内分泌系统疾病等，所以说年轻人也同样需要树立正确的健康理念，预防脑卒中的发生，切不可挥霍自己的身体。

Q: 秋冬季节为什么是脑卒中的高发季节？

季节交替、气候变化、寒来暑往，从来就是与疾病的发生、发展紧密联系的。脑卒中也不例外，当气温下降，尤其是突然下降的时候会使身体血管的弹性调节能力下降，从而使血液循环的外周阻力增大，这样就可使血压升高；突发的寒冷刺激还可使身体的交感神经产生兴奋，从而使肾上腺素分泌增加，外周小血管收缩，阻力增大，血压升高，这两种因素引起的血压升高，就可导致血管病变，最终发生脑卒中。寒冷也可使血液中的纤维蛋白原含量发生变化，导致了血液黏稠度增加，这样血栓极易形成，从而发生脑卒中。另外，寒冷刺激可以作用于呼吸道，引发炎性反应，产生炎性因子，这些炎性因子可促进动脉粥样硬化，也可促使动脉粥样斑块的破裂，从而引发脑血栓形成；大量的炎性因子也会影响凝血系统，这样也可引发血栓形成，最终导致脑卒中的发生。

Q: 怎样判断脑卒中高危人群？

通常情况下，通过以下八项内容进行高危人群的判定：①高血压病史，血压 $\geq$ 140/90 mmHg（合并冠心病、慢性肾病、糖尿病者 $\geq$ 130/80 mmHg 或正在接受降压治疗）。②心房纤颤或心瓣膜病或心脏肿瘤。③吸烟（吸烟多少没有明确界定）。④血脂异常（主要是指低密度脂蛋白、甘油三酯、胆固醇的异常增高）。⑤糖尿病（密切关注糖尿病前期）。⑥肥胖（BMI $\geq$ 28 kg/m^2）。⑦相比较于肥胖，缺乏运动危害更大。⑧脑卒中家族史。

具备三项或三项以上因素者，或既往发生过脑卒中者（包括 TIA）判定为高危人群。

Q: 脑卒中高危人群应该到医院做哪些筛查？

通常情况下，年龄 $\geq$ 40 岁的人群都应该到医院进行脑卒中筛查，其内容包括：①卒中危险因素的筛查（前面已述）。②血液及尿液学方面的检查（血常规、尿常规、肝功能、肾功能、血糖、血脂、糖化血红蛋白、同型半胱氨酸等）。③神经系统体格检查（由神经科医生完成）。④颈动脉超声（观察动脉硬化的程度及斑块的性质）。⑤经颅多普勒（观察颅内血管血流变化等）。⑥头颅CT（有条件者可做头颅磁共振和 MRA，甚至 DSA）。

Q: 为什么有部分脑梗死患者 CT 检查没有发现相对应的病灶？

发生脑梗死的患者在不同的时间段进行头颅 CT 检查，其病灶的显示是不一样的。一般情况下急性脑梗死者在发病 24 小时以后才能看到明显的病灶，所以距离发病的时间越近，在 CT 上越不容易发现病灶。另外，CT 显示脑干和小脑部位病灶，由于颅底骨质和枕骨的影响，也会容易漏诊，存在局限性，所以临床上怀疑脑干和小脑的病变，选择头颅磁共振检查更容易发现病灶。

Q: 发病早期 CT 检查发现不了急性脑梗的相应病灶，为什么在急诊科就诊时医生还是要让患者做头颅 CT？

当患者在急诊科就诊时，急诊科医生通过询问病史和进行体格检查，怀疑是脑卒中，通常要让患者先做个头颅 CT，做头颅 CT 的目的不是为了"看见"脑梗死，而是为了排除脑出血。只要具备新发的神经系统的症状和体征，并且排除了脑出血，就可以临床诊断为脑梗死了，也就可以及时进行溶栓及相应的治疗了。

Q: 得了脑卒中有哪些表现呢？

假如出现以下一种或几种情况，无论是短暂的还是持续的，就要提高警惕，及时到医院就诊。

①突然出现单眼或双眼短暂或持续的黑蒙或视物模糊。②突然看东西出现重影，视物成双或伴有眩晕。③突然出现一侧肢体（上下肢、手脚）和（或）面部麻木，以及肢体乏力。④突然出现说话含混不清、舌僵、饮水呛咳。⑤突然出现眩晕，伴有恶心、呕吐，甚至心慌、大汗、面色苍白。⑥突然跌倒（除外道路不平、穿鞋不合适等）或伴有短暂意识不清。以上六种表现每个患者不一定全部出现，只要有一种表现就应该及时就诊。

Q: **如何快速识别脑卒中？**

国际上通常推荐使用 BEFAST 法则来快速识别脑卒中。

B　平衡（Balance）：平衡能力，协调能力减退或丧失，突然出现行走困难。

E　眼睛（Eyes）：突然出现的视物模糊或视物成双。

F　面部（Face）：口角歪斜，面部不对称。

A　上肢手臂（Arm）：一侧手臂肢体无力。

S　时间（Time）：上述症状提示已经发生脑卒中了，抓紧时间拨打"120"到医院就诊。

Q: **怀疑得了脑卒中，为什么要先到医院？在家找老中医喝点儿汤药不行吗？**

怀疑得了脑卒中，去了医院首先要做个脑 CT，其目的不是为了"看见"脑梗死，而是为了排除脑出血。临床上没办法百分之百准确判断究竟是脑梗死还是脑出血，区分二者最简单快捷的方法就是做头颅 CT 检查，而且脑梗死与脑出血的治疗手段是截然不同的。另外，如果是急性脑梗死，在医院会立刻启动"静脉溶栓"程序进行治疗，这个静脉溶栓的手段只能在有条件的医院才能进行，而且"静脉溶栓"是目前世界公认的治疗急性脑梗死最有效、最重要的手段（没有之一）。所以说怀疑得了脑卒中一定要先到医院。

Q: **每年在春夏之交和秋冬之交，定期输液能不能预防脑卒中？**

有许多老百姓喜欢通过在春夏之交和秋冬之交定期输液来预防脑卒中，自己解释说人就像一部机器，就得定期保养。这种做法在医学上是没有科学依据的。没有得过脑梗死者，应该从引起脑梗死的危险因素（高血压、糖尿病、高血脂、心脏病、肥胖、缺乏运动、吸烟、饮酒、睡眠呼吸暂停等）入手进行控制，这是一级预防。得过脑梗死者要预防再次发病，这是二级预防，除了控制以上所述的危险因素外，更要按医生要求按时服药，切不可乱吃保健品，更不能相信所谓的偏方、秘方、验方，否则贻害无穷。

Q: **什么是脑血管造影？**

脑血管造影是一种常规的、成熟的诊断方法，是用 X 线来探查脑卒中的原因、动脉瘤的位置及治疗方法的选择。脑血管造影的操作方法是在患者的大腿根部或手腕外侧做穿刺，通过一根细而柔软的导管在动脉内注射造影剂，同时连续拍照，记录造影过程，使脑部的血管图像清晰显示在电视屏幕和 X 线摄片上，医生据此用以判断脑血管有无病变，并做出准确诊断和治疗选择。脑血管造影是诊断脑血管病的金标准。

Q: 为什么缺血性脑血管病患者需要行脑血管造影？

血管狭窄是缺血性脑血管病的主要原因，颅内外血管狭窄既可直接造成脑缺血，又可继发血栓形成造成脑缺血，还可因狭窄处的血栓或粥样斑块脱落阻塞脑血管造成脑缺血。所以脑血管造影是明确缺血性脑血管病病因所在的重要诊断手段。只有明确了血管病变的部位和性质才能针对发病源头进行根本的治疗。

Q: 做全脑血管造影有风险吗？

脑血管造影严格来说是一个有创的检查，只要是有创检查就会有风险。脑血管造影的神经系统并发症最常见的是缺血性事件，继发于导管、导丝引起的血栓栓塞或气栓。其他并发症包括粥样硬化性斑块破裂及血管夹层等。

Q: 颈动脉支架是怎么做的？

颈动脉支架植入术是近年来刚刚发展起来的治疗颈动脉疾病的微创方法。通常仅需在局麻下进行，通过一侧股动脉穿刺或小切口切开，在导丝、导管的配合下将小的合金支架放置在颈动脉狭窄处，将狭窄血管撑开。

Q: 什么情况下适合行颈动脉支架植入术？

一般情况下有三种情况适合行颈动脉支架植入术。

1. 当颈动脉狭窄程度超过 70%，同时既往有脑卒中病史，而且行颈动脉内膜剥脱手术风险较大时，适合行颈动脉支架植入术。

2. 当颈动脉狭窄程度超过 80%，但行颈动脉内膜剥脱术风险很大时，即使没有任何症状，也需要行颈内动脉支架植入术。

3. 当颈内动脉内膜剥脱术后再次出现狭窄超过 70% 时，也可选择颈内动脉支架植入术。

Q: 做脑血管造影和颈动脉支架疼吗？术中难受吗？

造影过程中打造影剂时患者会感到头部或颈部发热等不适，但持续时间仅

1～2秒钟，极少数患者有恶心、呕吐感。进行治疗（支架成形术）时可能有类似心绞痛发作的颈痛或胸痛感，这些是正常的，但一有这些感觉就应立即向医生说明，医生会根据不同的情况做出相应的处理。

Q: 脑血管中放了支架还需要继续吃药吗？吃多长时间？

患了脑血管病的大部分患者都需要长期吃药，甚至终身吃药来预防复发。支架治疗不能代替药物治疗。支架术后一段时间内，患者通常需要口服两种抗血小板药物（阿司匹林和氯吡格雷）。服药期间注意监测出凝血倾向，什么时候减药需要咨询专业医生，不能随意减药，擅自停药。

Q: 为什么做彩超说一侧颈动脉完全堵死了，却没有症状？

有人在体检时会发现有一侧颈动脉不声不响地闭塞了，却没有任何症状。这是因为我们大脑里面有代偿机制，就像交通网络一样，主干路堵车了，我们还能走辅路，照样能到达目的地。所以尽管一根血管堵了，但大脑里面的血流是够用的，所以没有症状。

Q: 听说按摩脖子也能按出脑梗死，是怎么回事？

颈部有四条供应大脑的血管，两条颈内动脉和两条椎动脉。这四条动脉都容易受到外力的挤压、牵拉，导致血管内膜撕裂，形成夹层动脉瘤。颈动脉夹层主要表现为一侧面部、头部或颈部疼痛，病变侧瞳孔缩小、眼睑下垂、肢体无力、言语不清；椎动脉夹层表现为枕部或后颈痛、眩晕、耳鸣、吞咽困难、瘫痪等。颈部按摩需由专业按摩医生根据患者病情谨慎操作，切不可随意按压。

Q: 什么是动脉取栓？

动脉取栓是一种治疗缺血性脑血管病的新方法，最近这几年在国内开始实施，但是这种手术不是所有人都能进行。如果患者发生了颅内外的大血管堵塞，有时候溶栓或者药物治疗不能使闭塞的血管再通，这个时候可以用介入的方式，从大腿根部的股动脉穿刺并作为入路，利用特定的取栓支架，把血管里的血栓取出来，取出来以后血管就通畅了。通过动脉取栓可以使重度偏瘫、说不了话甚至昏迷的患者都能得到救治。这是目前治疗由急性大血管闭塞引起的脑梗死患者的一种最先进方法。

Q: **取栓手术这么先进，又这么贵，是不是效果特别好？**

取栓手术不是万能的，所以手术效果也要客观看待。即使能做取栓手术，100个人里面也会有10～30个人是取不通的，或者说即使取通了也是无效再通。这样的患者仍然会遗留残疾，甚至死亡。在取通的患者里面，有一半的人恢复会比较好，另外一半则结局未卜。打个比方，如果不做手术的风险就像人从高处掉下去，而做手术的风险就像医生接你一下，希望能让你伤的没那么重。

Q: **家里老人瘫痪在床两年，取血栓可行吗？**

不行。并不是所有的脑血栓都能做手术。取栓一要看时间，越早越好；二要看影像，有可挽救的缺血半暗带才行；三要看年龄，越年轻效果越好；四要看患者的基础状况，基础疾病越多，预后越不好。总之，需要专业的神经介入医生进行综合评估。已经瘫痪多年，是不能取栓的。

Q: **什么是蛛网膜下隙出血？**

蛛网膜下隙是脑组织和蛛网膜之间的缝隙，正常情况下蛛网膜下隙里面有一种液体，叫作脑脊液，用来保护脑组织和脑血管，就像护城河一样。因为脑血管就在脑组织的表面，所以只要脑血管破裂，血液就流入蛛网膜下隙，即蛛网膜下隙出血。

Q: **出现自发性蛛网膜下隙出血，最重要的检查是什么？**

如果患者诊断为自发性蛛网膜下隙出血（非外伤造成的蛛网膜下隙出血），最重要的一个检查就是全脑血管造影。因为蛛网膜下隙出血主要是由颅内动脉瘤破裂引起的。通过全脑血管造影，可以明确有无动脉瘤、动脉瘤的位置、大小、血供等，便于进一步治疗。

Q: **缺血性脑卒中患者护理上应该注意什么？**

1. 体位：患者宜采取良肢位，平卧时床头抬高15°～30°，以便较多血液供给脑部，禁用冰袋等冷敷头部以免血管收缩、血流减少而加重病情。

2. 保持呼吸道通畅：每两小时翻身拍背，鼓励患者咳嗽，必要时吸痰。

3. 饮食：给予低盐低脂饮食，如有吞咽困难、饮水呛咳时，可给予糊状流食或半流食，小口慢慢喂食，必要时给予鼻饲流质饮食，鼻饲时床头抬高，以免食物反流。

4.生活护理：协助卧床患者完成日常生活起居（如穿衣、洗漱、沐浴、大小便等），保持皮肤清洁干燥，及时更换衣服、床单，以免压疮发生。恢复期尽量要求患者独立完成生活自理活动，如鼓励患者用健侧手进食、洗漱等，以增进患者自我照顾的能力和信心，恢复部分生活、工作能力。对有意识障碍和躁动不安的患者，床周应加护栏，以防坠床；对步行困难、步态不稳等运动障碍的患者，地面应保持干燥平整，以防跌倒；楼道和卫生间等患者活动场所均应设置扶手。

Q: 脑出血患者护理上应注意什么？

1.休息与安全：急性期应绝对卧床休息，抬高床头 15°～30°，以促进脑部静脉回流，减轻脑水肿；侧卧位，防止呕吐物反流引起误吸；发热患者头置冰袋或冰帽，以减少脑细胞耗氧量；发病 24～48 小时避免搬动患者，保持环境安静，严格限制探视，避免各种刺激，避免咳嗽和用力排便，进行各项护理操作时，如翻身、吸痰、鼻饲、导尿等均需动作轻柔，以免加重出血。

2.饮食护理：禁食 24～48 小时，发病 3 日后，如不能进食者，需鼻饲流质饮食，以保证营养供给。

3.生活护理：便秘者可用缓泻剂，排便时避免屏气用力，以免颅内压增高。尿潴留者，应及时留置尿管，防止泌尿系统感染。

Q: 蛛网膜下隙出血患者护理上应注意什么？

蛛网膜下隙出血与脑出血护理相似，主要是防止再出血。

1.应绝对卧床休息 4～6 周，抬高床头 15°～30°，避免搬动患者和过早离床活动，保持环境安静，严格限制探视，避免各种刺激。

2.避免一切可能使血压和颅内压增高的因素。多食蔬菜、水果，保持大便通畅，避免过度用力排便；保持乐观情绪，避免精神刺激和情绪激动；防止咳嗽和打喷嚏，对剧烈头痛和躁动不安者，可应用止痛剂、镇静剂。

3.密切观察病情，初次发病第 2 周最易发生再出血。如患者再次出现剧烈头痛、呕吐、昏迷、脑膜刺激征等情况，及时报告医生并处理。

Q: 脑卒中介入手术前需要注意什么？

1.完善各项术前检查项目。

2. 训练患者床上大小便。

3. 会阴部备皮。

4. 评估双下肢足背动脉搏动情况。

5. 术前禁食 4 ~ 6 小时，术晨口服药（如降压药）。

6. 术前 30 分钟排空大小便，必要时遵医嘱留置尿管。

7. 建立静脉通路，术前遵医嘱给予钙离子拮抗剂（尼莫地平）、镇静药等。

Q: 脑卒中介入手术后需要注意什么？

1. 体位及活动：手术侧肢体伸直制动，平卧 24 小时，床上小便，制动期间，肢体不能负重，不可屈曲活动。

2. 伤口的护理：①穿刺部位 1 ~ 1.5 kg 沙袋压迫 6 ~ 8 小时，穿刺部位敷料加压包扎 24 小时，观察皮肤情况及足背动脉搏动情况。② 24 小时后拆除加压绷带，指导患者活动。③经股动脉穿刺的患者，压迫止血后穿刺部位可能再次出血或发生血肿，需加强观察，一旦发现穿刺部位出血，应立即按压穿刺部位，同时告知医生。

3. 常规心电监护，遵医嘱监测生命体征，包括意识状态、瞳孔大小、对光反射、肢体活动情况、尿量等。

4. 如果发现穿刺侧肢体足背动脉搏动减弱或摸不清、肢体末端皮肤温度下降等情况，应立即报告医生。

5. 嘱患者多饮水，促进造影剂排泄，减少肾功能损害。

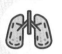

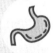

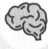

▶▶▶ 第八章

精神心理科
常见疾病

第一节　心理健康素养

Q: 为什么遭遇心理困扰的人越来越多？

社会的进步，科学与经济的迅猛发展，现代社会物质越来越丰盛，随着竞争机制已经渗透到各个领域，家庭结构与支持系统也发生了根本性的改变。人们的生活、工作、学习节奏明显加快，人们的精神心理所承受的压力逐渐增加，同时人们对内心精神世界的了解和发展相对滞后，很多人因此而产生情绪困扰，焦虑、抑郁等心理障碍疾病越来越多。轻者表现出过度使用网络、沉迷网络、职业倦怠、厌学、回避社交等。如果长期处于较大压力下，无法排解和疏解心理压力，严重者会出现心理行为问题和精神障碍从而影响身体健康、学习、工作、生活。心理健康问题已成为社会的焦点、热点问题，需要通过多种形式宣传科学有效的心理防治知识，促进公众对心理健康意识的提升。

Q: 何为心理健康素养？

心理健康素养指的是内心能够帮助我们去认识与应对和预防心理问题的一些相关知识和理念。通俗地讲，一个人既能掌握心理健康的知识，也有维护自己心理健康的意识，并且知道运用这些知识技能促进自我心理健康。

心理健康素养包括：①心理健康知识。心理健康的基本知识与原理，儿童心理健康、身心健康、心理疾病、心理危机干预与自杀预防等知识。②促进心理健康的技能。情绪觉察调节技能、压力下身心反应与管理技能、不合理认知识别与重评技能、心理放松技巧等。③心理意识。关注和重视心理健康的维护。

心理健康素养是独立于遗传、自然因素、社会经济环境及心理服务等之外的一个心理健康的重要影响因素。WHO认为，健康素养是个人获取和理解基本健康信息和服务，做出正确决策来维护和促进自身健康的能力。

Q: 心理健康和身体健康如何相互影响？

随着人民生活的水平提高，健康知识的普及，人们越来越关注自身的身体健康和保健，却不了解心理健康如何维护。心理健康与身体健康息息相关，相互影响，相互作用。心理健康每时每刻都在影响着人的身体健康，一个人身体与心理两方面健康，才是真正的健康。

一个人的心理活动包括感觉、知觉、记忆力、注意力、智能、情绪、行为等方面，心理健康是人们全面发展的基本要求，保持良好的心理状况可以使人的生理功能处于最佳状态，相反，消极情绪会降低免疫力。

一方面，现在与心理因素密切的心身疾病有冠心病、高血压、消化道溃疡、癌症等，这些疾病的转归与心理因素息息相关。另一方面，身体健康也同样影响着心理健康水平，如一些慢性疾病患者，罹患抑郁、焦虑等心理疾病的概率就高。所以，提升维护心理健康意识是维护健康的基础。

Q: 倡导个人和家庭维护心理健康的措施有哪些？

1. 提高心理健康意识。号召公众正确认识心理健康问题，树立"每个人是自己心理健康第一责任人"意识。

2. 使用科学的方法缓解压力。针对竞争压力增大的情况，号召公众正确看待压力，使用合理的方法缓解压力。

3. 重视睡眠健康。倡导规律作息，保证充足睡眠时间，出现睡眠问题及时就医。

4. 培养科学的运动习惯。考虑运动对调节情绪的积极作用，号召培养适合自己的运动爱好。

5. 正确认识常见情绪问题。针对人们常遇到的抑郁、焦虑情绪问题，提出抑郁障碍、焦虑障碍的主要表现及治疗方法。

6. 出现心理行为问题及时求助。鼓励公众在发现心理异常时，树立求助意识，主动到专业机构治疗。

7. 精神疾病治疗要遵医嘱。针对目前部分患者治疗过程中容易出现的减药、停药等问题，要求精神疾病患者按照医嘱规律治疗，提高治疗依从性。

8. 关怀理解精神疾病患者。号召公众了解精神疾病可防可治，不歧视患者，营造关怀支持患者的环境。

9. 关注家庭成员心理状况。强调家庭对个体心理健康的重要作用，鼓励家庭成员平等沟通交流，营造良好的家庭氛围。

Q: 心理健康的标准是什么?

心理健康指人在成长和发展过程中，认知合理、情绪稳定、行为适当、人际和谐、适应变化的一种完好状态。

根据 1946 年召开的第三届国际心理卫生大会，世界心理卫生联合会在会议上将心理健康定义为："所谓心理健康，是指在身体智能及感情上与其他人的心理健康不相矛盾的范围内，将个人心境发展成最佳的状态。"并且在这次大会上认定心理健康的标准如下。

1. 身体、智力、情绪十分调和。

2. 适应环境、人际关系中彼此能谦让。

3. 有幸福感。

4. 在工作和职业中，能充分发挥自己的能力，过着有效率的生活。

1992 年 WHO 提出关于心理健康的 7 个标准：智力正常；善于协调和控制情绪；具有较强的意志和品质；人际关系和谐；能动地适应并改善现实环境；保持人格的完整和健康；心理行为符合年龄特征。

Q: 为什么适量运动可预防心理疾病?

1992 年世界医学大会，维多利亚宣言提出的健康四大基石：合理膳食、适量运动、戒烟限酒、心理平衡。其中适量运动不仅有助于提升体质，增强耐力，增进睡眠质量，同时还能减轻心理压力，缓解焦虑、抑郁情绪，预防抑郁、焦虑等心理疾病。坚持适量运动每周 3 ~ 5 天，每天锻炼 30 分钟以上，尤其是有氧运动时大脑能分泌一种内啡肽物质，其不仅具有止痛的效果，还可以帮助合成体内血清和多巴胺让人感觉到快乐，定期运动神经递质就能持续增加，是天然的抗抑郁药，能有效地帮助调节情绪。

太极拳、瑜伽等注重觉察和调整自身呼吸的运动有助于平静情绪、缓解焦虑。每天慢跑 30 分钟有利于促进人体的新陈代谢，帮助增强免疫力和抵抗能力、提高心肺功能、降低感冒的概率、促进胃肠道蠕动、舒缓心情。"谈"运动是一回事，"做"运动是另一回事，在生活中培养适量运动习惯并坚持，不仅增强意志力还可以提升自信、促进社会交往。

Q: 出现心理问题如何寻求帮助?

中国人讲究含蓄内敛，不愿给别人添麻烦，格外注重隐私，所谓家丑不外扬，尤其是当发生情绪心理问题时，怕周围人认为矫情，更担心婚龄期的孩子难以成家。还有认为去见精神科医生或心理咨询师就代表自己有精神心理疾病；认为心理疾病散散心就好，不严重的话没有必要就诊，在这些固有的观念下，很多人出现心理问题却不愿寻求专业帮助。

其实善于求助是一种高级能力，是能担当责任的一种表现。求助专业人员解决心理问题，不代表自身就有病，也不代表病情严重。事实上，能够勇于面对自己内心，往往是心理比较健康的，有智慧的人具有成长型思维更能够为主动行动做出改变。

出现心理问题求助的渠道有心理援助热线、提供精神卫生服务的医疗机构、专业的心理咨询机构、社工机构等。求助内容包括：获得心理健康知识教育、寻求专业评估和诊断、接受心理咨询、心理治疗与药物治疗等。

Q: 精神类药物应用基本理念有哪些？

针对很多精神心理疾病，药物治疗是最常用、最重要的有效治疗手段之一。普通人对精神类药物有忌讳心理，担心成瘾与终身依赖，这都是对精神科药物的不了解从而主观推测的。药物具有一定的不良反应，其表现和程度因人而异，应向医生沟通咨询，切不可因为担忧药物的不良反应而拒绝必要的药物治疗。因此服用精神类药物需遵医嘱，不滥用，不自行减药、换药、停药。

精神心理疾病不同选择药物也不同，所以服用药物前要就诊，在专业医生的指导下遵医嘱服用药物，不能自己道听途说随意使用。精神科药物种类繁多，药物适用范围、使用禁忌、用法用量、不良反应等方面各有特点，其中某些药物的长期滥用可能会导致药物依赖及其他危害。

在药物治疗期间，按照医生的要求定期复诊，要把自己的病情、用药反应及时如实反馈给医生，听从医生对药物类别及用量的调整。抗精神病药物治疗要经过急性期、巩固期、维持期，治疗药物足量足疗程是关键。在病情得到有效的控制后，自己切勿凭感觉急于减药甚至停药，这可能会带来病情复发或恶化的风险。患者和家属协商达成共识，应继续听从医生的用药指导调整药量。

Q: 养育孩子的过程中，您是否关注儿童青少年心理健康的发展？

2021 年《中华人民共和国家庭教育促进法》中提到家庭教育是指父母或者其他监护人为促进未成年人全面健康成长，对其实施的道德品质、身体素质、生活技能、文化修养、行为习惯等方面的培育、引导和影响。提出以下要求：未成年人的父母或者其他监护人实施家庭教育，应当关注未成年人的生理、心理、智力发展状况，尊重其参与相关家庭事务和发表意见的权利，合理运用以下方式方法。

1. 亲自养育，加强亲子陪伴。
2. 共同参与，发挥父母双方的作用。
3. 相机而教，寓教于日常生活之中。
4. 潜移默化，言传与身教相结合。
5. 严慈相济，关心爱护与严格要求并重。
6. 尊重差异，根据年龄和个性特点进行科学引导。
7. 平等交流，予以尊重、理解和鼓励。
8. 相互促进，父母与子女共同成长。

养育者需了解儿童青少年心理发展的规律，在存在普遍规律的同时，不同的儿童青少年在发展的速度、水平、优势领域等方面存在个体差异，要尊重每个孩子自身的发展节奏和特点。越是早期的发展阶段，对一生心理特征的影响就越大。如果儿童青少年压力过大、缺乏运动、缺乏社交，将不利于大脑发育，阻碍心理成长。儿童青少年心理发展是家庭教育、学校教育、社会教育共同影响的，其中家庭教育是最重要的因素，和谐稳定的家庭氛围有益于儿童青少年的身心健康。孩子是父母的影子、家庭的镜子，养育者在养育孩子的过程中需要不断学习、自我觉知修行，要管理好自己的情绪，陪伴孩子共同成长。在儿童青少年发展中，有些"问题"其实是常见的，其会随着成长逐渐消失。

Q: 如何对待有心理问题的人？

提起心理疾病，很多人认为是意志不坚强、抗挫能力差、矫情的原因造成的，甚至去做心理咨询会被视为有病，并因此讳疾忌医，延误诊断、治疗和康复。另外还有很多人对于精神心理疾病患者会产生恐惧感，从而排斥接触患者，这些现象很多是出于对疾病的不了解。

实际上精神疾病可防可治，精神心理疾病在得到有效治疗后，可以缓解乃至康复。因此，精神心理疾病患者经过有效治疗，症状得到控制后，可以恢复社会功能，承担起家庭功能、工作职能与社会角色。把患者排除在正常的人际交往和工作环境之外，是不必要的，也是不恰当的，会为患者及其家庭带来新的压力。对于能够维持工作能力的精神心理疾病患者，为其提供适当的工作和生活环境，有利于病情的好转和康复。所以要理解和关怀精神心理疾病患者，为患者营造被接纳、被关爱、被支持的社会氛围。

第二节　压力管理

Q: 什么是心理压力？

面对压力我们并不陌生，无论是学生时代的考试与测验，还是就业之后的业绩与晋升；无论是车贷房贷，还是早高峰的交通堵塞，多少会让我们有负重前行之感。可以说压力存在于我们生活的方方面面，没有压力的生活环境根本不存在。"压力"的概念是从物理学中而来，物体间由于相互挤压而垂直作用在物体表面上的力，叫作压力。由此物理学的概念引申到心理学中，心理压力是指个体在生活中对威胁性事件或情境反应而形成的伴有躯体功能及心理活动变化的一种身心持续紧张状态，也将心理压力称为"心理应激"。

将"压力"这一概念引入心理学的是被称为"压力之父"的加拿大病理学家汉斯·西利（Hans Selye），于1936年在其著作《生活中的压力》一书中首次将"压力"用于对人的研究。西利将压力解释为一种状态，这种状态是指个体在遭遇外界刺激时会产生一些心理、生理的变化。例如儿童在遇到长辈批评时，可能会产生呼吸加快、肌肉紧张的感觉；准备演讲之前可能会感到手脚冰凉、想去卫生间、胃部不适等。

那压力到底是什么呢？我们可将压力分为三个方面来理解：第一个方面就是指导致机体产生紧张反应的刺激；第二个方面是指机体对刺激的紧张性反应；第三个方面是指由于机体与环境之间的"失衡"而产生的一种身心紧张状态。

Q: 心理压力的来源有哪些？

根据压力的定义，使个体产生压力的刺激可以称为压力源，压力源可以是外界环境、生活事件，也可以是来自个体自身。如果要对繁杂的压力源进行分类，大致分为躯体性压力源、心理性压力源、社会性压力源和文化性压力源。

1. 躯体性压力源可理解为通过人的躯体直接发生刺激作用的刺激物，例如冷热刺激、药物刺激、饥饿感等。

2.心理性压力源可理解为由个体的认知和态度带来的刺激，例如认为任务超出个人能力、不切实际的愿望、不祥的预感、过于要求完美、极度执着等。

3.社会性压力源可以理解为个体需要适应环境变化而产生的刺激，例如搬家后、转学后、换工作之后，这些环境的变化要求个体的应对方式做出调整；还有如突然需要照顾患病的孩子、重病的家人，或者离婚，这些事件的发生要求个体的生活方式需要做出调整。

4.文化性压力源可以理解为个体为适应文化习俗、顺应变化而产生的压力，例如出国留学需适应不同文化差异。

Q: 心理压力的产生与哪些因素有关？

虽然压力是普遍存在的，但是压力又具有一种个体特殊性，即对于同样的刺激物，不同的人可能感受到的压力强度不同。那么对于一个个体来说，某一个刺激物之所以成为某个个体的压力或是对某个个体毫无影响，与该个体本身的一些因素密切相关。这里比较明显的4个因素就是个体的性格特征、个体对事物或事件的认知评价、个体得到的社会支持和个体持有的应对方式。压力源、压力反应与压力的结果互相作用如图8-1所示，所以压力之所以产生及压力是否影响到个体，简单来说是与个体本身有很大关系的。例如上台演讲这个事件，可能对于一些善于在公众面前讲话的人来说这构不成巨大压力，但对于比较内向不善言辞的人来说演讲任务可能就是一个颇有压力的事件。

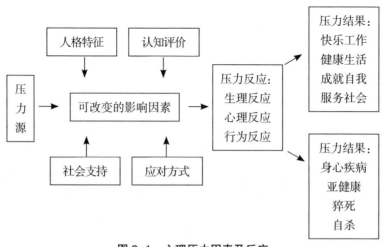

图 8-1 心理压力因素及反应

Q: 心理压力过大会有哪些表现？

当一个人承受的压力过大时，身体会呈现出一些症状，大致可分为生理症状、心理症状和行为症状。

1.生理症状可表现为血压升高、心跳加快、肠胃失调，如食欲不振、消化不良、腹泻或便秘；身体感到疲惫、睡眠质量差，如入睡困难、早醒、多梦等。

2.心理症状可表现为紧张焦虑、注意力不能集中、记性变差、兴趣减退、悲观无助等。如果一个人长期处在高压之下，身体和心理出现多重问题，相互交叉，极易导致身心疾病，这是一组与心理因素密切相关，但是以躯体症状为主的疾病，例如高血压、胃溃疡、偏头痛等。

3.行为症状可表现为对不良爱好的依赖，如酗酒、吸毒、赌博；放纵不良生活习惯，如暴饮暴食；不考虑后果的冒险行为增加，如飙车、打架；自杀或企图自杀等。

应对压力是个体在成长和生活中不可避免的课题，然而如果处在持续的或高强度的压力之中，会打破个体身心平衡的状态，影响个体的身心健康。如果觉得自己在最近一段时间内没法集中注意力、有效的学习或工作，睡眠质量出现问题、身体有些部位莫名其妙疼痛、脾气变得容易暴躁、反反复复想或做同一件事不能自控、食欲不振或食量大增不能自控、对以前喜爱的事情丧失兴趣热情等，出现以上症状可能是身体在给出提示，需要停下来关注、关心自己了。如果以上情况持续时间超过两周仍无法缓解，建议到专业心理门诊或精神科咨询就诊。

Q: 适当的心理压力有什么好处？

适当的压力是个体保持身心平衡的必备因素。可以通过以下 3 个方面来体现。

第一点是适当的压力可以提供动力，促使个体前进。例如学生使用"错题本"的方法来促进知识点的吸收；通过踏实挣钱购得自己喜欢的物品。

第二点是适当的压力能激发人的潜力，使个体往更有效率、更优秀的方向发展，例如职员通过完成尚不熟悉的工作任务来促进个人能力提升；运动员通过竞赛来提升自己竞技水平。

第三点是适当的压力能使我们的生活充满活力和生命力，试想毫无变化的生活、毫无新鲜感的工作，是不是会让我们感到厌烦。而新鲜的工作任务、需要我们努力才能到达的生活目标能同时激活我们的生理状态和心理状态，为我们注入新的活力，使生命不再是枯燥乏味、毫无意义的。例如去完成一次徒步旅行；去培养一个新的爱好；去结交新的朋友等。

Q: 压力管理要遵循的原则是什么？

1. 准确识别原则：当个体感受到难以承受的压力之后，身体会发出一些情绪信号和行为信号来提示我们该需要调整自己了，这个时候我们要正确认识、准确识别到这些提示，才能够保持身心的平衡和健康。情绪信号例如容易发怒、低落、缺乏兴趣、烦躁、注意力涣散、无意义和无价值感；行为信号例如暴饮暴食、拖延、浪费、酗酒、嗜糖、沉溺网络等。

2. 科学处置原则：在日常生活中要学习一些压力处理的方法，在使用压力处理办法的同时注意科学性，体现在以下 3 点。

第一点是承认与直面压力，以排解与释放为解压目标，不宜逃避或压抑。

第二点是使用积极正向的应对方法，不宜使用破坏身心健康的方法。例如去运动、写日记宣泄，或者去专业机构的宣泄室及寻找心理救助专业人员寻求帮助等。

第三点是付诸行动，不要一直在脑海里翻来覆去想刺激事件，不如将自己全身心投入到一些活动中。例如做家务、出门散步、唱歌或者其他一些自己喜欢做的事情，当你不知不觉将注意力转移到其他地方，身心自然能够得到放松。

Q: 如何看待身材焦虑的压力？

适度进行体重和形象管理是可以的，但是因为身材焦虑而使用极端方法改造自己，那就该停止了。造成这种跟自己身体较劲的原因是什么呢？首先是社会审美标准过于单一；其次就是缺乏独立的自我。对自己不接纳，总想附和别人的喜好是导致"身材焦虑"的一个重要原因。那人们该如何清醒过来？

首先是树立正确的审美态度，美是多种多样的，每个人都有各自的亮点与缺憾，身材维度不是评判人生好坏的唯一标准，重要的是身体健康、身心平衡。况且不论你多好看、身材像希腊雕塑一般，也不会人人都喜欢你。

其次是提升自我内在的价值。外貌的美并不能带来长久不衰的好处，而多阅读、学习喜欢的技能，充实自我所带来的自信气质却能让人看起来更有力量，更具有美感。

最后是保持适当运动的生活习惯，运动能让人减少焦虑情绪，同时也是保持身材的有效方法。一定不要为了瘦盲目节食或使用催吐、嚼吐等极端方法减肥，这会极容易患上进食障碍，危及生命，得不偿失。

Q: 缓解心理压力的首要任务是什么？

想要学会缓解压力，首先要学会准确认识压力、正确看待压力。

压力及压力源本身并不会对人产生伤害，压力造成的不良反应与我们自身的认知信念、应对方式等因素有关，很多时候个体会因为不合理的认知而感受到压力。特别是我们总觉得所有压力必须消除，过一种毫无压力的日子才是对的。事实并非如此，并非所有压力都是坏的，适当的压力能使我们更有主动性，可帮助我们更积极地完成目标，所以也不是所有的压力必须都要消除，我们要做的是学会疏解过大压力，平衡身心健康。

Q: 健康的生活习惯有助于压力的缓解吗？

在遇到应激事件或挫折、困难时，有些人会选择酗酒、服用药物、暴饮暴食、逃避现实、无节制打游戏、打牌等不良应对方法，长期下去这些对个体的身心都具有破坏性。而改变不良生活习惯、采取积极的生活方式对于减压有重要的基础性作用。可以从如下 4 个方面进行改善。

第一点是进行有氧运动，研究显示有氧运动可以使大脑分泌"快乐因子"内啡肽，具有缓解紧张、释放压力、舒畅身心的作用。

第二点是保持膳食平衡、能量适宜的饮食方式，采用"三低一高"的习惯，即低钠、低糖、低脂肪，高纤维。

第三点是尽量维持健康的睡眠节律，即遵循昼夜节律、睡眠时间充足、睡前注意不剧烈体育锻炼、不大量进食、不情绪过度起伏等。

第四点是选择健康的娱乐方式，这不仅仅可以缓解压力，还可以成为我们的精神支持，例如户外爬山或徒步、听音乐、看电影、写书法、做手工、跳舞、弹琴等。

Q: 协调的人际关系对缓解压力有什么作用？

可以说我们的主要压力来源就是人际关系，所以保持人际关系的协调是平衡压力的重要环节。在与人交往之中相互交流思想与感情，既能悦纳他人，也能悦纳自己。我们可以通过一些健康的交往态度来和他人保持联结，例如交往态度真诚，会倾听、懂赞美；遇事理性沟通，采取积极的态度直面并解决冲突；满足自己利益的同时也不损害别人的利益等。个人拥有的社会支持越多，就能在面对压力和挑战的同时更好地应对。

也可拨打心理援助热线或到正规的心理咨询机构或者精神专科医院，向专业的心理咨询师、心理治疗师或精神科医生等寻求帮助。通过专业人员的支持、陪伴、帮助与疏解，学会自我觉察、自我调整和自我成长的方法，使自己的认知方式、行为态度等产生新转变，保持身心健康。

Q: 如何使用呼吸放松法与冥想放松法减压？

深呼吸放松训练是一种简便易行的放松方法，在任何场合中都可以练习。可以闭目站好后做深呼吸，关注一呼一吸之间的节奏，同时内心默念"放松""安静"等自我暗示的语言。这种方法首先可以改善心跳快、血压上升、肌肉紧张的身体症状，也可以让紧张焦躁的情绪平复，使压力得到缓解。

类似的关注自身、关注当下的方法还有冥想减压，准备好舒缓的音乐、轻松的环境、舒适的衣着和姿势。可以跟随有指导语的音乐，也可以伴随轻音乐只关注自己当下的呼吸，任内心的念头随意流动，不去抗拒和抵挡，放松自己身体的每一部分。可以每天坚持 10 分钟，也不必过于纠结专业技术性，更多的是去体验放松的感觉。

第三节　　情绪管理

Q: 什么是情绪?

情绪作为人的一种基本心理活动，每个人、每个时刻都伴随着一种情绪状态，可以是平静的、可以是开心的、可以是紧张的、可以是发怒的、可以是难过的，可以说情绪时时处处与我们为伴。通常来说，情绪是人对一系列客观事物的态度和体验的总称，它是一种复杂的生理及心理状态，包括了主观体验、生理唤起和行为表达。我们可以简单理解为情绪包含 3 个方面，它的表层是行为表达、机制是生理唤醒、核心是主观体验。例如大学生小王和小李的考试成绩都是 80 分，小王因为以前总是刚及格现在得到 80 分而感到高兴，小李因为以前总是接近满分现在得了 80 分而感到沮丧，这就体现了情绪是个体主观体验。小王拿到成绩后可能会出现喜笑颜开、手舞足蹈等开心的表情和动作，小李就可能会出现垂头丧气、愁容满面的表情和动作，这体现了情绪的表达。小李因为成绩退步心情不好可能会出现一些心跳加快、血压升高或食欲不振的情况，这体现了情绪的生理唤起机制。

Q: 情绪有好坏之分吗?

情绪多种多样，并没有好坏之分，按照不同的标准可以进行不同的分类。

按照情绪发生与发展的角度，情绪可以分为基本情绪（原始情绪）和社会情绪（复合情绪）。基本情绪是先天而来的，与人的生理需要有密切联系，例如愤怒、快乐、恐惧、悲哀等，这些基本情绪每一种都具有独立的神经生理机制、内部体验、外部表现和不同的适应功能。社会情绪是由基本情绪组合而来，与人的社会性需要有关，是随着人的成长过程后天习得的，可以理解为一组情绪丛。例如组成嫉妒的情绪丛可能包括愤怒、怨恨、厌恶、自卑；组成内疾的情绪丛可能包括焦虑、恐惧、自责等。

按照情绪的功效可以将情绪分为正面情绪与负面情绪。正面情绪例如快乐、满足、幸福，处于正面情绪中可以提高个体的工作和学习效率，有助于安全感和自信心的建立。负面情绪例如悲伤、愤怒、紧张等，虽然每个人都不想体验这些负面情绪，但负面情绪也有它存在的意义，比如恐惧的感觉可能是在提示周身有危险，需要对现状做出改变等。所以情绪并无好坏，每一种情绪对个体都有意义，不需要只追求快乐而逃避悲伤痛苦，正因为有了痛苦的对比才更能凸显幸福的可贵。

Q: 负面情绪会传达什么信息？

我们的情绪就像一个指南针，会给我们传达信息、为我们的行为指路。当我们感受到了某种情绪时，无论是积极的还是消极的，其背后都有一定的意义。特别是负面情绪，它的存在并不是为了伤害我们，而是成为一种替我们身体和心灵表达的语言，提示我们、警醒我们。通常来说负面情绪的出现，可能是为了提示我们有些方面需要做出改变了，例如总是愤怒可能代表事件或他人总是不能按照你的愿望发展，你总感到被无视；总是抱怨可能代表你想要被关注、被倾听和被理解；总是嫉妒可能代表那些被你嫉妒的点正是你想要而没有的东西；总是悲伤可能代表你需要得到健康的关系，通过关系得到安全的帮助、支持和陪伴；总是焦虑可能代表你感受到了一些危机即将来临，提示你要行动起来去做些什么，以保证危险来时可以应对，不妨想一下你认为正在威胁你的危机是什么，该做些什么准备以直面或解决。

负面情绪就是在告诉你，你现在的一些行动或模式在你的生活中是行不通的，你需要迈出改变的步伐了。

Q: 亲密关系中的情绪价值是什么意思？

情绪价值，是一种能力，即一个人影响他人情绪的能力。在亲密关系中为对方提供情绪价值，就是接纳对方、认同对方及满足对方情绪需求，可以说是带给他人舒适、安全、幸福等正面感受的能力。情绪价值越高，能使关系更为健康。

具体该如何去做呢？可以通过以下几个方面。

第一点是正面反馈、给予认同，无论是正向事件还是负性事件，采用正面词汇和态度反馈，不指责、不批判、不嘲笑而是提供支持，例如当伴侣抱怨工作太累、做事辛苦时，可以说"确实，你好辛苦"，不要说"你总说这些有意思吗"。

第二点是赞美细节、看到付出，在长时间的相处过程中，一些细节上的小事会渐渐被我们当成理所当然，但是每个人想要被看到的愿望总是存在，所以要重视对方在日常生活中付出的细节，适时表达赞美和鼓励。

第三点是温和且清晰地处理冲突，相处中难免会有意见不合的时候，此时最需要的是先管理好自己的情绪，再采取平和、理性的态度，语音语调平缓，避免职责嘲讽阴阳怪气，例如不要说"你一天到晚拉着脸给谁看"，可以说"我们可以就某事来交流一下想法吗？"。

Q: 如何为自己的情绪负责？

很多人在为自己的情绪归因时，习惯把造成自己情绪的原因归结为都是他人和环境的问题，认为只有他人按照我的想法做事、事件按照我期待的发展，我的情绪就会变好，这从本质上还是要求别人对自己的情绪负责。比如母亲总是以哭闹的方式要求孩子来满足自己的期待，孩子出于对母亲的心疼和爱护，会依从母亲的要求，长此以往这可能会成为母亲控制孩子的策略，导致孩子不敢发表自己的意见、不敢成为真正的自己、成为妈宝。而且孩子可能会由自己与母亲的这种关系发展出自己与他人的关系，即别人不按照自己的意愿做就用眼泪来要挟和控制。其实情绪具有个体特殊性，是非常主观的，面对同样的事情，不一定能使每个人都产生情绪，所以是否要进入某个情绪、想要某个情绪对自己的伤害有多大，都是由自己来决定的，即我的情绪是我负责的、别人的情绪也不必我来买单。当你明白这一点后，就开始学会自己为自己的情绪负责，也不必因为承担过多他人的情绪累赘而受人控制。

Q: 什么是情绪管理？

情绪管理就是用一些科学合理的方式方法来觉察和探索自己的情绪、调整情绪，达到舒缓和释放情绪的目的。很多人认为处在愤怒、悲伤等负面情绪的当时可以靠着意志力忍住，随着时间推移这些负面感受会慢慢消失。而事实不是这样，如果一直压抑自己的负面感受不及时处理，越堆越多的负面能量最终会在意想不到的时刻突然爆发。所以说，完全消除情绪或压抑情绪不是情绪管理的本质，只有通过觉察情绪、解析情绪并且以适当的方式在适宜的情境里表达情绪，这才是真正做到了情绪管理。而情绪管理也有很多方法，并不限于哪种就是好的，主要是要选择适合自己的、有驱动力愿意去使用的方法。

Q: 情绪管理的第一要务是什么？

觉察情绪是情绪管理的第一要务，问问自己"我现在的感觉怎么样"，比如你觉得现在很生气，那你首先得知道你现在正在生气，等于是为这种状态命名。接着对于这些感觉不抗拒不逃避、接纳自己的情绪发生，离开所在场景或者调整呼吸，而不是任由被情绪卷入，只是保持理性平和的态度看待这些，对情绪不进行好坏对错等两极化的评价，合理认知重评。很多人觉得情绪稳定就是没有情绪或压抑所有的感觉，或是认为情绪管理就是消除所有情绪等，这些都是错误的观点，长期压抑情绪会对心理健康和身体健康都造成不良影响。情绪也不是要被完全消除，而是当我们产生情绪时，要通过科学合理的方法去排解、去疏导，做到身心平衡与健康。

Q: 什么是合理情绪疗法？

合理情绪疗法（Rational–Emotive Therapy，RET）也叫作"理性情绪疗法"，被美国心理学家埃利斯（A.Ellis）于 20 世纪 50 年代提出。该理论认为人产生情绪并不是因为事件或某个刺激本身，而是由于人对该事件或刺激的不合理看法而致使情绪的产生。其中 A（activating event）是刺激源、B（belief）是信念和态度、C（consequence）是引起的情绪和行为后果，所以该理论也被称为情绪 ABC 理论。其包括合理情绪疗法的步骤及一些常见的不合理信念，当有情绪问题时可以试试填写"合理情绪疗法自助表"（表 8–1）梳理情绪，还可以通过自我觉察的学习和训练之后列出自己的不合理信念并进行调整和更新。

表 8–1　合理情绪疗法自助表

A 事件（使我感到情绪困扰的事件）
C 结果（我现在的情绪困扰和不良行为）
B 态度和信念（我对事件的看法）
D 自我辩论
E 辩论后得到的新认识、新看法、新态度
常见不合理信念举例：
1. 我必须事事完美、毫无瑕疵
2. 我一件事没做好就是蠢笨毫无能力
3. 跟我关系好的人必须赞美我

4. 我被拒绝了一定是因为我哪不好
5. 老天对我不公,为什么坏事总是被我遇上
6. 生活必须一帆风顺,重大困难太可怕了
……

注:资料来源于《大学生心理健康教育(第二版)》,西南财经大学出版社出版,主编黄琳、常荣。

Q: 疏解情绪的"四出"法指什么?

这里的"四出"指的是说出、写出、画出、帮出,通过不同方式的输出办法来缓解情绪。第一是说出,可以跟自己的亲朋好友进行交流,也可以对自己说,甚至与造成你情绪问题的对方进行内心对话。第二是写出,可以通过情绪日记的方法来表达、分解、抒发自己的情绪,也可以写一些自己喜欢的诗歌、小说等来表达。第三是画出,不需要多么高超的绘画技能,通过艺术的方法表达自己的情绪,既能在绘画过程中获得抒发与满足,又可以在完成作品的过程中获得成就感和自我肯定。艺术表达不仅仅限于绘画,还可以通过舞蹈、弹琴、唱歌等方法。第四是帮出,可以去参加志愿者服务或公益组织的活动,通过帮助他人而提升自我价值感,从而改善情绪。

Q: 如何快速管理愤怒的情绪?

当我们感到愤怒时,身体可能产生心跳加快、血压急剧升高等反应,可使用STOP技术对我们的愤怒进行控制疏解,其一共包含四步。第一步是叫停S(STOP),提醒自己暂时停住,让自己意识到情绪将要来临或已经来临,不要不假思索就说出伤人的话或者做出砸东西等行为。第二步是深呼吸T(take a breath),在叫停之后马上做三个深呼吸,使我们的血压、心率下降,肌肉放松,从而使怒火缓和、理智回归。第三步是观察自己O(observe),当我们的情绪潮水退去后,就可以理智分析一下原因、自己的信念等。第四步是继续前行P(proceed),经过前三步之后我们的情绪得到缓和,此刻我们明白情绪并不能解决问题,可以思考一下现在该如何做,以后遇到同样的问题要选择适宜的策略和方法来应对。

第四节　失眠症

Q: 为什么说良好睡眠是健康的基础？

睡眠是人的本能，是大脑的基本生理功能，我们每一个人都需要睡眠，睡眠可以维持人的正常生命和新陈代谢、生长发育。良好睡眠是健康的基础，也一直是医学和科学研究的重要课题。儿童青少年睡不好觉，会导致上课注意力不集中，学习跟不上，人际交往困难，影响儿童身体发育和精神心理的发育。成年人睡不好觉，第二天昏昏沉沉、精力不济、反应迟钝等，影响工作效率，长期睡不好会导致身体抵抗力下降、新陈代谢和激素分泌失常，罹患高血压、糖尿病等各种躯体疾病；精神心理备受煎熬，容易合并焦虑症、抑郁症等精神疾病。中老年人睡不好觉，会加重自身的躯体疾病，导致慢性病不容易被控制，还会增加跌倒、坠床引起骨折等意外事件的发生概率；还会影响大脑代谢和脑脊液循环，大脑内 β-淀粉样蛋白等代谢产物无法被清除，更易罹患阿尔茨海默病、帕金森病性痴呆等神经系统退行性病变。所以，睡眠是"抵御疾病的第一道防线"，足见睡眠对健康的重要影响。

Q: 睡眠的益处有哪些？

人类 1/3 的时间都在睡眠中度过，睡眠对身心健康起着非常重要的调节作用。睡眠的益处包括以下诸多方面：①睡眠能够维持生命：睡眠是人的本能，是人维持正常新陈代谢及生理功能的最基本需求。②睡眠可以缓解疲劳：睡眠能够使人体的脏器及精神得到放松和休息，不但有利于生理健康，还有利于心理健康。③睡眠能够促进生长发育：睡眠时利于生长激素的分泌，促进儿童青少年的生长发育。④睡眠能够促进疾病康复：睡眠可以使身体的各个功能得到恢复，从而达到促进疾病康复的目的。⑤睡眠有利于增强免疫力：在睡眠的过程中，能够促进新陈代谢，调节人体激素分泌，增强机体产生抗体的能力。

⑥睡眠能够恢复大脑的活力：当人们处于睡眠状态时，大脑才能得到休息，高效清除代谢废物，从而恢复大脑的活力，促进思维敏捷。⑦睡眠可以延缓衰老：睡眠时人体器官得到充分休息，修复功能得以发挥，延缓衰老。⑧睡眠可以预防老年痴呆：睡眠时利于脑脊液对大脑里 β－淀粉样蛋白（老年痴呆的病理标志物）等代谢产物进行清除，从而预防老年痴呆。

Q: 睡好觉的标准是什么？

好的睡眠需要有适当的睡眠长度和睡眠深度。睡眠长度是指睡眠的时间，总的来说，人的睡眠时间有较大差异，由于不同的年龄阶段，睡眠需求时间也有不同，比如婴幼儿还小，睡眠时间相对来说较长一些，然而老年人的睡眠时间相对是短一些的。根据青少年最佳睡眠时间共识推荐，6～12岁的儿童睡眠时间为9～12小时，因此小学生每天的睡眠时间建议为9～12小时。健康中国行动提出倡导性目标：成人每日睡眠时间为7～8小时。那么，睡好觉的标准是什么？具体评判高质量睡眠的标准有：①是否卧床30分钟内入睡（睡眠等待时间不能过长）；②醒来不超过5分钟的次数≤1（睡眠的连续性不能反复打断）。③觉醒后能够很快重新入睡（觉醒的时间不能过长）。④睡醒后头脑清醒，体力恢复，对新的一天充满信心。

Q: 失眠的常见原因有哪些？

睡眠与人的健康息息相关，我国有超3亿人存在睡眠障碍。中国成年人失眠发生率高达38.2%。失眠的原因有很多，归纳起来大概有如下原因。

1. 心理因素：心理因素是引起失眠的最主要的原因，约80%的失眠患者都有各种心理因素，比如说生活和工作中的各种不愉快事件，长期的情绪紧张、抑郁、思虑过度或者做事情总是争强好胜、追求完美等。长期的紧张心理、压力大，势必会影响睡眠，反过来睡眠不好又会影响人的心理状态，形成恶性循环。

2. 躯体因素：比如饥饿、过饱、疲劳等都会影响睡眠。躯体疾病，有些疾病会使身上有疼痛、瘙痒感，或者有哮喘发作，前列腺增生有夜间尿频等，均会影响到睡眠。

3. 精神疾病因素：患焦虑症、抑郁症、精神分裂症、双相情感障碍等精神科疾病会出现失眠。

4.环境因素：环境嘈杂，太冷或太热、空气污浊或者光线太强、居住拥挤等都会干扰到睡眠。

5.其他因素：比如没有良好的睡眠卫生习惯，经常熬夜、上网、打游戏、泡吧等，都是造成失眠的常见原因。还有某些药物和食物，比如睡前喝咖啡、浓茶、服用激素类、中枢兴奋剂药物等，都会造成失眠。另外，睡眠节律的变化也会引起失眠，如频繁倒夜班等。

Q: 如何获得高质量睡眠？

对于普通人来说，想要获得高质量的睡眠，必须注意睡眠卫生，从以下 6 个方面做起。

1.维系生物钟的稳定：不要轻易破坏生物节律，规律作息，保持固定的时间上床睡觉，固定起床时间。

2.创建适合睡眠的环境：卧室的布置温馨舒适，尽可能黑暗避免蓝光、温度湿度适宜、安静、空气清新等。

3.睡前保证身心放松：避免睡前激动、焦虑，或者总惦记着事情，让心情静下来，要创造一个不焦躁、不亢奋、不恐惧的平静的心理环境。

4.保证夜间睡眠的动力：相对而言，白天清醒的时间越长，晚上睡眠的动力就越足。对于夜间睡眠不好的人，不建议午睡。如果一定需要午睡，建议时间不要超过 40 分钟。这样既能让大脑休息，也不影响夜间睡眠。

5.保持适度的运动：适度运动尤其是有氧运动有利于睡眠，建议在睡前 4 小时左右去运动，睡前 2 小时避免激烈运动。

6.避免对睡眠有影响的物质或行为：如睡前饮用咖啡、浓茶、兴奋性的饮料等，也不要在睡前过度使用电子产品。

Q: 睡不好就是失眠症吗？

失眠症又称睡眠障碍，医学定义是以频繁而持续的入睡困难或睡眠维持困难并导致睡眠满意度不足为特征的睡眠障碍，常影响日间社会功能。其可分为入睡困难、睡眠维持困难及早醒 3 种类型。入睡困难是指上床到睡着的过程需要维持 30 分钟以上；睡眠维持困难是指患者整个睡眠过程中常处于睡睡醒醒的状态；早醒是指患者醒来时间比预期醒来的时间早（比平时基础睡眠少 2 小时）。

在国际睡眠障碍分类中，失眠障碍可分为慢性失眠障碍（chronic insomnia disorder，CID）、短期失眠障碍（short-term insomnia disorder，STID）和其他失眠障碍。CID 指失眠和日间功能损害每周至少出现 3 次，至少持续 3 个月。STID 指失眠和日间功能损害少于 3 个月并且没有症状出现频率的要求。许多 STID 患者的失眠症状可随时间而缓解，部分 STID 患者可逐渐发展为 CID。

睡不好可以理解成自我感觉睡眠质量差，具体还要分析是睡眠的哪个方面出现了问题，是否符合上面所提到的。另外，在睡眠 - 觉醒障碍的疾病谱中，还有几种疾病会导致睡眠节律的片段化，比如睡眠呼吸暂停综合征、不宁腿综合征等，患者感觉睡不好，持续影响患者第二天的精力、反应能力、理解力等，建议大家到医院就诊，进一步明确诊断很重要。

Q: 失眠症如何自我评估？

在失眠患者就诊前，可以先对自己存在的睡眠问题进行主观评价。首先评估入睡的时间，比如关灯以后多长时间可以睡着，是否上床到睡着的过程超过 30 分钟以上，一个星期失眠几次，是否每周超过 3 次；再评估每天晚上睡眠是比较轻微还是比较熟，环境周围有动静的时候会不会听见、是否半夜醒来的时间 ≥ 5 分钟；每晚醒来几次，醒了以后是否很快再次入睡；最后，早晨有没有瞌睡、没精神、疲乏感、注意力不集中等。通过以上分析可以给睡眠专科医生提供准确的信息，有助于分析睡眠紊乱的程度和评价治疗效果。推荐患者使用失眠程度问卷（表 8-2）自己评估，初步判断一下自己睡眠的状况。（对问卷中每一个问题，圈出选定答案的相应数字）

表 8-2　失眠程度问卷

1. 描述您当前（最近 1 个月）失眠问题的严重程度：

	无	轻度	中度	重度	极重度
a 入睡困难	0	1	2	3	4
b 维持睡眠困难	0	1	2	3	4
c 早醒	0	1	2	3	4

2. 对您当前睡眠模式的满意度：

很满意	满意	一般	不满意	很不满意
0	1	2	3	4

3. 您认为您的睡眠问题在多大程度上干扰了您的日间功能（如日间疲劳、处理工作和日常事务的能力、注意力、记忆力、情绪等）：

没有干扰	轻微	有些	较多	很多干扰
0	1	2	3	4

4. 与其他人相比，您的失眠问题对您的生活质量有多大程度的影响或损害：

没有	一点	有些	较多	很多
0	1	2	3	4

5. 您对自己当前睡眠问题有多大程度的担忧或沮丧：

没有	一点	有些	较多	很多
0	1	2	3	4

ISI 总分：＿＿＿＿

注：1. 评分标准为所有 7 个条目评分相加（1a+1b+1c+2+3+4+5）=ISI 总分（0～28 分）。

0～7 分：无临床意义的失眠；8～14 分：亚临床失眠；15～21 分：临床失眠（中度）；22～28 分：临床失眠（重度）。

2. 失眠严重程度问卷表源于国健推委办函〔2020〕4 号《健康中国行动推进委员会办公室关于印发自心理健康促进行动主要指挥释义及调查方法的通知》。

Q: 治疗失眠的常见药物有哪些？

治疗失眠的常见药物有以下 7 类。

1. 苯二氮䓬类药物：艾司唑仑、劳拉西泮、奥沙西泮、阿普唑仑、地西泮、氯硝西泮等。

2. 非苯二氮䓬类药物：右佐匹克隆、佐匹克隆、唑吡坦、扎来普隆等。

3. 褪黑素受体激动剂：褪黑素缓释片、雷美替胺。

4. 抗抑郁药物：曲唑酮、米氮平、氟伏沙明、多塞平、阿米替林等。

5. 食欲素受体拮抗剂：苏沃雷生等。

6. 抗精神病药物：针对难治性失眠障碍患者可试用喹硫平、奥氮平等药物促眠。

7. 中草药：可用中草药的单味药或复方制剂。

注意：上述部分药物（如抗抑郁药物或抗精神病药物）获批的适应证并非失眠障碍，临床应用时必须评估药物使用的安全性，一定要让精神专科医生评估才可服用，切勿自行使用。

改善失眠当然不是只有靠催眠药物一种方法，临床上治疗失眠症包括非药物治疗和药物治疗两大类。患者经常优先选择非药物治疗，部分患者还优先试验一些自助策略，但较多患者仍同时需要药物治疗。综合治疗通常是最常用的治疗方案。

Q: 失眠的非药物治疗方法有哪些？

非药物治疗最常使用的是失眠的认知行为治疗，包括刺激控制疗法、睡眠限制疗法、认知疗法、睡眠卫生教育和放松训练五个部分。

刺激控制疗法是一套行为干预措施，目的在于改善睡眠环境与睡眠倾向（睡意）之间的相互作用，恢复卧床作为诱导睡眠信号的功能，消除由于卧床后迟迟不能入睡而产生的床与觉醒、焦虑等不良后果之间的消极联系，使患者易于入睡，重建睡眠觉醒生物节律。

睡眠限制疗法通过缩短卧床清醒的时间，增加入睡驱动能力以提高睡眠效率。

认知疗法通过降低患者对失眠的担心、焦虑，降低过度活跃的心理状态，降低负面情绪，从而建立正确的、合理的想法和信念，达到改善失眠的目的。

睡眠卫生教育详见本书第 269 页"如何获得高质量睡眠"。

放松训练适合于紧张、不易放松的患者。在睡前 1 小时进行放松训练，推荐正念呼吸练习。

Q: 做梦是睡不好的表现吗？

做梦并不一定代表睡眠差，不做梦也不一定代表睡眠好，为什么这样说，首先得从睡眠的生理机制说起。人的睡眠分为非快动眼睡眠（NREM）和快动眼睡眠（REM），正常成年人在一晚间睡眠过程当中，NREM 和 REM 交替出现，由一个 NREM 到另一个 NREM 或由一个 REM 到另一个 REM 的阶段，称为一个睡眠周期，通常每晚需要经历 4 ~ 6 个睡眠周期，每个睡眠周期持续 90 ~ 100 分钟。如果在 NREM 过程中逐渐醒来就不会有做梦的痕迹，如果是在 REM 中醒来就有做梦的痕迹，也就是能记住做梦的内容，可以说一夜间有发生 4 ~ 6 次做梦的睡眠，但是未必有 4 ~ 6 次做梦的感受。正常情况下每个人都会做梦，在入睡前半小时左右及即将苏醒的时候，一般都处于 REM 状态，大脑神经没有完全放松和休息的状态下出现梦境，梦境与白天思考或者经历的事情有关；随着睡眠逐渐进入 NREM 状态时，做梦的现象就会消失，大脑神经处于真正的休息状态。如果在做梦之后醒来，发现第二天的精神非常饱满，情绪不受影响，不影响第二天的工作和生活，睡眠就是好的。当然，如果感到一夜都在做梦，而且时不时就会醒来，造成第二天的精神、情绪、工作质量都有明显下降，就是睡眠差了，如果经常出现这种情况，建议患者及时就诊于睡眠医学科或者是精神科进行睡眠质量的监测，可以进行多导睡眠图检查，发现问题以后可以及时处理。

Q: 怎样防止催眠药物成瘾？

服用催眠药成瘾的现象在临床上并不少见，失眠有许多病因，如果不去分析失眠的原因和失眠的类型，自行盲目地、不规范地大量使用催眠药是很容易成瘾的。第一步我们要改掉不良的生活习惯，减少食用过多含咖啡因的饮料或食物、减少熬夜打电子游戏等，建立良好的睡眠卫生习惯，减少催眠药的使用。第二步要掌握合理用药原则：首先，严格掌握各催眠药的临床适应证和禁忌证。其次，使用前对患者进行全面临床评估，包括临床诊断、一般状况、心理状态、人格特征、既往酒精及其他药物滥用史，对于有其他药物滥用史或精神疾病史等成瘾易感因素者应谨慎使用。最后，根据患者具体情况采用个性化治疗：入睡困难，应选用起效快的药物，如唑吡坦、扎来普隆等；睡眠维持困难，应选用半衰期长的药物，如艾司唑仑、氯硝西泮；合并抑郁，应考虑抗抑郁药，如米氮平、曲唑酮等。使用剂量及疗程：一般来说，催眠药的使用应从低剂量开始，并维持最低有效剂量，尽量避免持续每晚使用和避免使用超过2 ~ 4 周，鼓励患者在真正有必要时再使用。通过以上几点，可有效地防止催眠药成瘾的发生。

Q: 生活中很多人饮酒助眠，这种做法可取吗？

饮酒助眠是一种认知偏差。表面上看，饮酒后伴随微醺的感觉能很快入睡，实际上饮酒是不利于睡眠的。饮酒后，10% ~ 20% 酒精经胃吸收，80% ~ 90% 经小肠吸收，由于其脂溶性，很快经血液循环快速进入全身脏器，包括大脑。酒精是一种亲神经性物质，对中枢神经系统具有抑制作用，一般来说，首先抑制皮层，然后皮层下组织，最后为脑干。饮酒会让人很快产生困意，减少入睡所需时间（短期内如此，随着喝酒助眠之后，酒精的镇静助眠作用将减弱），可以增加前半夜的睡眠深度，使得人们在前半夜更少醒来，且深睡眠比例增加。但是，后半夜会发生睡眠紊乱，会增加睡眠后期的觉醒次数，引起多梦、噩梦，导致睡眠效率下降，总睡眠时间缩短，次日起床后会感到头痛、乏力、疲劳等，生活质量明显受损；还会抑制睡眠过程中的正常呼吸，导致或加重打鼾和睡眠呼吸暂停，若酒精的摄入量越来越大，有可能是"一睡就醒不过来"。长期借助酒精帮助入眠，容易造成酒精依赖，严重情况下会染上"酒瘾"。酒精与失眠存在着复杂的相互作用，一方面，存在失眠问题的人会更多使用酒精帮助睡眠，导致酒精滥用；另一方面，酒精可引起或加重已存在的失眠情况。所以说借酒助眠是行不通的！除此之外还应注意酒精不能与安眠药同服！出现失眠症状，建议前往正规医院规范治疗，在医生的指导下调整睡眠，切忌自行饮酒助眠服药，以免贻误病情。

Q: 睡不好白天补觉，这样的做法对吗？

如果是偶尔一两次晚上睡不好，通过白天补觉，缓解一下疲乏感，对健康是不会有危害的。但如果是长期夜间睡不好，想通过白天睡觉的方法补回来，这是行不通的。这样做会导致生物钟紊乱，破坏睡眠节律，夜间更加的睡不着，也睡不好，形成一个恶性循环。正确的方法是：白天可以午睡，建议在40分钟左右，不超过1小时（长期失眠的患者不建议午睡）；夜间可以早睡，比如一般晚上10点、11点入睡，可以提前1～2小时睡觉，但是早晨起床的时间最好同往日，不要拖延，意思是起床时间固定，通过早睡增加睡眠时间，逐步缓解夜间睡不好的现象。同时要注意睡眠卫生，做好劳逸结合，才能有好的睡眠。

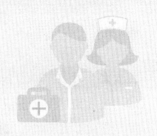

第五节　　躯体形式障碍

Q: 身体总不舒服，反复到医院就诊这是怎么回事？

有些人总感觉全身哪都不舒服，有的出现胃部不适、有的会头痛、有的肢体麻木不适，还有的胸闷心慌喘不上气来等，之后反复到医院检查（以就诊心内科、呼吸科、消化科、中医科等常见），进行胃镜、心电图或者是做 CT、磁共振检查却发现不了疾病证据，服用了不少的药物却不能解决问题。患者为此到处寻医、到处就诊，感到非常苦恼和痛苦。这种情况建议患者一定要到精神心理科就诊，有可能是得了"躯体形式障碍"，这是一种精神心理疾病，通过现代医学手段虽查不出具体的疾病证据，但抗抑郁药物等综合治疗一般有较好的疗效。

Q: 被忽视的躯体形式障碍是什么？

躯体形式障碍是一种以持久地担心或相信自己患有这种或那种严重的躯体症状或疾病为特征的精神疾病。患者可以有一个或多个具体不适症状，各种性质都可能出现，比如疼痛、麻木、烧灼感、功能不良等，可表现在神经、消化、泌尿、心血管等各个系统。在此基础上患者表现对躯体症状的过度担心与过度关注而反复就医，即使各种医学检查结果阴性（无异常），医生向患者解释没有患严重疾病，但是这仍然不能打消患者的疑虑。仍然坚持向不同的医院、不同的医生去求治，查不到问题不甘心，有时即使查到一些躯体问题，但躯体症状危险性和危害程度并不高，不能解释患者所诉症状的性质、程度。患者的日常生活也受到影响，严重者其生活变成以看病为中心。

这种精神疾病很容易被忽视，有以下两方面因素：一方面患者多就诊于内、外、中医等科室，医生对此病的识别率较低，所以造成了疾病迟迟不能得到诊断，拖延了治疗时机。另一方面这些患者的表现不能被周围人或家属理解，被认为是作、矫情、没事找事，厌烦患者的赘述甚至不理睬患者，拒绝诊疗，进而加重了患者的精神心理负担，延误了诊治。

Q: 如何自我评估是否患有躯体形式障碍？

当患者反复强调自己的身体不舒服，出现多种多样症状涉及多系统，常见的胃肠道症状，如恶心、呕吐、打嗝、反酸、腹泻等；皮肤感觉异常：瘙痒、烧灼感、麻木感、皮肤疼痛感等；呼吸、心血管系统症状，如喘不上来气、憋气、心慌、胸痛等；自主神经兴奋症状：脸红、出汗、震颤等。患者因此感到焦虑，并且不断就医、检查，对于无异常的检查结果或者医生告知没有躯体疾病仍然表示怀疑，甚至影响到日常的学习、工作和人际交往等，应考虑躯体形式障碍。

诊断该病前需排除器质性疾病，例如有胸闷、胸痛等症状，先到心内科做心电图或冠脉造影等检查，排除心脏疾病。经过多次检查均未见器质性的证据，那么高度怀疑躯体形式障碍。我们可以用躯体化症状自评量表（表8-3）进行自测，从症状维度、程度维度、时间维度和社会功能维度4个方面进行初评。为了进一步明确诊断，排除焦虑、抑郁等其他疾病，建议到精神心理专科就诊。

表8-3　躯体化症状自评量表

没有：不存在；轻度：偶有几天存在或尚能忍受；中度：一半天数存在或希望缓解；重度：几乎每天存在或较难忍受				
在发病时的症状上打√，可多选，每一栏都要选择	没有	轻度	中度	重度
头晕、头胀、头重、头痛、眩晕、晕厥或脑鸣	1	2	3	4
睡眠问题（入睡困难、浅睡易醒、多梦、噩梦、早醒、失眠或睡眠过多）	1	2	3	4
易疲劳、乏力、行动困难、精力减退	1	2	3	4
兴趣减退、情绪不佳、怕烦、缺乏耐心	1	2	3	4
心血管症状（心慌、胸闷、胸痛、气短）	1	2	3	4
易着急、紧张、担忧、害怕，甚至惊恐、有濒死感或失控感	1	2	3	4
习惯操心、多思多虑、易纠结、易产生消极想法	1	2	3	4
注意力减退、思考能力下降、健忘，甚至恍惚	1	2	3	4
胃肠症状（胀、痛、反酸、食欲差、便秘、便多、打嗝、口干苦、恶心、消瘦）	1	2	3	4

续表

在发病时的症状上打√，可多选，每一栏都要选择	没有	轻度	中度	重度
疼痛（颈部、肩部、腰部、背部、腿部等）	1	2	3	4
敏感、易悲伤或伤心哭泣	1	2	3	4
手脚关节或身体某部位麻木、僵硬、抽搐、颤抖、刺痛、怕冷	1	2	3	4
视物模糊、眼睛干涩或胀痛、短期内视力下降	1	2	3	4
激动烦躁、生气易怒、对声音过敏、易受惊吓	1	2	3	4
追求完美、洁癖、强迫感（强迫思维、强迫行为）	1	2	3	4
皮肤过敏、瘙痒、皮疹或潮红、潮热、多汗	1	2	3	4
常关注健康问题、担心自己及家人生病	1	2	3	4
呼吸困难、憋闷或窒息感、喜大叹气、咳嗽或胁肋痛	1	2	3	4
咽部不适、梗阻感、鼻腔干涩、鼻塞、耳鸣、耳塞	1	2	3	4
易尿频、尿急、尿痛或会阴部不适	1	2	3	4

说明：您发病过程中可能存在上述各种症状，如果医生能确切了解您的这些症状，就能给您更多的帮助及正确的治疗。初诊请根据近半年情况、复诊请根据目前情况在症状上打√，症状可多选，并以选择出相关症状最重的作为严重程度分值：没有症状也要在没有一栏上打√。

对工作、学习、家庭关系及人际交往等造成的困难：没有、轻度、中度、重度。

初始评分：基本正常≤29分；轻度30～39分；中度40～59分；重度≥60分

ⓠ 躯体形式障碍的病因有哪些？

躯体形式障碍的病因目前还是不大明确的，大多数研究显示主要与生物学因素、心理社会因素相关。

1. 生物学因素：该病具有家族聚集性，可受遗传、环境共同影响，亲属患该病的风险比较高，20%左右的女性患者一级亲属中患有躯体症状障碍。

2. 心理社会因素：①个性特点：患者固执、敏感多疑、自我为中心、自怜的个性，与躯体形式障碍的发生相关。对自己身体的感受敏感、过分关注身体感觉、夸大不适感觉，并被这些不适所困扰。②继发性获益：一方面患者身体症状的出现能缓解情绪的冲突；另一方面则可以回避不愿承担的责任，获得他人的关心和照顾，甚至改变人际关系。③错误观念：患者在错误的观念影响下，比如一些疾病过分不恰当的宣传，或亲友死于某种严重的疾病，以及医生不恰当的解释、检查等，可能产生对自我症状的怀疑，形成躯体症状障碍。

ⓠ 采取什么治疗手段能使躯体形式障碍得到有效改善？

躯体形式障碍治疗以心理治疗和药物治疗为主。

1. 心理治疗是目前针对躯体形式障碍的主要方法之一，常用的包括支持性心理治疗、认知疗法、行为治疗、森田疗法、精神分析疗法等方法。

2. 药物治疗主要包括抗抑郁药、抗焦虑药、精神病药三类。由于个体差异大，用药不存在绝对的最好、最快、最有效，应在医生指导下充分结合个人情况选择最合适的药物。

（1）抗抑郁药：常用药物有帕罗西汀、舍曲林、氟西汀、氟伏沙明、西酞普兰和艾司西酞普兰、文拉法辛和度洛西汀等。

（2）抗焦虑药：常用劳拉西泮、地西泮、丁螺环酮、坦度螺酮等。

（3）抗精神病药：常用药物有利培酮、喹硫平、奥氮平等。

3. 其他治疗：在治疗时，鼓励患者学会自己调节，提高对社会环境和家庭的适应能力，尽快摆脱依赖。家庭成员也应充分理解和同情患者的痛苦，改变消极、冷漠和歧视的态度，建立更加和谐的家庭氛围。治疗过程中应注意各种运动的配合，如有氧运动、慢跑等。中医治疗方面，一些中医治疗方法比如针灸或中药可缓解症状，建议到正规医疗机构，在医生指导下治疗。

Q: 为什么说心理治疗对躯体形式障碍治疗很重要？

心理治疗是目前针对躯体形式障碍的主要方法之一，心理治疗可以修正患者对于疾病本身扭曲的认知，使患者对自己的身体和症状有一个全新正确的认识和态度。常用方法如下。

1. 支持性心理治疗：是治疗躯体形式障碍的基础，主要通过指导、安慰、鼓励等方法，帮助患者建立对疾病的正确认知和社会支持系统，引导患者将注意力慢慢从自身转移，关注其他娱乐活动等，从而度过危机，减轻症状。

2. 认知疗法：通过帮助患者充分认识心理、社会因素，调整自我认知模式，建立合理信念。丰富对生活中的应激事件、人际关系的冲突、情绪波动等方面的解决策略，意识到心理因素会影响躯体症状，从而接受疾病可以是由于心因性而非器质性的说法，减少继发性获益。

3. 行为治疗：躯体形式障碍患者常表现为特定的行为模式，对患者进行行为分析与行为治疗，达到行为矫正的目的。可采取暴露疗法、行为强化训练等。

4. 森田疗法：森田疗法主张皈依自然，回归本性，主张让患者带着症状生活，尽早适应回归社会生活。

5. 精神分析疗法：通过分析患者表面症状来让患者找到潜意识里的不安、焦虑，从心理层面解决患者问题，达到治疗效果。

Q: 躯体形式障碍患者如何自我调节？

首先正确认识自身所患的躯体形式障碍这种疾病，保持良好的心态。其次，要注意学会通过心理层面来表达情绪，比如学会识别、体察及描述自己的情绪，及时向自己的家人及朋友倾诉，学会在生活环境中通过行为比如唱歌、哭泣等，或者通过书法、绘画、写日记、手工制作等文学艺术方式表达情绪。最后，患者要学会丰富生活，寻找兴趣爱好，主动创造积极情绪，获取生活乐趣，减轻对身体的关注。还可以进行放松训练，如冥想、适当运动等，来缓解紧张情绪。

Q: 如果身边的人得了躯体形式障碍，我们该怎么做？

在躯体形式障碍治疗过程中，身边亲人的理解和支持很重要，我们一定要认识到，患者不是故意装病，要理解患者的感受和处境，接纳患者的不良情绪，避免与其发生正面冲突，帮助患者减轻痛苦的心理压力。首先，我们要根据医嘱帮助患者进行必要的药物治疗，还要配合医生，帮助患者进行必要的心理诊治。其次，作为患者身边的亲人，要认真听取患者的倾诉，不要急着对他的疾病和症状随便否定或下保证，也不要盲目地去做各种不必要的检查。最后，应当找出与患者起病有关的心理问题，通过疏导，让患者逐渐领悟问题所在，将患者的注意力从躯体上的疾病转移到面对真正的心理问题，逐步帮助患者改变疑病观念。

Q: 躯体形式障碍患者治好后还会复发吗？

躯体形式障碍是一种慢性波动性病程的疾病。这类患者最初多就诊于综合医院的非精神科。精神科医生所遇到的往往是具有多年就诊经历及大量临床检查资料、用过多种药物治疗后效果不佳的病例。其预后不利因素包括：患者的病前人格特征、受教育水平和经济社会地位低、生活中有难以避免的应激处境、对症状的认知模式、患者治疗的依从性等。一般认为，有明显精神诱发因素、急性起病者预后良好。起病缓慢、病程持续 2 年以上者，则预后较差。所以，本病的诊治原则是早发现、早诊断、早期规律全程治疗，可以有效地减少疾病的复发。

第六节　强迫症

Q: 强迫症是怎么回事？

强迫症是精神科疾病中神经症的一种类型，又称强迫障碍，是指一种以反复出现的强迫思维和（或）强迫动作或仪式行为为主要临床特征的一种障碍。其特点是有意识的自我强迫和反强迫并存，二者强烈冲突，使患者感到焦虑和痛苦。患者体验到强迫观念或动作是自己的，但又不是自己所期望的，也不是自己所能接受的，所以患者必须采取对策来加以有意识地抵抗，却无法控制、消除和摆脱。自我强迫与反强迫同时出现，有些患者会以仪式性动作来减轻精神痛苦，社会功能严重受损。为此患者感到痛苦，对这种现象能够自我觉察和认知，主动到医院求治。

强迫观念是指在某时段内，感受到反复的、持续性的、侵入性的和不必要的一些思想、冲动或意向，大多数个体会引起显著的焦虑和痛苦，是强迫思维的一种表现形式，包括强迫怀疑、强迫穷思竭虑、强迫联想（包括强迫性对立思维）和强迫性回忆（对过去的经历、往事等的反复回忆）。强迫动作是反复出现的刻板行为或仪式动作，是患者屈从于强迫观念，力求减轻内心焦虑的结果。

Q: 经常检查门锁好了没有，这种行为是强迫症吗？

如果经常在门锁好后用手去习惯性推一下，看锁好了没有，这种检查不能叫强迫症。如果经常在门锁好后已经检查过了，走了没两步又不放心，再反回来再检查一遍，甚至几遍；离开很远了，还在想锁好了没有，对自己检查的不放心，甚至没法继续去做其他事情，明知道没有再去检查的必要，还是得返回去再检查，无法摆脱，无法有效工作、生活，为此深感焦虑、痛苦，这就属于强迫症了。

这里涉及强迫症的诊断，如何诊断是否得了强迫症？我们知道强迫症状是强迫症的主要临床特征，表现为强迫思维和强迫动作同时存在或分别出现。强迫症状起源于患者自己的内心世界，不是被别人或外界影响强加的；强迫症状反复出现，患者认为没有意义，并感到不快，甚至痛苦，试图抵抗，但不能奏效。除此之外，还必须要达到一定程度，患者的社会功能受损或自我感到痛苦（或每天耗时 1 小时以上），症状连续存在 2 周以上，可以初步考虑是患有强迫症了。

Q: 强迫症会带来哪些困扰？

强迫症是致残性高的疾病，它对婚姻、职业、情感、社会功能都有影响。强迫障碍不只对患者致残，也给家庭成员造成重大的负担。强迫障碍患者的家属会因疾病带来沉重负担，减少了社会活动，导致隔离感和压抑感增加。具体表现如下。

1.思想包袱过重：患者会出现反复的去做一件事，但不能用心去完成，动作极为刻板机械，此时患者心理包袱过重，日常生活和学习均受影响，内心极度痛苦。

2.性格特征会改变：患者会强迫自己做不想做的事情，有时候做事优柔寡断，有时做事会非常小心谨慎。因工作效率变差，患者会非常关注别人对自己的看法，从而引起性格扭曲。

3.特殊情境容易复发：有一些患者是由外界的刺激或者是发生了重大事故而出现强迫症，一旦遇到相同情形，就会导致强迫症再次复发，如若耽误病情，拖延治疗，病症会更加严重。

4.人生轨迹偏离：强迫症不经有效治疗，或许一辈子的所有计划都会随之改变，包括事业、生活都有可能毁于一旦。有很多久治不愈的强迫症患者还产生自杀倾向，遗憾终生。

5.责任心太强导致信心不够：强迫症患者往往责任心非常强，他们主观上认为有些行为会导致严重消极结果，于是非常小心谨慎，为了把损失降到最低他们会反复检查核对，一旦发现错误就会怀疑自己的能力，久而久之就会对自己产生怀疑，失去信心。

6.主观判断能力下降：患者的自信心曾遭受过重大打击，对自己产生了怀疑。因此，他们很难区分情景的危险程度，对危险信息的分析能力降低，判断不足，因此常会觉得恐惧不安，并且强烈希望改变环境或是通过自己的强迫行为来使自己达到镇定。

7. 排除干扰能力降低：强迫症患者对一些不相干的想法非常关注，并且试图控制它们，结果反而使这些干扰因素控制大脑，干扰睡眠。又比如，正常人是不会去想一些荒诞的事物，比如一只会飞的猪，但是强迫症患者却不一样，他一旦产生这种念头就无法控制自己不去想它，并由此发展成为一种强迫模式。

Q: 导致强迫症的原因有哪些?

导致强迫症的原因并不十分清楚，主要包括心理社会因素和生物学因素方面的理论假设。

1. 心理社会因素。患者病前具有内向、胆小、认真、优柔寡断、严肃、刻板、循规蹈矩、十全十美等人格特质。在日常生活和工作中的各种生活事件，特别是增加个体责任感的事件，会作为强迫症发病的诱发因素。当然，尽管在病前有 15% ～ 35% 的患者具有强迫性人格特征，但具有强迫性人格障碍的患者并不一定就会发展成为强迫症。

新精神动力学派认为，对儿童发展的过度要求和控制是导致强迫症状产生的关键因素。

行为主义学派认为强迫症状的形成是构成焦虑反应的经典条件反射和强迫动作或行为的操作条件化的结果。当强迫动作或行为实施，可以降低条件性焦虑时，可通过负强化作用而使强迫动作或行为得以维持。

认知心理理论认为强迫症患者对反复出现的闯入性想法与自身信念系统（如绝对化、过高的责任感、完美主义要求和夸大危险的想象）相互作用出现负性自动思维，引起负性情绪，为了预防和排除这种威胁或危险，患者采取中和行为，降低焦虑，使强迫症状得以出现和维持。

2. 生物学因素。从遗传因素来看，研究显示强迫症患者一级、二级亲属中强迫症及相关精神障碍的患病率为 51%，而正常对照组为 13%。患者一级亲属的总体发病率为 10.0% ～ 22.5%，明显高于正常人群。提示遗传因素在强迫症的发病中起一定作用。

神经化学研究目前发现，强迫症与血清素能神经递质系统中 5- 羟色胺（5-HT）功能或脑脊液中 5- 羟色胺 2A（5-HTAA）含量过高有关。

另外，从脑影像学研究显示，强迫症患者的脑代谢活动异常。目前神经生物学研究发现大脑结构和功能的异常在强迫症的发病机制中具有重要作用。

Q: 强迫症有哪些表现？

强迫症是精神科疾病中以强迫症状为主的神经症，其特点是有意识的自我强迫和反强迫并存，二者强烈冲突使患者感到焦虑和痛苦；患者体验到观念或冲动系来源于自我，但违反自己意愿，虽极力抵抗，却无法控制；患者也不想，但无法摆脱。病程迁延者可以仪式性动作为主而减轻精神痛苦，但社会功能明显受损。强迫症的表现形式多样，症状的异质性很强，临床表现将其归纳为两大类。

1. 以强迫思维为主：①在该障碍的某些时间段内，感受到反复的、持续性的、侵入性的和不必要的想法、冲动或表象，大多数个体会引起显著的焦虑或痛苦。②个体试图忽略或压抑此类想法、冲动或表象，或用其他一些想法或行为来中和它们（例如，通过某种强迫行为）。

2. 以强迫行为为主：①重复行为（例如，洗手、排序、核对）或精神活动（例如，祈祷、计数、反复默诵字词）。个体感受到重复行为或精神活动是作为应对强迫思维或根据必须严格执行的规则而被迫执行的。②重复行为或精神活动的目的是防止或减少焦虑或痛苦，或防止某些可怕的事件或情况；患者的强迫行为多为非自愿的，但又很少被克制。

另外，还有上述的混合形式。

患者上述的强迫思维或强迫行为是耗时的（例如，每天消耗 1 小时以上）或这些症状引起具有临床意义的痛苦，或导致社交、职业或其他重要功能方面的损害。

Q: 如何知道自己是否得了强迫症？

有些人不由自主地总是反复想以前的事情，反复数数字或念路过的广告牌，担心自己是不是患了强迫症？那么，如何知道自己得了强迫症呢？要想知道自己是否得了强迫症，主要看自己是否有难以控制的强迫思维（强迫观念、强迫表象、强迫情绪、强迫冲动意向）、是否有难以控制的强迫行为（如强迫性检查、强迫性洗涤、强迫性计数、强迫性仪式动作、强迫性询问或陈述）等。强迫症状起源于患者自己的内心世界，不是被别人或外界影响强加的；强迫症状反复出现，患者认为没有意义，并感到不快，甚至痛苦，试图抵抗，但不能奏效；还可以进行人格个性或症状方面的量表检查，以及大脑功能和大脑结构方面的检查，如进行磁共振、功能影像等检查排除其他问题才能初步确诊是否患有强迫症。当然，要想最终确诊自己是否患有强迫症，需到精神专科医院就诊。

Q: 哪些疾病也会有强迫症状？

强迫症状常见的有强迫观念、强迫动作、强迫意向、强迫情绪等，并不是只有强迫症患者才有强迫症状。在许多精神疾病的临床表现中也可能出现强迫症状，比如强迫性神经症、强迫性人格障碍是以强迫症状为主，例如强迫怀疑（专指对本人做过的事情，如锁门、关灯等动作是否完成得好而发生怀疑），从而在强迫怀疑背景上产生继发性强迫现象，如强迫性检查或强迫性仪式动作（指一系列动作），即锁门后，或关门后产生反复检查、核查的动作。这是为了摆脱强迫现象的痛苦折磨而采取的一类保护性措施。在抑郁状态、焦虑状态及一些精神疾病中往往可见强迫症状伴发。

广泛性焦虑障碍患者感到脑内不能控制地出现"飘忽不定"的担忧、紧张，自己也知道没有意义，因而感到痛苦。但是，广泛性焦虑障碍患者所担忧、思虑的事情是生活中的琐事，内容变化不定，自己的控制愿望不强，甚至没有控制的愿望，而强迫症患者担心、焦虑的对象是强迫症状，控制愿望强烈，但控制无效。

精神分裂症的强迫状态又有其特点，往往强迫状态的内容是荒谬的或更难以理解的。情绪反应常是较为贫乏或缺乏生动性、鲜明性的。

脑器质性疾病，如脑肿瘤、脑出血、脑外伤等，特别是基底节病变患者可以出现继发性强迫症状。这些患者的强迫症状往往表现较为单调，缺乏相应的情感体验。如脑炎所伴有的强迫现象，往往带有强制性特点，有时还可出现强制性的以下流语言骂人的企图。

Q: 强迫症的治疗目标是什么？

有些患者和家属总会问强迫症能治好吗？能治疗到什么程度？能不能很快完全恢复到没有患病之前的状态？要回答这些问题，就需要了解强迫症的治疗目标是什么？强迫症的治疗目标分为急性期治疗目标和长期治疗目标。

1.急性期治疗目标：最大限度减少症状的频率和降低严重性，改善患者的社会功能和生活质量（家庭、社会、工作、学习、居家、为人父母和休闲方面）。

2. 长期治疗目标：根据疾病的严重程度和治疗情况，决定适合患者的长期治疗目标。

（1）临床痊愈，强迫症状消失，社会功能恢复，能有效地应对压力，防止复发。

（2）症状减轻到对社会功能、生活质量影响较小，比如在强迫症状上，尤其是强迫动作上每天花费的时间少于1小时；强迫症状伴随的焦虑在可以耐受的范围内或几乎没有焦虑；能够带着"不确定感"生活；强迫障碍对日常生活的影响很小或几乎不造成痛苦；患者能够应对压力，防止症状有大的波动。

（3）对于难治的患者，应最大限度减少症状的频率和程度，尽可能让患者接受带着症状生活，患者愿意接受持续治疗，尽量减少疾病对生活质量和社会功能的影响。

显著的临床改善、恢复和完全缓解可能会出现，但不会迅速发生。另外，治疗目标还包括提高患者配合护理的能力；为患者提供帮助和支持处理应激；检测患者精神状态和必要时进行干预；使治疗的不良反应（药物不良反应）最小化；以及对患者和家庭进行有关疾病（强迫障碍）及其治疗方面的教育。

Q: 强迫症的治疗方法有哪些？

强迫症在所有心理障碍中属于治疗难度较大的一类，它的病程较长，治疗一般包括药物治疗、心理治疗和其他治疗。

1. 药物治疗。其原则是：①足量足疗程治疗。②选择适合的药物。③及时处理药物的不良反应。④每次治疗前需要再次充分的评估，确定患者治疗无效时需要考虑下一步治疗方案，并且治疗方案也需要考虑患者的病情和主观意见。医生还需要注意疾病的继发获益及因为抑郁情绪而降低治疗愿望的情况。同时需要再次评估以下的内容，包括患者的症状特点及严重性、药物依从性、既往不良反应、共病情况、自杀风险、社会心理压力、与家庭和（或）照顾者的关系及性格等。⑤定期随访。

舍曲林、氟西汀、氟伏沙明和帕罗西汀这些选择性5-羟色胺再摄取抑制剂（SSRIs）是治疗强迫障碍的一线药物。SSRIs的有效率为65%～70%，但症状仅改善30%～60%。氯米帕明也是治疗强迫障碍的药物。出于安全的考虑，通常要经过一种或者两种SSRIs药物治疗后才使用氯米帕明，故氯米帕明作为二线药物。

当足量足疗程的单药治疗方案效果不好时，可以考虑联合用药治疗方案。

2. 心理治疗：一般包括认知行为治疗、支持性心理治疗、精神分析疗法、森田疗法、厌恶疗法、家庭疗法、认识领悟疗法、催眠治疗、正念疗法、内观疗法、集体治疗，也可建议自助疗法。

3. 其他治疗：对于严重、难治或无法消除症状的患者，只有在完成一线、二线及证据良好的增效方案后再考虑其他治疗的可能性。重点是权衡可能的受益与风险。包括改良电休克治疗（MECT）、系统住院治疗或部分住院的方式、重复经颅磁刺激（rTMS）、脑深部刺激（DBS）、迷走神经刺激（VNS）等方法。

❓ 强迫症会转变为精神分裂症吗？

常有强迫症患者及家属会担心自己或亲人会不会变成精神分裂症。唯恐自己或亲人有朝一日病情加重、行为明显异常，变成重性精神疾病中的精神分裂症患者。

就目前来说，只要诊断明确，这里可以肯定地回答是不会的！其实，"强迫症""精神分裂症"是两种不同的疾病，其病因和发病机制不同。在临床表现上有些症状有可能有交叉，比如，有些强迫症患者除了反复洗手，后来还伴有吐唾沫和自言自语，反复洗手多见于强迫症，而自言自语常见于精神分裂症。但也有少数强迫症患者会自言自语，少数精神分裂症患者也会出现反复洗手等强迫症状。所以只是通过行为描述是不能做出诊断的，不能单凭这些就担心强迫症转变成了精神分裂症。我们要深入了解患者的内心感受，听他对这些反常行为的解释。必须经由精神专科医生进行判断。

强迫症与糖尿病、高血压一样是一种疾病，是生物、心理、社会因素等交互作用的结果，没什么见不得人的，需要及时治疗。研究表明，强迫症越早治疗，效果越好，越不容易迁延成慢性严重性的衰退性疾病。

第七节　焦虑障碍

Q: 焦虑无处不在，那到底什么是焦虑障碍？

首先，焦虑情绪是一种内心紧张不安、预感到似乎将要发生某种不利情况而又难以应付的不愉快情绪体验。适当的焦虑是有益的，从进化心理学角度讲，适度焦虑可以提醒危险，提示事物的重要性，帮助人们做好准备去提前应付。

其次，我们要明确的一点是感到焦虑并不意味着你就患上了焦虑障碍。焦虑障碍患者的焦虑状态与一般的焦虑情绪有所不同，这种非正常的焦虑是没有充分理由的，且经常出现莫名其妙的持续性精神紧张，惊恐不安，或常伴有躯体不适。通俗来讲，焦虑障碍患者常常表现出想去做，又怕被惩罚；也常常表现出多虑的情绪，预期不好的结果。但是当焦虑的严重程度与客观的事件或处境不相称，或持续时间过长时则为病理性焦虑，临床上称焦虑障碍。

焦虑障碍是以焦虑综合征为主要表现的一组精神障碍。焦虑综合征表现为精神症状和躯体症状。精神症状是指一种提心吊胆、恐惧和忧虑的内心体验伴有紧张不安；躯体症状是在精神症状基础上伴发自主神经系统功能亢进症状，如心慌、胸闷、气短、出汗、肌紧张性震颤、颤抖、颜面潮红或苍白等。患者往往能够认识到这些担忧是过度和不恰当的，但不能控制，因难以忍受而感到痛苦。

Q: 焦虑障碍包括哪些临床类型？

1.广泛性焦虑：在没有明显诱因的情况下，患者经常出现过分的担心、紧张、害怕，但是紧张害怕没有明确的对象和内容。除此以外，患者还伴有各种躯体不适，如头晕、胸闷、心慌、呼吸急促、口干、尿频、尿急、虚汗、肢体震颤，这种焦虑状态一般会持续数月，或到 6 个月以上。广泛性焦虑是所有焦虑障碍里面占比分最重的，约占 60%。

2.惊恐障碍：又称为急性惊恐发作，在日常生活环境中，并没有出现恐惧环境，患者会突然出现极端恐惧的紧张心理，伴有濒死感或失控感。同时有明显的一些自主神经系统症状，如胸闷、心慌、呼吸困难、出冷汗、全身发抖，一般会历时 5 ~ 20 分钟。这种焦虑的出现是发作性的，因此它的误诊率很高，患者经常会去急诊科做心电图、心脏造影等检查，但是绝大多数都找不出器质性疾病的发生。惊恐障碍是一种复发性疾病，伴随显著的社会功能损害。

3.恐惧症：是指患者对外界某些处境、物体或与人交往时产生异乎寻常的恐惧与紧张不安，可致脸红、气急、出汗、心慌、血压变化、恶心、无力，甚至昏厥等，因而出现回避反应。患者明知客体对自己并无真正的威胁，明知自己的这种恐惧反应极不合理，但在相同场合下仍反复出现恐惧情绪和回避行为，难以自制，以致影响正常活动。临床类型有特定恐惧症、社交恐惧症、广场恐惧症。

Q: 焦虑障碍的共同特征有哪些？

焦虑障碍是临床中最常见的精神障碍之一，这一组精神障碍具有许多共同之处，具体包括以下方面。

1.起病常与心理社会因素有关。

2.病前多有一定的易感素质和人格基础。

3.症状主要表现有以下方面。

（1）生理方面：①增高的中枢神经系统警觉水平，可伴有睡眠障碍。②增高的机体交感神经系统反应，心悸、出汗、口干、肌肉紧张、震颤等。③可有内脏器官功能失调如胸闷气短、尿频尿急、心前区不适、吞咽时有梗阻感、恶心、胃部不适、腹痛、腹泻或便秘等多系统的躯体症状。

（2）心理方面：①对危险的过高评价和防御反应。②持续的精神紧张、不安、痛苦的情绪。③注意力不集中，思维效率下降。

（3）行为方面：①无目的的行为、动作增多，行为效能下降，运动性不安。②难以采取现实目标指向的行为。③缓解焦虑的行为，如回避、退缩、寻求刺激、物质依赖。

4.没有可以证实的器质性疾病。

5. 对疾病有一定的自知力，疾病痛苦感明显，有求治要求。

6. 社会功能相对完好，行为一般保持在社会规范允许的范围内。

7. 病程大多持续迁延。

Q: 社交恐惧症的临床表现有哪些？

社交恐惧症（social phobia）又称社交焦虑障碍，其核心症状是显著而持续地担心在公众面前可能出现丢丑或有尴尬表现，担心别人会嘲笑、负性评价自己，在别人有意或无意的注视下，患者就更加拘束、紧张不安，因此常常回避社交行为。尽管患者意识到这种紧张和恐惧是不合理的，但仍然设法回避相关的社交场合，在极端情形下可导致自我社会隔离，对即将到来的社交充满紧张不安，并在社交时有强烈的焦虑和痛苦，出现脸红、手抖、不敢对视等，在尽可能完成必需的社交行为后就匆忙离去，这些回避行为可严重影响患者的个人生活、职业功能和社会关系。

社交焦虑障碍患者出现社交焦虑的场合多为公共场合进食、公开讲话、在他人的注视下签署重要文件、遇到异性、学校环境等。有学者认为，从羞怯到回避型人格障碍，再到社交焦虑障碍是一症状连续谱。一部分患者可能通过物质滥用来缓解焦虑而最终导致物质依赖，特别是酒精依赖。该病患者共病广泛性焦虑、抑郁障碍和双相情感障碍比较常见。

Q: 焦虑障碍可能会对生活产生哪些影响？

1. 家庭及个人方面：焦虑障碍影响患者正常工作或高效率学习，同时患者四处求医，反复就诊会给家庭造成经济方面的压力。焦虑障碍还会影响正常的人际交往，导致患者出现害怕、紧张、回避社交活动等方面的症状，产生明显抑郁情绪，出现消极、自伤、悲观的行为或观念，甚至会导致患者家庭的解体。焦虑障碍症状未处理好、未缓解，可能会引起机体免疫功能下降和内分泌失调，影响患者合并的躯体疾病的治疗，例如糖尿病、高血压，焦虑较明显时不利于疾病康复。

2. 社会方面：如果焦虑障碍长期得不到改善，可能会对工作产生不良的影响，若病情逐渐加重，就会使工作变得非常困难，如果还是没有采取治疗，则会使病情持续加重，逐渐影响生活状态。再继续发展下去，可能会导致社会功能下降，使患者感觉难以完成任务，甚至感觉自己无能，此时不仅会存在有焦虑症状，还可能会伴随抑郁症状。一旦长期处于焦虑状态，患者的工作、生活及和他人相处的能力都会严重下降，进而导致事业和家庭生活停滞不前，而深受影响。

Q: 日常生活中怎样可以缓解焦虑情绪？

1. 心理暗示法：自我暗示分消极自我暗示与积极自我暗示。

（1）消极自我暗示会强化我们个性中的弱点及不合理信念，唤醒我们潜藏在心灵深处的自卑、怯懦、嫉妒等不良意识，从而影响情绪。

（2）积极自我暗示，即自我接纳，经常地给予自我肯定和鼓励，对自己的意志、心理以至生理状态产生影响，使我们保持乐观的情绪、自信心，从而调动自身的内在因素，发挥主观能动性。这种暗示对人的不良情绪和行为有着极为奇妙的影响和调控作用，既可以松弛过分紧张的情绪，又可以用来激励自己。

2. 注意力转移法：就是把注意力从引起不良情绪反应的刺激源，转移到其他事物上的自我调节方法。当出现情绪不佳的状况时，可以试着把注意力转移到使自己感兴趣的事上，如外出散步、看电影、读书、打球、下棋和找朋友聊天等，有助于使情绪平静，并且在转移的过程中重新体验到快乐。

3. 适度宣泄法：适度宣泄可以把不良情绪释放，从而使紧张情绪得以缓解。具体方法可以采用一个人独处时，大哭、大喊、写字等方式来诉说自己的委屈和抱怨；也可通过体育运动、工作和劳动等方式发泄，一旦发泄完毕，心情也随之平静。必须指出，在采取宣泄法来调节自己的不良情绪时，要同时增强自制力，不要随便发泄不满或者不愉快的情绪，要采取正确的方式，选择正确的场合和正确的对象，以免引起意想不到的不良后果。

4. 自我安慰法：首先，要正确认识自己，对自己的能力有符合现实的定位与评估，在遭遇一些小挫折时可以正确看待失败的结果，不至于再产生崩溃情绪。其次，当遭遇客观原因而造成挫折时，可以找个合乎内心需要的理由来说明或辩解，以缓解自身的焦虑和不安。

Q: 焦虑障碍的治疗方法有哪些？

药物治疗和心理治疗的综合应用是目前治疗焦虑障碍最为有效的方法。

1. 药物治疗：急性期以缓解或消除焦虑障碍症状及伴随症状为目标。

（1）有抗焦虑作用的抗抑郁药：5- 羟色胺再摄取抑制剂（SSRIs）、去甲肾上腺素再摄取抑制剂（SNRIs）对广泛性焦虑有效且药物不良反应少，患者接受性好。如帕罗西汀、文拉法辛、度洛西汀、艾司西酞普兰等。三环类抗抑郁药如丙米嗪、阿米替林等对广泛性焦虑也有较好疗效，但其不良反应和心脏毒副作用限制了它们的应用。

（2）其他药物：5- 羟色胺受体 1A 的部分激动剂丁螺环酮、坦度螺酮，因无依赖性常用于广泛性焦虑碍的治疗，但起效较慢。氟哌噻吨美利曲辛片（黛力新）对焦虑也有较好的缓解作用，但不宜长期使用，老年人使用可能诱发帕金森综合征。

药物要从小剂量开始，逐渐加药以减少患者早期对药物不良反应的不耐受现象。症状缓解后巩固治疗并逐渐减量直至停药，整个过程需要在精神科专业医生指导下进行。

2. 心理治疗。

（1）健康教育：健康教育让患者明白疾病的性质，增进患者在治疗中的合作，在焦虑发作时对焦虑体验有正确的认知，避免进一步加重焦虑。鼓励患者进行适当的体育锻炼，并坚持正常生活、工作。

（2）认知行为治疗：焦虑障碍患者容易出现两类认知错误：其一是过高地估计负性事件出现的可能性，尤其是与自己有关的事件；其二是过分戏剧化或灾难化地想象事件的结果，以及对事物的一些歪曲的认知，是疾病迁延不愈的原因之一。因此，治疗者要帮助患者改变不良认知并进行认知重建。采用松弛训练、呼吸控制训练，能缓解部分焦虑情绪。

Q: 焦虑障碍的药物治疗有哪些注意事项？

焦虑障碍与糖尿病、高血压类似，需要定期到医院复诊，和医生建立良好的医患关系。特别是在用药的前几周，最好每周能到医院复诊一次，这样医生能了解患者服药后有什么反应，便于及时调整用药方案。

如同很多高血压、糖尿病的患者认为自己的血压、血糖控制得差不多了，就自作主张，自行停药，一段时间后患者的血压、血糖就又升高了。焦虑障碍的治疗也具有同样道理，如果中断治疗，起初情绪可能比较稳定，但一段时间后，或遇到一些负性生活事件，患者的焦虑障碍又可能再次复发。这样的话，对患者的影响更大，治疗愈加困难。

健康相伴

　　一般建议患者尽量不在重大的生活事件及应激性事件发生时结束治疗。因为这些事情都可能会导致焦虑障碍、抑郁症的病情波动。

　　当然，如果焦虑障碍患者的病情稳定，服药时间也足够长了，可以停药，但要逐步停用，以便使发生撤药反应的可能性降到最低。并且停药后，最好和医生保持联系，定期复诊，以免复发。

Q: 焦虑障碍症状改善，还要再服用药物吗？

　　很多患者在治疗几周后情绪有所稳定，就不再继续治疗，这样就会很容易导致病情复发。为了防止焦虑障碍复发，目前倡导全病程治疗。

　　具体来说，急性期治疗 8 ~ 12 周，主要是控制症状，达到临床治愈，促进功能恢复，提高生活质量。在急性期治疗期间，使用抗焦虑药物后一般需要 2 ~ 3 周才起效，不是使用药物后即刻起效。加上患者一开始服用药物会出现一些头晕、恶心、心慌、食欲降低等不良反应，患者可能会更焦虑或身体不舒服。因此在药物治疗的前两周患者需要坚持一下，一般来说 1 周之后药物的不良反应就会逐渐减轻了。坚持一两周身体适应、药物起效后，焦虑障碍症状才会逐渐改善。巩固期治疗至少 2 ~ 6 个月，在此期间患者病情不稳定，复发风险较大，需继续使用急性期治疗有效的药物。维持期治疗时间一般至少 1 年。之后再逐渐减药，这样能最大限度地减低焦虑障碍的复发。

Q: 中医能治疗焦虑障碍吗？

　　焦虑障碍在中医学属于情志病范畴，包括"郁证""惊悸""不寐""百合病""奔豚气"等。《伤寒杂病论》中有多个治疗焦虑障碍的经典方剂，临床可根据焦虑的症状特点来选择应用。第一，以紧张、不安、担忧的情绪为主，可用百合地黄汤；第二，以烦躁为主，可用栀子豉汤；第三，以愤怒、惊恐为主，甚至狂躁，伴随胸胁胀满，可用柴胡加龙骨牡蛎汤；第四，以悲伤、哭泣的情绪为主，可用甘麦大枣汤。

　　名老中医屠佑堂总结个人多年的临床经验，在辨证和辨病的基础上，"从火论治"多能收效。譬如，焦虑障碍状态伴有"肝火"，宜用龙胆泻肝汤、柴胡疏肝散加减；伴"心火"宜用黄连解毒汤等；伴虚火，如为阴虚火旺、五心烦热、咽干口燥等宜用二阴煎加减；伴"痰火"，咽中如有物梗阻，痰多呕恶，宜温胆汤和栀子豉汤加减；伴"瘀火"如情志抑郁、胸胁隐痛、乳房胀痛、月

292

经色黯有块等宜血府逐瘀汤加减。除此以外，还可以用针灸、推拿或者联合内服中医饮片改善焦虑障碍状态。

Q: 家人如何给予焦虑障碍患者帮助？

家属认为焦虑障碍是个性懦弱，不需服药治疗，自己调整就行，不让患者服药或接受心理治疗，这样不可取。

家人要多了解一些关于焦虑障碍的知识，充分认识到焦虑障碍和其他的心理疾病一样，不是这个人软弱矫情，而是大脑——思维情绪出了问题。这种疾病只有患者能感受到痛苦，有时这种痛苦比外伤更加严重。所以家属应该为患者提供心理支持和鼓励，给予他们充分的理解，多倾听他们的心里话，不要指责他。

在患者接受治疗的过程中，家属一定要积极配合医生，鼓励并监督患者是否遵医嘱按时服药、是否运动、睡眠是否保持规律性。经过药物治疗和个人的积极调整，焦虑障碍绝大部分都能得到良好的治疗，可恢复正常的生活和工作。

第八节　抑郁障碍

Q: 不容忽视的抑郁障碍究竟是什么？

抑郁障碍是最常见的精神障碍，可由各种原因引起，以显著而持久的心情低落为主要临床特征。发作应至少持续 2 周，并给本人造成痛苦且有不同程度的社会功能损伤。

抑郁障碍的临床表现可以从闷闷不乐到悲痛欲绝，多数病例有反复发作倾向，每次发作大多数可以缓解，部分可残留症状或转为慢性。抑郁障碍可表现为单次发作或反复发作，病程迁延。约 3/4 的患者有终身复发的风险，发作间歇期有不同程度的残留症状。

根据症状的数量、类型及严重程度分为轻度、中度、重度抑郁。判断程度需要训练有素的专业医生进行临床判断。轻度和中度抑郁通常不会出现幻觉和妄想等精神病性症状，但伴有躯体症状，工作、社交或家务活动有一定程度的困难。重度抑郁可伴有精神病性症状，精神病性症状多与抑郁心境相协调，但也可不协调，此时工作、社交、家务活动几乎不可能。

国际疾病分类第 10 版中抑郁障碍包括：抑郁发作、复发性抑郁障碍、持续性心境障碍、其他心境障碍、未特定的心境障碍。总的来说抑郁障碍是治疗效果比较好的病，经过治疗后，80% 以上患者可以达到临床痊愈，基本可以恢复正常状态，所以抑郁障碍早发现、早诊断、早治疗有利于社会功能的完全康复。

Q: 什么样的人群容易患上抑郁障碍？

抑郁障碍的病因和发病机制尚未明确，大量研究提示主要和生物学因素、环境因素、心理因素等有关。从心理社会因素方面来看，以下人群更容易患抑郁障碍。

1. 性格：偏内向且人际关系不好的人。

2. 童年创伤：童年的不良经历或童年创伤是很多种类精神障碍的一个危险因素。不仅仅是抑郁，还包括其他的一些重性疾病。童年期的不良遭遇，比如极度贫困、重大创伤、经历了一些灾难事件、地震、父母的虐待、无人照顾及过度的被疏忽等。

3. 负性生活事件：如丧偶、离异、婚姻冲突，失业、家庭成员突然离世等造成生活、工作压力过大的人。

4. 严重躯体疾病：有脑卒中、免疫疾病、肿瘤等疾病的人，伴发抑郁的风险更高。

5. 竞争压力大：工作压力太大，工作有时受到挫折时，潜意识里就会感到很压抑。青少年人群中存在超越年龄和阅历的压力，学业的压力及竞争易导致青春期儿童的抑郁。

Q: 抑郁障碍有哪些典型的临床表现呢？

1. 情感性症状群。

（1）心境抑郁：患者大部分时间都郁郁寡欢、愁眉不展，经常感到悲伤、空虚、痛苦。心境抑郁通常有晨重晚轻的规律，早醒后常胡思乱想、迷迷糊糊、痛不欲生，上午工作、学习提不起精神，消沉、郁闷，午后自感心境抑郁有所减轻，黄昏和傍晚开始感到稍有点轻松，有了一些与家人交流的欲望。晚上则较为正常，但睡前心境又开始抑郁，常常难以入睡，复又进入次日抑郁的前兆时段。

（2）兴趣、愉悦感缺失：患者对聊天、约会、美味佳肴、旅游、阅读、财富、升职、成就等活动都缺乏兴趣或兴趣明显减少，即使参加活动，在活动中也缺乏快感，不会有乐趣。

2. 认知、行为症状：患者注意力难以集中，记忆力减退，思维迟缓，自我价值感低，过分自责或有内疚感、无望感，感觉不配活着，活着是家庭和社会的累赘，无特定计划的自杀意念或企图，或者有特定实施计划的自杀、自伤行为等症状。

3. 自主神经系统症状：患者常难以入睡、早醒或睡眠过多。在未节食情况下体重减轻或增加。经常感到疲乏、精力不足，言语少、声音低、不与他人交往，经常独坐一处，走路时行动缓慢。严重时出现呆坐、无言、不动，可达到对刺激没有反应或反应迟钝，对问话也只是微微点头或摇头作答的抑郁性木僵，也可表现为唉声叹气、坐立不安和肢体活动过多等。

4. 其他非特异性躯体症状：抑郁障碍患者有时以躯体症状为主诉，长期在综合医院门诊反复就诊，被诊断为各种自主神经功能紊乱。抑郁障碍患者伴发疑病症状的病例并不少见，这类非特异性症状包括头痛、脖子痛等躯体任何部位的疼痛，同时出现口干、出汗、视物模糊、心慌、胸闷、喉头肿胀、恶心、呕吐、胃部烧灼感、胃肠胀气、消化不良，便秘、尿频、尿急等。

Q: 该不该对抑郁症患者谈及死亡话题？

一般人传统的观念是不要跟抑郁症患者提自杀，他们认为问患者自杀话题时可让他们想到自杀，有的家属甚至因为医生问到患者自杀的问题而不高兴，甚至指责医生。殊不知，抑郁患者觉得活着没有意思，想到死了能解脱自己，有自杀的企图甚至已经有了自杀计划的并不是少数。如果有家人、朋友抑或医生跟患者讨论他们已经有的这些自杀想法、企图甚至计划，帮助他们正确对待疾病，正确对待抑郁症状，坚持"正常化""一般化"他们的想法，告诉他们消极想法是疾病在作怪，不是自己想不开，在通过积极地治疗，消极想法可以改变甚至消失。

有调查研究发现，凡是自杀成功的抑郁症患者，在自杀之前多少会通过各种各样的途径向外界传达信息，这种信息并不是在告别，而是在求救，表示自己遇到困难，只能通过自杀来解决问题。如果这时候周围的人能意识到这种异常，及时向抑郁症患者伸出援助之手，跟他一起面对困境，这对于患者来讲是一种获救的机会，或许能改变自杀的严重后果。这样才能够避免悲剧的发生。相反，如果患者有自杀的想法，甚至已经计划好了行动，如果不帮他们把问题解决掉，反而会增加自杀成功的机会。

对于抑郁症患者来说，自杀并非是一个避而不谈的话题，反而需要主动去面对，才能帮助患者走出抑郁的阴霾。

Q: 正常的情绪低落与抑郁障碍的情绪改变有何不同？

1. 抑郁障碍在程度和性质上超越了正常情绪变化的界限，常有悲观、失望甚至有自杀意向。

2. 抑郁障碍可具有自主神经功能失调或身体伴随表现，如早醒、便秘、厌食、消瘦、性功能减退、精神萎靡、症状昼夜波动等。

3. 抑郁障碍严重的可伴有精神病症状，如妄想、幻觉等。

4. 抑郁障碍与正常人因灾难性创伤境遇所致的忧伤心情也不同，后者一般不超过 6 ~ 10 周，心情可自然恢复正常。

5. 重性抑郁障碍发作与正常的悲伤有时不容易区分。亲人亡故导致的悲伤，心灵上会产生巨大的痛苦，但一般不会导致重性抑郁障碍发作。当重性抑郁障碍和伤心同时出现时，抑郁障碍症状和功能损害比单纯的伤心更为严重，预后更差。伤心同时伴发抑郁障碍，大多发生在容易患抑郁障碍的人群中。临床上发现，失去亲人往往是引发抑郁障碍的因素，连续数月心情不好，这时就要小心，看看是不是患了抑郁障碍。抗抑郁药治疗可恢复健康。

Q: 治疗抑郁障碍的方法有哪些？

通常情况下经过积极治疗，大部分患者抑郁障碍可得到明显缓解。患者应保持乐观向上的心态，树立战胜疾病的信心。抑郁障碍患者需要在医生指导下进行全病程治疗，才能有较好的康复。医生会根据个人情况采取个体化治疗，主要治疗方法如下。

1. 自我治疗：患者明确自己出现抑郁障碍后，可以在医生的指导下对自己的情绪进行管理，避免使自己处于消极环境。也可以适当进行户外活动，多晒太阳，不仅有利于缓解不良情绪，还可以增强身体素质。部分患者是通过自我心理素质的提升治愈了抑郁障碍，可以向其寻求帮助，了解其康复历程，也可增强治愈抑郁障碍的信心。

2. 临床治疗。

（1）药物治疗：临床中治疗抑郁障碍的药物种类较多，包括传统抗抑郁药与新型抗抑郁药，二者相比，新型抗抑郁药不良反应较小，对全身各个系统不会产生较大影响，但药物选择、使用剂量和疗程均需在医生指导下进行，严禁自行加量或停药，以免出现不良后果。

（2）心理治疗：对患者心理进行支持治疗。心理治疗包括行为治疗和认知疗法、精神动力学治疗、人际心理治疗、婚姻家庭治疗等，适用于消极观念较轻的轻、中度抑郁障碍，以及症状控制后的巩固和维持治疗，也可与药物治疗联合进行。如果患者能改变不合理认知，提升心理应对能力，可有效预防抑郁障碍复发。

（3）物理治疗：电休克治疗，适用于严重抑郁，伴有强烈自伤、自杀行为的患者；重复经颅磁刺激治疗可以短期改善抑郁障碍；光照治疗等。

Q: 抑郁障碍能治好么，药物治疗需要多久？

很多人有疑问，抑郁障碍可以治好么？答案是可以的！抑郁障碍并非绝症，经过规范化的治疗完全可以治愈，临床上无数案例证明了这一事实。积极接受并配合正确的治疗，大部分患者的症状可以得到有效改善，达到临床治愈，恢复正常的工作生活。抑郁障碍并不可怕，只要你肯给自己多一点时间和机会，遵照医嘱坚持长期治疗，治愈并没有那么难。

抗抑郁药的治疗分3个时期：急性治疗期、巩固治疗期、维持治疗期。具体治疗周期要根据患者的个体情况来分析，一般抑郁障碍症状控制快而彻底，1个周期可以在半年到1年内终止。如果急性治疗期患者康复不顺利，降低药物使用量病情容易波动，则1个治疗周期可能需要持续2~5年。极端情况，有些患者即使坚持维持治疗多年，仍然是一减药量病情就波动，那么我们认为，只要用药的受益大于不良反应的风险，即使终身服药，也是有所值的。

Q: 什么情况下说明抗抑郁治疗有效了？

一般来说，在坚持治疗2~4周后，抗抑郁药"利器"的威力便开始显现了，患者在情绪、活动、思维等方面会出现明显的变化。情绪改变：能够认识到自己情绪的不合理并做出调整，脸上的笑容越来越多。情绪上的改变是抑郁障碍好转最关键和显著的特征。躯体症状减少：想吃点自己喜欢的食物，睡眠时间变长，睡眠深度由浅变深。记忆力和注意力恢复：思维逻辑变得清晰，记忆力增强，处理起事情更加得心应手。社交恢复：开始关注周围的人和事，朋友约出去吃饭、看电影，也有兴趣参加了。热爱生活：不再悲观厌世，能感受到暖暖的阳光，能看到生活中的美好瞬间。以上这些变化，都说明患者的抑郁障碍正在慢慢好转，也意味着患者目前的治疗方案是有效的。

症状消失并不意味着疾病痊愈，不可心急减药停药，应遵从医嘱坚持服药。为了巩固治疗、预防复发，应在医生的指导下，足量、足疗程用药，切不可擅自减量或停药，否则将导致治疗前功尽弃。

Q: 如何正确面对和认识抗抑郁药物？

抗抑郁药被证实是治疗抑郁障碍的有效方法，虽然其存在一定不良反应，但是大部分不良反应会随着治疗时间而减轻，并且可以通过多种方法进行有效控制。作为患者，如果存在对药物不良反应的担忧，在用药之前可以与医生进行沟通交流，了解医生所开具药物的特点，以及药物可能出现的不良反应，告知医生对治疗效果的期望。在治疗过程中，患者也应当将自己的症状改善情况与出现的不适均反馈给医生，与医生共同讨论进一步的治疗方案。医生会根据患者的个人诉求与精神躯体特点，从小剂量起始，采用科学的用药方案，并在用药过程中根据患者的反馈及时调整药物剂量与种类，在保证患者的药物疗效的同时尽可能减轻药物不良反应。

Q: 家长如何帮助青春期孩子走出抑郁状态？

青春期孩子常因学业压力、家庭关系、同伴关系等因素出现抑郁症状，如烦躁、爱挑剔、人际关系敏感、注意力不集中、记忆力下降、睡眠障碍等。专家建议，如果自己的孩子有了这些方面的改变，一定要及早地进行咨询与治疗，以免耽误了病情。家长要调整自己的教育模式，具体如下。

1.降低对孩子的要求和期望：大多数家长都希望自己的孩子长大后能事业有成，过上幸福的生活。因此，许多家长都抱着一种望子成龙的心态，给孩子过高的期望和要求。这种无形的压力和心理负担，反而成了孩子情绪不稳定、产生厌学现象的重要原因之一。

身为父母我们要正确认识孩子的现状，要充分接纳孩子现有的一切，客观地对待孩子的长处和短处。肯定并鼓励孩子的长处，接纳尊重自己的孩子，引导和帮助孩子树立积极乐观的心态，让孩子能够专心学习。

2.教孩子如何正确应对压力：事实上，孩子也是有各种压力的，我们要经常与孩子交流，耐心倾听，鼓励他说出自己内心的苦闷，疏导压力很重要。压力面前，我们可以与孩子们分享，告诉他们我们所面临的压力是什么，如何释放压力，以增强自信心。

做出决定的时候，要让孩子自己选择。这可能是最好的方法——选择意味着同意，意味着要承担后果，培养孩子对自己行为负责的信念。

3.给孩子适度的学习压力：我们提倡减少孩子们的压力，但并非一点压力都没有，没有压力反而会使孩子们变得不思进取。因此，我们要结合孩子们的实际情况，给他们适度的学习压力，让孩子们把压力变成前进的动力。

总之，家长要让孩子感受到一种无条件地接纳和陪伴，当这种条件得到满足，孩子自然会愿意把潜藏在心底的想法表达给父母，这无疑也让家长有更多的机会去了解孩子的感受，而不是满足于看孩子的外表。

Q: 抑郁障碍患者在预防、康复中的注意事项有哪些？

对抑郁障碍患者的管理首先是建立治疗联盟（医生、患者、家属），共同选择恰当的干预措施，其次是对患者和家属进行健康教育，提高患者对治疗的依从性。

1. 建立医患联盟：建立和发展良好的医患治疗联盟，是开展抑郁障碍治疗的前提条件，也是精神科治疗的核心。医生要充分理解和了解抑郁障碍患者，营造一种理解和信任的积极的治疗环境，与患者共同协商并制订最有利于患者的治疗方案。

2. 患者和家属的健康教育：健康教育是提高治疗依从性的主要措施，只要有可能，就要对患者、家属和其他重要的相关人员进行教育。告知症状改善的规律及可能的不良反应，防止患者拒绝治疗或者在治疗完全起效前放弃治疗；告知抑郁障碍可能复发和预防复发的相关知识，指导患者尽早寻求适当的治疗。患者和家属的健康教育也包括一般健康行为的宣教，如良好的睡眠卫生，远离烟酒和其他有害物质。对大多数患者而言，运动可以改善情绪症状。

3. 提高治疗依从性：抑郁障碍患者在急性期治疗时可能会缺乏动机，起效延迟、疗效不佳及不良反应也会影响治疗的依从性。因此，鼓励患者严格坚持治疗方案是治疗成功的关键。在维持期，恢复正常的患者可能过分强调治疗的负担而影响依从性，故良好的家庭支持系统能够增进患者对治疗的乐观态度，协助患者坚持治疗。

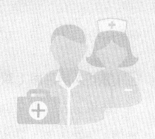

第九节　　双相情感障碍

Q: 什么是双相情感障碍？

每年的 3 月 30 日是世界双相情感障碍日，目的是向普通大众宣传这种疾病，让人们对双相情感障碍有所了解，从而提高自我认识，起到防范作用。之所以定位 3 月 30 日这一天，源自著名画家凡·高的生日（据推断，凡·高生前很有可能是一位双相情感障碍患者）。

双相情感障碍（BD）是一类既有躁狂发作或轻躁狂发作，又有抑郁发作（典型特征）的常见精神障碍。

典型的躁狂发作，常以情感高涨、思维奔逸和意志行为增强"三高"症状为特征。

1. 情感高涨：轻松愉快、兴高采烈、无忧无虑、乐观热情，情绪有相当的感染力，但同时很容易被激怒。

2. 思维奔逸：自我感觉良好，语速比平时明显加快，同时语量增多，夸夸其谈，滔滔不绝，且能够自由切换到其他话题。

3. 意志行为增强：活动明显增多，不断计划，整日忙碌。爱交往、凑热闹，爱管闲事，容易冲动，难以安静。

伴随症状包括面色红润、两眼有神，心率加快，没有睡意或只需很少睡眠，没有疲倦感。

典型的抑郁发作以情绪低落、思维迟缓和悲观、意志行为减退"三低"症状为特征，同时伴有认知功能减退和躯体症状。双相情感障碍的抑郁发作和单独的抑郁症症状极其相似，很难区分，只有专业的精神科医生才能明确诊断。

一旦发现身边的亲人或朋友出现躁狂或抑郁症状时，需要及时就医，以免症状加重，耽误治疗效果。

Q: 哪些人容易患上双相情感障碍？

在说易患人群之前，更新大家对于疾病的一个基本认识。通俗地讲，其实每个人对各种疾病都有一条平衡线，就拿双相情感障碍来说，任何人都可能患病，有些人在遇到事情时，能够及时处理，保持原有双相情感障碍的平衡线不被打破或是崩溃；而有些人的双相情感障碍的平衡系统则出现了明显的"bug"，承压不足，就会表现出各种症状。

双相情感障碍偏爱哪种性格的人呢？统计数据显示，创造力非凡、内心细腻敏感的人患病率可能更高，同时，这些人的成就往往十分显著，所以，很多人认为这种病为天才病。说到这里，是不是每个人都在想"我也想得这种病，也能功成名就"，其实，通过接触双相情感障碍患者，了解其内心世界真实的感受，就能够知道他们的痛苦是常人难以理解的，也是难以体会到的。而且，也不是每一位双相情感障碍患者都有非凡成就的。

研究表明，生物学因素是导致发病的重要因素，Ⅰ型双相情感障碍的遗传率为75%，大部分为常见等位基因变异导致，并且一部分基因与精神分裂的基因相重合。

另外，一个人的个性构成和（或）在环境中的压力（例如亲人的死亡、分居、离婚等）也可能导致抑郁或躁狂状态，儿童时期遭受创伤或者虐待的个体，其发病率为正常人群的2倍，并且发病更早，症状更为严重。

Q: 双相情感障碍分为哪些类型？其表现又是什么？

1. 双相Ⅰ型障碍：典型的双相Ⅰ型障碍通常在青少年起病，第一次发作的平均起病年龄接近18岁。首次发作可以是躁狂发作，也可以是抑郁发作或者混合发作。发作的常见形式，开始为轻度抑郁或轻躁狂，数周或数月后转为躁狂发作，也可以有幻觉、妄想等症状的精神病性躁狂发作。双相Ⅰ型障碍发作形式在年轻人中多见躁狂发作，年龄大者以抑郁发作为多。

2. 双相Ⅱ型障碍：双相Ⅱ型障碍是双相情感障碍的另一个亚型，临床主要表现为反复的抑郁发作和轻躁狂发作，以抑郁发作频繁为多。大多数双相Ⅱ型患者在抑郁发作结束后的轻躁狂持续时间并不长，通常只有几天。一旦有躁狂发作，应该为双相Ⅰ型障碍。因为早期识别双相情感障碍，对今后的治疗和预后至关重要。

以上为专业术语的双相情感障碍基本类型和表现。对于普通大众，简单些说，发现身边的亲人、朋友有异于常人的地方，例如可能比平常更活跃、健谈、睡眠减少、极度烦躁、快速、不可预测的情绪变化等躁狂表现，或有悲伤、绝望的情绪，对工作、家庭和朋友失去兴趣，对身体不适的过度关注，容易哭泣，出现自杀和偶发性杀人念头等抑郁症状，而且对自身的学习、工作和生活都造成影响时，就要高度怀疑此类疾病，应该立即就医，以免造成更大的危害。

Q: 双相情感障碍与正常的情绪波动有什么不同？

正常人的情绪波动是可以让人理解的，虽然也有极度暴怒或者极尽悲伤之时，但大多在可控范围之内，一旦情绪平复下来，其会对自己的波动情绪进行现实解读，很快释怀。

很多人理解双相情感障碍就是普通的情绪转换，时而兴奋，时而悲伤，有时甚至会认为这种表现极其幼稚，认为患者不会管理自己的情绪，极其无奈之时会骂这些患者"真是神经病"，也不以为意。殊不知，这种情绪上的反复正是双相情感障碍的症状表现，让人难以琢磨，饱受其扰，痛苦不堪。

经常有人描述双相情感障碍患者心情就像坐过山车，其实，真正坐过过山车的人，体验的是一直的紧张与刺激，而双相情感障碍患者的内心体验则比过山车更加煎熬，情绪高涨时无所不能，情绪低落时生无可恋，这种跌宕起伏剧烈的情绪会严重影响正常社会交往、学习生活和工作。

Q: 患上双相情感障碍的人被称作"天才"，更容易成功吗？

除了凡·高，历史上还有许多如丘吉尔、舒曼、拜伦、毕加索、达·芬奇、海明威、诗人海子等诸多名人都患有双相情感障碍，双相情感障碍又被大家称为"天才病"。

事实上，是天赋异禀、身怀才华的名人患有双相情感障碍后充沛的精力、富有感染力的情绪使得他们的才能显得更加突出，从而让这种病"名声大噪"，绝非是患有双相情感障碍后而成为名人的。

所以，放下幻想，认清现实，双相情感障碍是一种严重的精神疾病，让患者时常在天堂与地狱之间游走，它带给患者的痛苦让人苦不堪言。

Q: 双相情感障碍患者能够在躁狂和抑郁之间自如切换吗？

现实生活中，有些人想是不是人的身体中存在可以开启躁狂状态的开关，也能让自己获得非凡的能量，做任何事情都可以得心应手，从容不迫呢？答案是否定的，从科学的角度来说，只是当患者在进行某些活动时，脑内神经递质的释放影响了神经活动，从而触发了躁狂的状态，这其实是一个转换的过程。

双相情感障碍的患者在治疗稳定期是否能够对自己的疾病有预感呢？是的，正如容易感冒的人，身体只要有些部位不舒服，就预示着自己即将感冒一样，很多双相情感障碍患者一旦自我感觉语量增多，或者莫名地冲动，则提示他需要尽早服药，避免病情加重。

因此，双相情感障碍和许多疾病一样，也是一种疾病，并不存在特殊性，患者并不能轻松自如地掌控自己的精神状态。

Q: 患上双相情感障碍后多久可以恢复正常？

药物治疗一直是双相情感障碍传统的治疗方法，研究发现，即使是在最理想的药物治疗之下，双相情感障碍患者的复发率也很高。在一次急性发作之后，1 年复发率为 40%，2 年复发率为 60%，5 年复发率为 75%。药物维持治疗被认为是预防双相情感障碍患者复发的一线方案，但自然观察显示，1 年内对药物治疗的不依从率高达 30% ~ 47%；随访研究也发现只有不足半数的患者在其症状缓解阶段还能够继续依从于药物治疗。

由于个体差异，加之双相情感障碍发病机制仍未完全阐明，缺乏特异性的治疗手段，也没有十分有效的针剂进行日常打针、输液治疗，亦不能通过手术根除。双相情感障碍患者患病后的感受只有自己清楚，所以，归根结底，既然患病了，就要面对现实，树立信心，积极配合，按时服药，稳定病情。

每种疾病都是"病来如山倒，病去如抽丝"，在不知不觉地服药过程中，病情都会一点点地恢复。值得庆幸的是，70% ~ 90% 的精神障碍患者可以通过治疗来缓解症状。

Q: 中医是否可以治疗双相情感障碍？

双相情感障碍的中医治疗目前并无规范化的临床路径，主要还是结合"狂证""郁证"的方药论治及疾病发展过程中躁狂与抑郁的临床表现对症治疗。

从中医治疗的视角来看，针对双相情感障碍的现代中医临床研究表明，情志与肝脾功能失调是疾病的主要致病因素，肝脾是疾病主要的病位因素，肝郁脾虚证为疾病的核心证候，贯穿于双相情感障碍疾病发展的始终。

当前的研究当中，还没有发现有哪一方剂中药或者哪种中成药能够单独对双相情感障碍有独特的疗效。中医学有无双向调节情绪的药物，针灸对双相情感障碍的治疗作用，中西结合治疗是否能够提供疗效等均缺少基础研究和临床治疗的证据，都值得深入研究与探讨。

Q: 如果身边的人得了双相情感障碍，我们该怎么做？

对于双相情感障碍患者，大可不必惊慌，好的一点是，它是一种能够被控制不再发作或者轻微发作的疾病。如果接受规范的治疗，症状能够得到有效的控制。长期持续治疗可以帮助人们控制这些症状。

作为身边的亲人或者朋友，我们能为他们做些什么呢？

1. 全程陪护，定期运动：尽可能多地去理解他们，陪护的同时尽量倾听他们的内心想法，一起制订合理的锻炼计划，固定服药时间。鼓励他们定期户外有氧运动，例如慢跑、快步走、游泳或骑自行车，有助于缓解抑郁和焦虑情绪，促进更好的睡眠，并有益于心脏和大脑。每天30分钟以上中等负荷的有氧运动，每周2次以上无氧运动是最好的。每天半小时以上太阳下的运动，有助于褪黑素的分泌，调节正常的睡眠节律，改善夜间睡眠。

2. 保持规律生活：即使进行适当的治疗，也会发生情绪变化。初期需要督促他们按时服药，引导制订规律的生活规划，以此保持稳定的情绪，治疗会更有效。

3. 健康的朋友圈：感情支持是人类非常重要的健康因素，能给你带来安全感的朋友，会让你对人生充满希望和幸福感。"道不同不相为谋"，共同挑选出靠得住、谈得来、正能量的朋友，鼓励他们和朋友多关注沟通国际局势，也可聊些家长里短，和朋友走出家门，领略自然风光，喝茶品味人生，时时处处都能感受到来自朋友的信任与支持。

4. 最重要的是来自家人的认同与支持：作为家庭成员，需要学习和了解双相情感障碍的一般知识，常见的临床表现和基本的治疗思路，在家人患病后给予积极的理解，督促服药，稳定情绪，建立起有效的支持系统。

Q: 心理治疗对双相情感障碍患者是否有效？

当前，物理治疗与药物治疗、心理治疗合称现代精神病治疗学的三大领域。专业心理咨询和药物结合的综合治疗，是治疗双相情感障碍的基本原则。

如果疾病处于发作期间，心理咨询并不太适合。而在药物治疗病情稳定的前提下，寻找专业、可靠的心理咨询服务，可以更加有效地提高治疗效果。心理治疗可以做到帮助人们学习新的应对方式和人际交往习惯，可以教授人们自我情绪管理技能，帮助人们解决工作生活中关系冲突问题，这些问题往往比症状带来的损害持续更久。

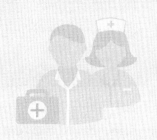

第十节　　精神分裂症

Q: 如何判断一个人精神活动异常?

判断一个人的精神活动正常还是异常,取决于这个人是否存在精神症状。一般从以下 3 个方面进行分析:一,纵向比较,即与其过去一贯表现进行比较,精神活动是否具有明显改变;二,横向比较,即与大多数正常人的精神活动相比较,是否具有明显差别,某种精神状态的持续时间是否超出了一般限度;三,是否与现实环境相符,即应注意结合当事人的心理背景和当时的环境对其精神活动进行具体分析和判断。

具体也可以通过《症状自评量表 SCL-90》从感觉、情感、思维、意识、行为直至生活习惯、人际关系、饮食睡眠等方面初步判断是否存在精神症状的可能。特别注意此量表结果仅供参考,帮助我们做一个初步和基础的判断评估,明确诊断需要于精神卫生医疗专业机构就诊。

Q: 精神疾病可以用专门的仪器检测出来吗?

目前精神疾病的诊断缺乏特异的实验室指标和病理生理体征,因此不能像测血糖辅助诊断糖尿病、做头颅 CT 辅助诊断脑出血一样通过仪器检查来辅助诊断精神疾病。精神障碍患者的症状一般不会随时随地表现出来,一般情况也很难从一个人的外表看出是否存在精神问题,需要精神科医生通过精神晤谈专业问诊手段判断。

专科医生通过观察、倾听、提问一套系统化的临床诊断思路进行问诊,仔细观察和反复检查确定患者是否存在精神症状及精神症状出现的频度、持续时间和严重程度、社会功能影响程度、鉴别诊断等方面的资料分析研判,同时探讨可能影响症状发生的生物学和社会心理因素,从而明确诊断。

就诊精神科,仍然要抽血、做 CT 或其他相关检查。一方面因为精神科也需要躯体检查，许多躯体疾病会伴发精神症状，甚至以精神行为症状作为首发表现，也有相当比例的精神障碍患者同时伴有躯体疾病。另一方面有助于指导用药，比如血药浓度监测，对于优化治疗和确保治疗依从性都有很大帮助，同时有助于预警药物不良反应的发生。

Q: 精神分裂症好发于哪些人群？

精神分裂症可见于各种文化和地理区域中，其发病率和患病率在世界各国大致相等，终身患病率为 1%。总体上，男女患病率大致相等，性别差异主要体现在首发年龄和病程特点上。90% 的精神分裂症起病于 15 ~ 35 岁，发病的高峰年龄段男性为 10 ~ 25 岁，女性为 25 ~ 35 岁。与男性不同，中年是女性的第二个发病高峰年龄段，3% ~ 10% 的女性患者起病于 40 岁以后。2012 年启动的中国精神卫生调查结果表明，无论城乡，精神分裂症患病率均与家庭经济水平呈负相关。

这些数据看着好枯燥，重新提取一下信息：精神分裂症的患病率是挺高的，如果你的生活圈有 100 个人，你的周围可能有 1 个人就是精神分裂症患者；有研究显示，青春期可能是精神分裂症的转折点。有统计显示，在 12 岁之前或 40 岁之后出现精神分裂症症状的情况非常罕见，12 ~ 40 岁的青壮年男性可能更容易患此病；还有很多事实表明，许多富有创造力和才华横溢的人易患此病，比如电影《美丽心灵》讲述的就是获得诺贝尔经济学奖的数学家约翰·福布斯·纳什与精神分裂症做斗争的故事。现在看来，虽然精神分裂症患者发病的时候看起来确实"不太正常"，但此病与躯体疾病一样均是生物、心理、社会因素相互作用的结果，我们要重新正确认识精神分裂症患者，而不是歧视这类患者。

Q: 早期出现哪些现象时，要警惕是精神分裂症？

在明显的精神症状出现前，患者会表现出一些非特异性症状为前驱期症状，它是精神分裂症疾病过程的一部分，多数患者的前驱期症状持续数月甚至数年，最常见的前驱期症状可以概括为以下几方面。

1. 情绪改变：抑郁、焦虑、情绪波动、易激惹等。

2. 认知改变：出现一些古怪或异常的观念和想法等。

3. 对自身和外界的感知改变。

4.行为改变：如社交退缩或丧失兴趣，多疑敏感，职业功能水平下降。部分患者可能出现一些新的"爱好"，如痴迷某些抽象的概念、哲学和宗教迷信问题等。

5.躯体改变：睡眠和食欲改变、虚弱感、头痛、背痛、消化道症状等。

6.部分青少年患者会突然出现以强迫症状为首发症状。

由于处于前驱期的患者在其他方面基本保持正常，且常常对这些症状有较为合理化的解释，故常不被家人重视。

Q: 精神分裂症有哪些常见临床表现？

精神分裂症临床表现如下。

1.阳性症状：妄想、幻觉、言行瓦解、紧张症。

2.阴性症状：少语淡漠、意志缺乏、社交退缩。

3.情感症状：抑郁、焦虑、罪恶感。

4.认知损害：注意、记忆、执行功能减弱。

5.敌意攻击：暴力、自伤自杀、其他形式伤害。

其中有一些特异性症状，当在意识清晰状态下出现持续的评论性、争论性或命令性幻听、持续的某些离奇古怪或令人难以置信的妄想（如坚信某人在脑内植入了芯片来监视其思想、坚信能控制太阳的升起和降落、能阻止地震发生等）、言语和行为紊乱（往往不可理喻，缺乏目的性，和周围环境极度不协调）、意志减退（可表现为安于现状，无所事事，个人卫生懒于或不能料理，甚者终日卧床少动等）、快感缺乏（表现为持续存在的、不能从日常活动中发现和获得愉快感，尤其是对即将参与的活动缺乏期待快感）时，要高度怀疑是精神分裂症，需前往精神卫生专业机构就诊。

Q: 出现幻觉、妄想、行为紊乱等精神症状时就一定是精神分裂症吗？

答案是不一定。幻觉、妄想、行为紊乱确实属于常见的精神症状，但并不局限于精神分裂症。精神分裂症临床表现错综复杂，但却没有哪一个症状和体征具有诊断的绝对特异性，即所出现的各种症状与体征同样可见于其他精神、神经疾病中。不仅如此，精神分裂症症状和体征会随着病程的演变而变化，不同个体处于疾病的不同阶段，其临床表现可有很大差异。总的来说仅仅依据横断面的精神状况检查难以确立诊断。因此，当出现幻觉、妄想、行为紊乱，尤其已经打乱了正常的工作生活节奏时，请不要自行盲目过度地查阅与解读，更不要主观推断、合理化与逃避。通俗地说，给"精神分裂症"穿上再华丽的"外衣"，也否定不了疾病的真相，而是要直面问题，尽快到正规的精神卫生专业机构求助，获得科学有效的解决方法。

Q: 得了精神分裂症能结婚生子吗？会遗传给下一代吗？

婚姻权是公民的基本权利。法律并未禁止精神疾病患者结婚，但婚姻法规定：精神病患者在发病期不能结婚。好的婚姻状态有利于患者康复，不良的婚姻状态会加重疾病。初识阶段可以先相互了解，确定恋爱关系后可以逐渐透露，结婚前最好如实相告。

法律并未禁止精神疾病患者生育。精神疾病的发生受遗传和环境因素共同影响，没有家族史的人也会患精神疾病。精神分裂症有一定的遗传倾向，应全家共同协商，多方面综合考虑：药物对胎儿的影响、症状对胎儿的影响、停药致复发的风险及孩子的抚养问题（父母和整个家庭的抚养能力、孩子的成长环境）等。

精神分裂症与许多慢性病一样有一定的遗传倾向：一般人患病概率约为1%；父母一方患病，后代患病概率超过10%；父母双方患病，后代患病概率接近50%。家系调查、双生子及寄养子研究均发现遗传因素在精神分裂症的发生中起重要作用。与患者血缘关系越近、亲属中患病的人数越多，则遗传风险越大。还有研究提示，父亲年龄超过60岁后所生子女患此病的风险增加。尽管如此，精神分裂症确切的遗传模式仍不清楚，即便家族中有精神分裂症患者，还是难以预测是否会患有精神分裂症。

Q: 精神分裂症首选的治疗措施是什么？通过心理治疗能恢复吗？

无论是首次发作还是复发的精神分裂症患者，抗精神病药物治疗应作为首选的治疗措施。除药物治疗外还需要健康教育、工娱治疗、心理治疗、社会干预等措施贯穿治疗的全过程，精神分裂症的治疗倡导全病程治疗。

对于诊断明确、治疗合作且无潜在风险者，可以选择门诊治疗。住院治疗的指征包括：有潜在危险者（自杀、攻击暴力、共患严重躯体疾病、生活自理困难等）、治疗不合作者、诊断不明确者、需要调整药物治疗方案者。对部分药物治疗效果不佳和（或）有木僵违拗、频繁自杀、攻击冲动的患者，急性治疗期可以单用或合并电抽搐治疗。

不难看出，对于精神分裂症患者来说，单一通过心理治疗是远远不够的。但仅仅通过药物治疗消除精神症状也是不够的。理想的状态是：患者精神症状消失，精力、体力及社会功能全面恢复。而心理社会干预措施有助于这一理想目标的获得。常用于精神分裂症患者的心理社会干预措施包括行为治疗（社会技能训练）、家庭干预、社区服务、个体治疗、小组治疗、认知行为治疗、艺术治疗等。

Q: 精神分裂症患者社区服务指什么？

精神分裂症患者最终回归"社区"生活，因此如何在社区服务中管理患者，为他们提供方便、合理和高效的服务一直被世界各国所重视。20 世纪 70 年代以来西方国家经过几十年的运作而发展出针对慢性精神病患者的一种有效的社区服务模式，以提高患者在社区中的适应能力和生存能力，促进心身的全面康复。

我国目前将精神分裂症纳入国家基本公共卫生服务中进行管理。

国家 - 省 - 市 - 县 - 基层联动的多级精防网络，就像计划免疫一样，可帮助每一位严重精神障碍患者或者有心理健康需求的人，使他们在家门口就能得到一些基础服务。多年来经过不断地发展进化，精神卫生服务从精神卫生专科机构走向社区，从单独卫生部门管理走向多部门综合管理，从重点干预严重精神障碍患者走向人人享有精神健康，再加上《中华人民共和国精神卫生法》的颁布，逐步实现"预防为主，防治结合，重点干预，广泛覆盖，依法管理"的新局面。

我国精神卫生社区服务目前包含两大主体。

1. 严重精神障碍患者管理治疗：包括严重精神障碍疾病的发现、诊断、登记和报告、随访管理与高风险技术指导、居家患者药物治疗指导、应急处置、精神康复、精神卫生知识宣传与健康教育。

2. 社会心理服务体系建设：在完善社会心理服务网络的基础上，开展大众及重点人群心理健康宣教、完善心理危机干预建设、提供心理援助热线服务等各式各样的心理健康促进服务。

Q: 精神分裂症能根治吗？

精神分裂症的预后总体来说有好有坏，很难一概而论。WHO 将精神分裂症的病程类型归纳为以下几种，借此可以间接预测精神分裂症的预后结局：①单次发作，完全持久的缓解；②单次发作，不完全缓解；③ 2 次或多次发作，间隙期完全或基本正常；④ 2 次或多次发作，间歇期残留部分症状；⑤首次发作后即表现为持续的精神病态（无缓解期），逐渐衰退。

影响精神分裂症预后因素很多，多数研究认为结局良好的因素如下。

1. 女性，已婚，发病年龄较大。

2. 急性或亚急性起病（一般临床上将从精神状态大致正常到出现明显精神障碍，相当于前驱期，时间在 2 周内称为急性起病，2 周至 3 个月为亚急性起病）。

3. 病前性格开朗、人际关系好、职业功能水平高。

4. 以阳性症状为主症，症状表现中情感症状成分较多。

5. 家庭社会支持多，家庭情感表达适度。

6. 治疗及时、系统，维持服药依从性好。

总而言之，精神分裂症的预后因个体差异差别很大，与多种因素密切相关，需要具体问题具体分析，医生能做的就是在治疗康复过程中，全方位参考以上内容争取可以争取的康复机会与资源，尤其是给患者提供早期、适量（一般指药物说明书推荐的治疗剂量）、足疗程的系统药物治疗，对患者预后结局起着主导作用。

Q: 患者睡眠好了，精神分裂症就好了吗？

作为精神科医生，当问患者或家属疾病近况时，经常听到的回答是："这些天睡的挺好（不好）的……"。不难看出，睡眠好不好在患者及家属的心目中占据着很重要的位置。事实也确实如此，有数据显示，70% ~ 80% 的精神障碍患者报告有睡眠障碍的症状，比如入睡困难、睡眠时间少、多梦、易醒或过度睡眠等，评估睡眠质量和"测量体温"具有类似的作用，能够间接反映精神分裂症患者的病况或治疗效果。当精神分裂症患者经过一定药物治疗后，随着症状的缓解，睡眠障碍也会随之改善；反之，精神分裂症患者常伴随长期睡眠障碍，会形成恶性循环再度加重病情。所以睡眠障碍的改善直接影响到精神分裂症患者的临床治疗效果。尽管如此，睡眠改善远远不能说明精神分裂症就好了。一般情况满足了以下 3 点，才能说明达到了临床治愈。

1. 精神症状完全消失。

2. 自知力恢复：承认有精神疾病，能正确分析认识病情，配合继续巩固治疗。

3. 社会功能全面恢复，能像病前那样正常生活、学习、工作。

Q: 精神分裂症症状改善后能自行减药和停药吗？

精神分裂症药物使用强调的是全病程治疗：急性治疗期（一般 4 ～ 6 周），其主要目的是尽快控制症状，防止疾病所致的继发性伤害；巩固治疗期（至少6 个月），主要目的是防止疾病复发，协助患者恢复病前社会功能；维持治疗期，目的是防止疾病复发，进一步改善社会功能的整合和提高生活质量。多数建议：对于首发、缓慢起病的患者或多次复发的患者，维持期治疗时间至少 5年或更长，部分患者可能需终身服药；对急性发作、急性期治疗后精神症状大部分或完全消失的患者，维持治疗时间可相应较短，但要告知患者及监护人停药可能发生的后果、复发的早期症状及应对措施。研究表明，首次发作的精神分裂症患者，5 年内的复发率超过 80%，中断药物治疗者的复发风险是持续药物治疗者的 5 倍。

在精神分裂症明确诊断的前提下，因精神分裂症病因复杂不明，病程多迁延不愈，是易反复发作的慢性疾病，尚没有消除病因的根治方法，最终结局约1/4 患者出现精神残疾（导致了个体生活能力和社会功能缺陷），需长期治疗。

临床上常见患者及监护人看到病情恢复"正常"了，担心药物依赖，过度在意药物不良反应对患者的负面影响而减少用量或停止用药。尤其是青少年精神分裂症患者，减少用量或停止用药会导致多数患者复发，甚至发展为难治性精神分裂症。患者每复发一次，更可能导致进一步的功能恶化；每次发作后不能回到病前功能水平；控制本次发作，往往需要比上次更复杂、更大剂量的药物治疗，既增加了治疗困难，又增加了家庭经济负担，还不一定能够获得满意的治疗效果，所以在减药停药这件事上，要遵从精神科医生的意见。

Q: 如何正确看待抗精神病药物的不良反应？

俗话说"是药三分毒"，抗精神病药也不例外。当看到药品说明书上关于抗精神病药物不良反应时，第一感觉往往被"吓到"，会担心"把身体吃坏了""把脑袋吃傻了"，会担心"这么多的不良反应，患者的身体能承受得住吗？"。

如何正确看待药物不良反应？首先，每种药品说明书里，都会描述相关不良反应的发生率，说明每位服用抗精神病药物的患者不一定会产生药物不良反应。其次，药物不良反应在规范监测的基础上是可防可治的。所以，从某种意义上讲，相比精神分裂症带给患者的难以预测的危害甚至不可逆损伤，药物不良反应是可预见的、可控的，多是可逆的。对患者而言，药物的依从性直接关系到疾病的转归，事实证明坚持药物治疗更有利于患者的健康。注意，应对药物不良反应必须紧密结合病情变化，要在医生指导下做出判断，咨询医生尽量选择正规医院，可得到权威规范的指导。

Q: 哪些信号预示着精神分裂症复发或是加重？

精神分裂症的发作与中止常常无突然的转变与明显的界限，其复发征兆往往在相对稳定的间歇期被持续存在的残留症状所掩盖，再加上因精神分裂症经久不愈，患者及家属在治疗态度上产生消极情绪，往往使得治疗延误。所以，识别复发征兆能有效控制病情恶化，具体表现如下。

1. 连续失眠 1 周。
2. 出现令人难以理解的想法。
3. 情绪不稳定，心烦不安，脾气变大。
4. 变得退缩，不出门，不与他人交流。
5. 变得敏感多疑。
6. 自语自笑。

精神分裂症的每次复发都将导致患者入院次数增多、对药物治疗变得不敏感、功能难以恢复到复发前水平、康复不完全，以及加重照料者的负担等。当发现复发征兆时，在病情发展还可控制前，及时就医，并加强看护，防范患者自伤、冲动、外走等意外。

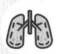

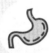

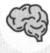

▶▶▶ 第九章

皮肤科
常见疾病

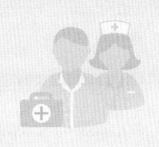

Q: 什么是银屑病？真的是癣吗？

银屑病，俗称牛皮癣，是一种常见并容易复发的慢性炎症性疾病。牛皮癣其实并不是癣。所谓癣，医学上指的是由真菌感染引起的一些皮肤病，例如头癣、体癣、手足癣、指甲癣等。将这些癣局部的皮屑放在显微镜下常能发现真菌菌丝或真菌的孢子，使用抗真菌药物进行治疗常能取得良好的疗效。而俗称的牛皮癣不是由真菌感染引起的，因此医学上将其称为银屑病。它的发病原因很复杂，用抗真菌药物进行治疗往往无效。因此，不要望文生义，自行服用抗真菌药物或乱用癣药外涂，以免浪费钱财，加重病情。

Q: 银屑病是什么原因引起的？

银屑病确切的发病机制尚未完全弄清，但比较一致的认识是，该病是一种与环境、遗传、免疫相关的多因素（或多基因）的复杂性疾病。另外，感染、潮湿、寒冷、月经、妊娠、分娩、外伤、手术、饮酒、辛辣食物、药物、情绪紧张、过度疲劳及精神创伤等因素也可能与银屑病发病有关。

Q: 银屑病发病情况如何？

银屑病在人群中的发病率为 1% ~ 3%。我国 1984 年的银屑病流行病学调查资料统计，男性患病率为 0.193%，较女性的 0.139% 高。北方 12 个城市标化患病率为 0.20%，南方 14 个城市为 0.14%；北方 6 个农村标化患病率为 0.18%，南方 14 个农村为 0.065%。北方患病率明显高于南方，城市高于农村。从 6 天的婴儿到 91 岁高龄老人均可发病。该病男性的初发年龄为 20 ~ 24 岁，女性为 15 ~ 19 岁，女性比男性早 5 年。大多数患者发病年龄 < 34 岁，占总调查人数的 75%。

Q: 银屑病会传染吗?

患有银屑病的人,特别是老年人或年轻夫妇,非常担心会传染给家人,也有人担心家中有银屑病患者会互相传染,其实这种担心完全是多余的。银屑病不是传染病,没有任何传染性,无论怎样密切接触都不会传染给其他人的。

Q: 银屑病患者可以怀孕吗? 女性银屑病患者孕期需要注意的事情有哪些?

目前尚没有对孕妇所怀胎儿进行产前诊断银屑病的检查方法,也就是说目前还不能准确地预测银屑病患者子女的发病情况,所以,银屑病患者欲怀孕时应充分了解关于银屑病遗传方面的知识,从优生的角度权衡利弊,最后做出自己的选择。一般单亲患银屑病,其子女患病的概率为16%左右,而双亲患银屑病,其子女患病的概率约为50%,法律上没有关于银屑病患者不可以怀孕的条文。孕期避免口服视黄酸类药物、免疫抑制剂等对生育有影响的药物。

Q: 西医的银屑病分型有几种?

西医一般将银屑病分为四型:寻常型最常见,发病率占银屑病的95%以上;其他还有关节病型、脓疱型、红皮病型。其中脓疱型银屑病和红皮病型银屑病多因不正规治疗甚至滥治,由寻常型银屑病转化而来,应当引起广大患者的高度重视。

Q: 中医的银屑病分型有几种?

古今中医理论对银屑病分型尚无定论,辨证分型最少为2种,最多为9种,其中以血瘀、血热、血虚等证型最为常见。

1. 血瘀型:皮损肥厚浸润,颜色暗红,经久不退。舌质紫黯或见瘀斑瘀点,脉涩或细缓。

2. 血热型:皮损鲜红,皮疹不断出现,红斑增多,刮去鳞屑可见发亮薄膜,点状出血,有同形反应。伴心烦、口渴、大便干、尿黄,舌质红、舌苔黄或腻,脉弦滑或数。

3. 血虚型:皮损色淡,部分消退,鳞屑较多,伴口干、便干。舌质淡红,苔薄白,脉细缓。

Q: 寻常型银屑病有什么样的表现?

寻常型银屑病是临床上最常见的一种类型,皮损初期为红色针头或粟粒大小的丘疹，也可为稍大的斑丘疹，之后可逐渐扩大或融合成斑片，表面覆盖多层银白色的鳞屑，轻轻刮除表面鳞屑，则渐露出一层淡红发亮的半透明薄膜，若再刮除薄膜，则会出现少量血点，称为薄膜点状出血现象。皮损可发生于全身各处，以头皮、四肢、躯干部多见，同时伴有程度不一的瘙痒。

Q: 关节病型银屑病有什么样的表现？

简单地说就是除了有银屑病的皮疹外，还有关节的病变。银屑病患者的关节炎发病率为 6.8%，以男性为多见，表现为非对称性外周小关节炎，以手、腕、足等小关节，特别是指（趾）末端关节多见。关节症状常与皮肤损害同时减轻或加重，可以表现为肿胀和疼痛、活动受限，亦可发生畸形。患者类风湿因子多为阴性；X 线检查可见受累关节边缘被侵蚀，重者可有骨溶解或肥大性关节炎改变。重型关节病型银屑病患者常伴有高热及红细胞沉降率增高。

Q: 脓疱型银屑病有什么样的表现？

此型银屑病较少见，临床上通常分为 2 种，即泛发性脓疱型银屑病和掌跖脓疱型银屑病。泛发性脓疱型银屑病患者全身可出现炎性红斑，斑上又出现大量密集的针头至粟粒大小的无菌性小脓疱，反复发生，可成批或陆续出现；脓疱常融合，成为片状脓湖，并不断扩大；可伴有全身症状如发热、倦怠无力等。掌跖脓疱型银屑病的皮损仅限于手足部，多发生于双手掌和足跖部位。

Q: 红皮病型银屑病有什么样的表现？

此型银屑病表现为全身红肿脱屑，呈红皮病样改变，多因治疗不当或其他原因由寻常型银屑病或脓疱型银屑病转变而来。常见的原因是进行期应用刺激性剧烈的外用药，或长期大量口服激素类或某些免疫抑制类药物又突然停用。患者全身弥漫性潮红，并有大量脱屑；常伴有发热、畏寒等全身不适；浅表淋巴结肿大。病程中每日均有大量鳞屑脱落，大量蛋白质的丢失将导致低蛋白血症，加之患者皮肤扩张充血，散热很快，因此很容易发生感冒、肺炎等合并症，引起不良后果。

Q: 儿童银屑病发病有什么特点？

儿童银屑病初发多与感染有关，起病急，皮疹特点多为点滴状。急性点滴型银屑病患儿发病前常有急性扁桃体炎发作的病史，对于反复发作的扁桃体炎，切除扁桃体或给予抗生素治疗后，银屑病可好转或治愈。

Q: 什么是银屑病的同形反应？

在银屑病的进行期，皮肤处在对外界刺激高度敏感的状态，如果受到摩擦、注射、针刺或者外伤碰破皮肤，或者由于其他皮肤病等原因对皮肤产生刺激，在皮损处或受刺激的地方都可以发生新的银屑病皮疹，这种现象叫作同形反应现象。一般来说，病情越严重、活动性越强，发生同形反应的可能性越大。故进行期银屑病患者应避免搔抓和外伤，以防止同形反应的发生。

Q: 什么是反向银屑病？

银屑病的好发部位在头皮、躯干和四肢伸侧，少数患者的皮损主要累及或只累及外阴、乳房下、腹股沟、脐部、腋窝等皱褶部位，病变恰似处在一般好发部位的反面，故被称为反向银屑病。本病需要与摩擦红斑、皱褶区的脂溢性皮炎和念珠菌病等相鉴别。

Q: 银屑病为什么会有那么多的鳞屑？

这是因为表皮细胞增殖过快，正常表皮更替时间约为 28 天，而银屑病皮损的表皮更替时间则为 3 ~ 7 天，正常表皮细胞的生长周期为 457 小时，而银屑病时仅为 37.5 小时，这使得表皮细胞更替时间显著缩短，在皮肤表面大量堆积脱落，故而会产生很多鳞屑。

Q: 如何做出银屑病诊断？

银屑病的皮损表现多种多样，可以有点滴状、地图状、钱币状、斑块状等，大部分患者会伴有瘙痒症状，少数患者瘙痒症状比较轻。银屑病一般冬重夏轻且容易复发，典型的损害是边界清楚的红色斑丘疹或斑块，上面可以看到有银白色的鳞屑附着，鳞屑刮除后可以看到淡红色的薄膜，刮除薄膜后可以看到点状出血。头皮的皮损鳞屑比较厚，有时头发会呈束状。

进行活体的病理取材检查是比较准确的检测银屑病的方法，此外，现在的辅助检查，如常规的皮肤 CT、激光扫描共聚焦显微镜，对于细胞的皮损状态可以比较直观地反映出来，可以明显显示出角质层、棘层、基底层及真皮乳头细胞的变化，对于银屑病的诊断也具有十分重要的意义，可以综合来判定，诊断为银屑病。

Q: 治疗银屑病最好的医生是谁?

银屑病是一种慢性、复发性疾病,所以控制症状、减少复发是治疗本病的原则。银屑病是一种受遗传影响,多种外界因素共同作用的疾病,如情绪、感染、环境、行为习惯、季节变化等,只有有效规避各种诱发和加重因素才是防止疾病复发的根本所在,故合理的饮食、良好的心态、规律的生活习惯、正确认识银屑病、提高自身对医师的依从性是治疗本病的重点,这些的中心是患者本人,所以治疗银屑病最好的医生是患者本人。

Q: 银屑病有没有无不良反应的治疗药物或治疗方法?

迄今为止,银屑病尚无不良反应的治疗药物或疗法,患者只要在正规医院的皮肤科进行治疗,医生一般都会很好地把控其治疗作用和不良反应的。在本病的治疗过程中,医生会根据患者的病情严重程度,以及有无全身并发症问题,做出个体化的治疗方案。

Q: 银屑病能否用激素治疗?

临床上激素类药物分全身用激素和外用激素两种途径。外用激素类药膏是银屑病外用药物首选,但要根据皮损的部位、严重程度和患者的年龄使用不同强度的激素类药膏。临床上激素类药膏分弱效、中效、强效和超强效四个等级。系统使用糖皮质激素在银屑病患者中不作为常规治疗,当患者病情危重,需短时间内控制疾病可以使用,但应注意使用的剂量,可能引起的不良反应。当疾病控制后要及时减量或用其他药物替代,且不可长时间、大剂量使用,更不可盲目乱用。

Q: 银屑病常用的口服药物有哪些?

1. 免疫抑制剂,常见的有环孢素和甲氨蝶呤。对于不同类型的银屑病治疗效果都比较好。但是长时间用药可能会对肝肾造成损伤,需要定期监测肝肾功能。

2. 维A酸类药物,既可以外用,又可以内服。外用主要选择维A酸制剂,长时间用药有可能会引起出生缺陷。如果女性存在银屑病,在使用这种药物治疗后尽量避免在近期内怀孕。

3. 抗生素类药物。银屑病病情严重,引起了感染的症状,就可以服用抗生素类药物。

4.复合维生素 B、维生素 C、葡萄糖酸钙、芦丁片等。可以补充多种维生素，促进皮肤角质层及皮肤细胞的修复。

5.严重瘙痒者要用抗组胺类抗过敏的药物，如氯雷他定、西替利嗪、氯苯那敏等。

6.中成药类，如一清胶囊、润燥止痒胶囊，可以达到清热解毒、凉血润燥的目的。

Q: 单纯外用药物治疗，可以治愈银屑病吗？

银屑病最主要受累的就是皮肤，而外用药物能直接作用于皮肤，是治疗银屑病最重要的"武器"之一，而且往往没有明显的全身不良反应。单纯外用药物治疗，往往适用于一些轻症患者。

Q: 哪些药物可诱发或加重银屑病？

①β 受体阻滞剂：普萘洛尔，阿普洛尔等；②非甾体类抗炎药：安乃近、保泰松、布洛芬、双氯芬酸等；③钙通道阻滞剂（硝苯地平、尼莫地平、尼卡地平）、二甲双胍、干扰素－α；④羟氯喹及含金属锂药物等。

Q: 患了银屑病会影响寿命吗？

银屑病常见有四型，即寻常型、脓疱型、关节病型和红皮病型。由于银屑病是一种慢性炎症性皮肤病，一般来说并不影响患者的寿命，尤其是寻常型银屑病，患者的寿命与正常人几乎没有什么差别。脓疱型银屑病和关节病型银屑病虽然可伴有关节或肝肾功能损害、继发感染、电解质紊乱等，但很少危及生命。值得重视的是红皮病型银屑病，由于乱用激素和抗癌类药物而导致红皮病型银屑病的患者有逐年增多的趋势，抗癌类药物诱发白血病的病例也有不少报道。由于红皮病型银屑病患者全身毛细血管扩张、皮肤潮红、大量皮屑脱落、体温调节障碍等，可以出现发热、水肿、肝脏肿大、心脏负担加重、水和电解质平衡紊乱及蛋白质代谢紊乱等，死亡率可高达 10% 以上，这一点必须提醒银屑病患者高度重视，一定要在医生的指导下用药，切不可自作主张，乱用药物，以免造成严重后果。

Q: 银屑病患者为何要注意预防感染？

感染（包括细菌、病毒、真菌感染）对银屑病患者来说都是一个重要的诱因。其中，链球菌感染是点滴型银屑病、脓疱型银屑病、红皮病型银屑病的重要诱发因素，链球菌感染更是儿童银屑病的一个高发诱因。

Q: 银屑病患者需要忌口吗？

银屑病并不是一种过敏性疾病，故不需盲目或过度忌口，但临床确有少许患者饮酒或进食辛辣食物后会引起皮疹增多或不适感增强，这时需针对性地忌口。建议银屑病患者日常生活中多观察、多统计，去发现自身疾病的发病或加重规律，有据可循地管理自我饮食起居。

Q: 如何甄别银屑病治疗的虚假广告？

加强对疾病的认知，科学认识疾病，不要盲听、盲信，就目前医学界对银屑病的研究水平来说，只能达到有效的控制和治疗，疾病的复发仍是一个难题，故对于"银屑病根治""不复发"等说辞都是不科学的。另外，市面上许多保健品借助老百姓对"中医、中药"的信任，错误引导患者也是较常见的。也正是这样一些急功近利的治疗手段，往往会导致重症银屑病的发生。

Q: 为什么银屑病患者需要进行自我心理调节？日常生活中需要注意哪些问题？

精神、神经因素是银屑病的重要发病原因之一，加之广大群众对银屑病认知上的偏见，给广大银屑病患者带来了强大的精神压力、烦恼、郁闷、自卑、抑郁甚至轻生厌世的心理，故银屑病不再是单纯的皮肤病，而是可能引起多脏器受累的心身疾病。所以对于银屑病患者，我们要做好长期的自我管理。生活上合理规律，不要过度忌口，保持乐观情绪，减少精神压力，避免熬夜疲劳，科学洗浴，注意皮肤保湿，合理护肤，穿棉质宽松衣服，不可滥用各种药物，病情变化及时就医。

第二节 皮炎、湿疹

Q: 皮炎、湿疹属于什么病？皮炎的病因有哪些？

皮炎和湿疹都属于变态反应性或过敏性疾病，症状都有红斑、丘疹、鳞屑、渗出、瘙痒，但病因不同，治疗不同，预后也不同。

皮炎的病因较为明确，包括以下几种。

1. 接触性皮炎：刺激物质直接作用导致。

2. 特应性皮炎：与遗传、过敏有关。

3. 脂溢性皮炎：皮脂大量分泌的基础上，继发糠秕孢子菌感染。

4. 淤积性皮炎：与静脉曲张有关。

5. 神经性皮炎：由神经因素、内分泌失调、肠道功能紊乱等综合因素引起。

6. 虫咬皮炎：与虫咬有关。

Q: 湿疹有哪些临床表现？

湿疹可分为急性期、亚急性期及慢性期三期，各期的皮损表现如下。

急性期：在红斑的基础上有剧烈瘙痒的丘疹和水疱，常伴渗出及糜烂。

亚急性期：水疱渗出减少，出现结痂及脱屑。

慢性期：以皮肤肥厚、苔藓样变为主，可以伴有色素沉着或色素减退。

Q: 导致皮炎和湿疹的因素有哪些？

1. 吸入性变应原：如对尘螨、花粉、动物皮屑过敏。

2. 食物过敏：如对牛奶、鸡蛋、鱼、大豆和花生过敏。

3. 不透气的衣物、高温的工作环境和压力造成的汗液刺激。

4. 微生物。

5. 气候干冷或者润肤产品使用不当引起的皮肤干燥、瘙痒和抓挠。

6. 吸烟等理化刺激。

7. 心理压力过大。

Q: 接触过敏的常见物质有哪些？

1. 金属：如镍、铬和钴等。

2. 橡胶化学制品：如橡胶拖鞋、手套、轮胎，如巯基苯酰噻唑、秋兰姆混合物。

3. 外用药物：如新霉素、乙二胺。

4. 美容护肤品：如染发剂、香水、化妆品及护肤品（羊毛脂）。

5. 穿着的服装：如鞋、手套、衣服（含甲醛或染料）。

6. 植物：如常青藤、芦荟等。

Q: 能用消炎药治疗皮炎与湿疹吗？

皮炎、湿疹的发病基础在于过敏性因素引起的皮肤炎症反应，这里所说的"炎症"与病毒、细菌或真菌感染引发的"炎症"并不是一回事。有些人误把两种"炎症"混为一谈，试图利用抗生素（俗称"消炎药"）治疗皮炎、湿疹，这样做不仅会延误病情，更有可能因为滥用抗生素而导致多种药物不良反应。

Q: 皮炎、湿疹患者如何选择外用药物治疗？

1. 润肤剂（乳剂、不含香料）：保护皮肤屏障功能。

2. 糖皮质激素（勿超过 2 周）。

3. 非激素类外用药物：炉甘石洗剂、硼酸溶液、氧化锌油等。

Q: 皮炎有哪些主要特征？

皮炎是对各种原因引起的皮肤急性和慢性炎症反应的总称，各种皮炎均以瘙痒为主要特征，同时根据诱因、发病部位和病程的不同，在瘙痒特点和伴随症状方面存在着一些特征性的症状。皮肤薄嫩部位发生的皮炎以潮红、瘙痒初发，加重后可伴有水疱、糜烂、渗出等，而厚角质部位的皮炎通常以角质增生、皲裂、脱屑等为瘙痒的伴发症状。

第三节　特应性皮炎

Q: 什么是特应性皮炎？特应的含义是什么？

特应性皮炎又叫异位性皮炎，是指一种以皮肤干燥、湿疹样皮疹伴剧烈瘙痒的皮肤病。患者及其直系亲属容易罹患过敏性鼻炎、过敏性哮喘、过敏性结膜炎，伴或不伴血清嗜酸性粒细胞异常或血清 IgE 升高等特点，是一种变态反应性疾病，其发病原因和机制不是完全明确，更多与患者遗传易感性、个体及免疫调节失常有关，是可以序贯患者终生的一种疾病。

Q: 特应性皮炎的流行病学现状如何？

随着人们饮食结构、环境变化、卫生习惯、人文理念的改变，特应性皮炎发病呈上升趋势。总体来说，男性多于女性，城市高于农村，中北部地区高于南部，并与年龄呈负相关。

Q: 影响特应性皮炎临床表现的环境因素有哪些？

1. 季节：大多数患者受季节影响，一般夏季改善而冬季加重。其原因是否与环境、湿度、阳光暴露等有关尚不明确，有学者认为可能与阳光照射下机体的免疫调节效应发生变化有关。另外，尚有许多研究猜测不同出生季节对特应性皮炎发病率有影响，认为在出生的最初几个月内机体的免疫系统逐步成熟，此时暴露环境中的季节性变应原对机体产生致敏作用，造成了患者的发病。

2. 精神因素：目前已经证实特应性皮炎和精神紧张、压力大有关。精神因素可以使中枢神经系统兴奋性增强，血管收缩和汗腺分泌增强，皮肤瘙痒阈值降低，从而激发患者搔抓，反复搔抓进一步加重了特应性皮炎病情。

3. 温度变化：冷、热及环境气候的急剧变化，以及大量出汗，都可能成为特应性皮炎恶化或诱发因素。

4.职业：统计资料显示，在接触羊毛、纺织品及粉尘的工作环境中，特应性皮炎发生率比较高，而另一方面，常发生接触性皮炎的工种中其发生率并不增加，有粉尘及温度高的工作环境对特应性皮炎患者不利。

Q: 特应性皮炎有哪些主要症状？

主要症状：①婴儿期：出生后不久即可见颜面部或全身布满皮疹，皮损表面有渗出、干燥、脱屑，伴瘙痒症状；②儿童期：皮疹遍布全身，多为针尖大小丘疹、丘疱疹和小水疱融合成片，较干燥，被覆灰白色鳞屑。皮肤有轻度浸润，部分呈苔藓化。③青少年成人期：多为局限性干燥损害，红斑或丘疹融合后皮肤浸润肥厚而呈苔藓样变，覆灰白色鳞屑，或有色素沉着，伴反复发作的剧烈瘙痒。

Q: 特应性皮炎有哪些易感因素？

1.遗传因素：特应性皮炎患者通常存在特应性疾病家族史，比如过敏性鼻炎家族史、哮喘家族史等，父母均有特应性疾病病史者患有特应性皮炎的概率高达79%，而父母一方有特应性疾病病史者患有特应性皮炎的概率为25%～50%。

2.免疫异常：特应性皮炎患者以Th2/Th22型免疫反应为主，皮肤屏障功能损伤、变应原、病原体等均可诱导、加重Th2型免疫反应。

3.皮肤屏障功能障碍：可引起皮肤通透性增加，经表皮水分丢失增加可导致皮肤干燥、脱屑。此外，变应原、病原体可能更容易经皮进入人体，从而诱发或加重炎症。

4.环境因素：如果环境中有花粉、尘螨等，可能会引起瘙痒症状而使患者过度搔抓，从而进一步破坏皮肤屏障功能。

Q: 儿童特应性皮炎与成人特应性皮炎分别有哪些临床表现？

特应性皮炎临床分婴儿期、儿童期、青少年成人期及老年期，不同时期临床表现有所差别。婴儿期皮疹分布以两颊、额、头皮为主，皮疹形态以红斑、水疱、糜烂、渗出为主；儿童期皮疹渗出、糜烂减少，以皮肤干燥、粉红或灰红色斑片为主，分布于肘窝、腘窝和两小腿伸侧居多；青少年成人期皮疹在儿童期基础上肥厚、苔藓化；而进入老年期，由于生理特性的变化，皮疹易波及全身，甚至出现红皮病样改变。各期患者都伴有皮肤干燥、瘙痒，严重者可影响患者生长发育及睡眠。

Q: 如何诊断特应性皮炎？主要和哪些疾病做鉴别？

常用的诊断标准有张氏标准、姚氏标准、康克非修订标准、Williams 标准，临床上以前两种常用。姚氏标准适用于婴幼儿特应性皮炎，张氏标准更适用于青少年及成人。

临床上特应性皮炎我们要与脂溢性皮炎、接触性皮炎、银屑病、副银屑病、疥疮、高 IgE 综合征、淋巴瘤等疾病鉴别；对于皮损广泛者，要与系统性、慢性疾病引起的瘙痒鉴别，如糖尿病、尿毒症、恶性肿瘤、胆汁淤积等引起的瘙痒鉴别。

Q: 特应性皮炎的一般治疗原则有哪些？

1. 患者衣物以纯棉、宽松、凉爽为宜。

2. 应避免剧烈搔抓和摩擦。

3. 注意保持适宜的环境温度、湿度，尽量减少生活环境中的变应原，如应勤换衣物和床单、不养宠物、不铺地毯、少养花草等。

4. 发病期间避免饮酒和食用辛辣食物，避免食入致敏食物，注意观察进食蛋白性食物后有无皮炎和瘙痒加重。

5. 避免过度洗烫。

6. 沐浴后使用润肤剂，恢复皮肤屏障功能。

Q: 特应性皮炎的综合治疗措施包括哪些？

1. 外用药物治疗。

（1）轻度皮损可选用弱效糖皮质激素，如氢化可的松乳膏或钙调神经磷酸酶抑制剂（如他克莫司软膏、吡美莫司乳膏）。

（2）中度皮损患者选用中效糖皮质激素，如丁酸氢化可的松乳膏、曲安奈德乳膏。

（3）重度肥厚性皮损选用强效糖皮质激素，如糠酸莫米松乳膏；若合并感染可选用莫匹罗星、夫西地酸软膏等。

（4）儿童患者、面部及皮肤皱褶部位皮损患者一般选用弱效糖皮质激素或鱼肝油氧化锌软膏。

（5）过量使用可能会出现皮肤变薄等不良反应。

（6）其他外用药物还包括：①瘙痒时可外用止痒剂，如多塞平乳膏、非甾体类抗炎药软膏；②渗出较多时，最好选用复方黄檗液涂剂、康复新液湿敷；③渗液显著减少或消失时，可涂擦炉甘石洗剂或锌霜。

2.口服药物治疗：当瘙痒严重且影响睡眠时，可考虑抗组胺药物治疗，常用药物有氯雷他定、依巴斯汀等。

继发细菌感染或病情严重者可系统使用抗生素，如红霉素族、四环素族或喹诺酮类抗生素。尽量少用易致过敏的抗菌药物，如青霉素类、磺胺类等。继发单纯疱疹病毒感染时，医生会给予抗病毒治疗。对于病情严重、外用药物和物理治疗无法控制的患者，可选用免疫抑制剂，如环孢素、硫唑嘌呤、甲氨蝶呤等。糖皮质激素尽量不用或少用，病情严重者可采用中小剂量短期用药，好转后及时逐渐减量直至停药，避免长期使用引起不良反应或停药太快引起病情反复。

3.物理治疗：①红光治疗可有效改善皮损，减少局部炎症，孕妇及儿童可用，有良好的安全性。②臭氧水疗可消炎、抗感染、减少渗液、促进皮损修复，有哮喘病史者慎用。③紫外线照射可有效改善皮损，一般采用窄波 UVB（NB-UVB）和 UVA-1 治疗，12 岁以下患儿慎用。紫外线治疗有良好的安全性。

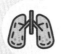

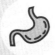

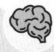

▶▶▶ 第十章

眼科
常见疾病

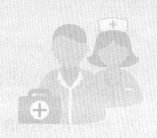

第一节　　白内障

Q: **什么是白内障？有哪些类型？**

白内障是常见的致盲性眼病之一，为晶状体透明度降低或者颜色改变所导致的光学质量下降的退行性改变。白内障可按不同标准进行分类。

1. 按病因分为年龄相关性白内障、外伤性白内障、并发性白内障、代谢性白内障、中毒性白内障、辐射性白内障、发育性白内障和后发性白内障等。

2. 按发病时间分为先天性白内障和后天获得性白内障。

3. 按晶状体混浊形态分为点状白内障、花冠状白内障和绕核性白内障等。

4. 按晶状体混浊部位分为皮质性白内障、核性白内障和囊膜下白内障等。

5. 按晶状体混浊程度分为初发期白内障、未成熟期白内障、成熟期白内障和过熟期白内障。

Q: **怎么样判断自己得了白内障？**

1. 白内障患者最明显、最重要的症状是视力下降，晶状体混浊明显时，视力可下降到仅有光感。

2. 对比敏感度下降：白内障患者可出现对比敏感度（分辨边界模糊物体的能力）下降。

3. 屈光改变：核性白内障患者可出现核性近视、远视，"老花眼"症状会减轻。若晶状体内部混浊程度不一，也可出现散光。

4. 单眼复视或多视：晶状体各部分屈光力不均一时可出现单眼复视或多视，表现为看东西有重影或多个影子。

5. 眩光：晶状体混浊使进入眼内的光线散射所致，患者表现为对太阳光、灯光等亮光感觉不适应。

6. 色觉改变：表现为对蓝色光的色觉敏感度下降。

7. 视野缺损：晶状体混浊使白内障患者视野产生不同程度的缺损。

Q: 为什么会得白内障？

白内障的主要病因是晶状体发生混浊。晶状体是眼球的重要组成部分，处于眼内液体环境中。正常情况下晶状体应该是透明的，任何影响眼内环境的因素都可以使晶状体发生混浊，如老化、遗传、代谢异常、外伤、辐射、中毒、局部营养障碍及某些全身代谢性或免疫性疾病，从而导致白内障的发生。

Q: 白内障是否常见？

白内障常见。白内障是全球排名第一位的致盲性眼病。

1. 老年性白内障最常见，多见于 50 岁以上中老年人。其次是糖尿病、高血压引起的白内障。

2. 我国西藏地区紫外线辐射较强，是白内障高发地区。

3. 新生儿先天性白内障的患病率约为 0.5%。在天津、上海和北京盲童致盲原因的调查显示，22% ~ 30% 的盲童由先天性白内障致盲，占儿童失明原因的第二位。

Q: 白内障需要做什么检查？

1. 常规眼科检查：目的是了解患者视力、光感、光定位、红绿色觉等情况。

2. 检眼镜或裂隙灯显微镜检查。

（1）用于诊断：通过检眼镜或裂隙灯显微镜观察晶状体，根据晶状体混浊形态和患者视力情况可以做出明确诊断。

（2）用于术前评估：记录角膜、虹膜、前房、视网膜情况及晶状体混浊情况，排除眼部活动性炎症等病变。

3. 眼底检查：目的是明确是否有眼底病变。注意，如果白内障程度很重，眼底病变是检查不出来的。

4. 特殊检查：包括测量眼压、测量角膜曲率、测量眼轴长度、光学相干断层成像（OCT）、角膜内皮细胞检查、眼部 B 超、角膜地形图等，检查目的是全面了解眼部健康状况，排查是否有其他合并症，是白内障手术术前需要检查的项目。

5. 全身检查：用于评估是否可进行手术。

（1）检查血糖、血压、血脂、凝血功能、肝肾功能、心电图等情况。

（2）心、肺、肝、肾等重要脏器功能检查，确保可耐受手术。

（3）血常规及乙肝、丙肝、梅毒、艾滋病等传染性疾病相关指标。

Q: 白内障有何治疗方法？

手术治疗是国际公认唯一有效的白内障治疗方法，可有效改善患者视力。

晶状体超声乳化术：是应用超声能量将混浊晶状体核和皮质乳化后吸除、保留晶状体后囊的手术方法。具有手术切口小（3mm，甚至更小）、不需要缝合、手术时间短、组织损伤小、视力恢复快、角膜散光小等优点，且在表面麻醉下即可完成手术，是目前临床主要的手术方式。病变的晶状体摘除后，植入人工晶状体用于屈光矫正是目前应用广泛的方法，也是恢复视力、双眼单视和立体视觉的最好方法，可根据患者的不同需求选择单焦点或多焦点人工晶状体。

Q: 人工晶状体有什么类型？如何选择人工晶状体？

人工晶状体种类很多，按照功能主要分为：①单焦点人工晶状体（可视远）；②散光单焦点人工晶状体（可矫正散光，可视远）；③多焦点人工晶状体（可视远和视近）；④散光多焦点人工晶状体（可矫正散光，可视远和视近）。

原则上是通过术前各种眼科的检查，结合个人对视力的要求来选择人工晶状体的类型，如患者是否有青光眼、眼底病变、屈光不正等，以及患者的生活习惯，如喜欢运动、绘画、写字或需要夜间开车等，这些特殊要求都要由合适的人工晶状体去满足，最后，由手术医生进行全面评估后给患者提供可以进行选择的人工晶状体类型。

Q: 白内障手术后效果如何？手术时间多久？手术后多长时间复诊？

白内障手术已经比较成熟，多数患者术后视力可得到良好恢复，但如合并眼底病变、青光眼等其他眼部问题，会影响术后视力恢复。如未进行及时、规范治疗，可导致患者失明。白内障手术时间约10分钟，但术后需定期复查。术后第1天、第1周、第1个月和第3个月进行复查，根据复查情况做相应的治疗。恢复到理想视力后，建议每6～12个月复查一次。未进行手术治疗的患者如出现视力持续下降，应随时复查。

Q: 哪些因素可能会诱发白内障？

1. 年龄：老年性白内障是最为常见的类型，多见于50岁以上人群，随年龄增加其发病率明显升高。

2. 紫外线辐射：长期、大量的紫外线辐射可诱发白内障。

3. 药物：长期使用糖皮质激素、缩瞳药物、氯丙嗪、抗肿瘤药物、避孕药或接触化学品等可诱发白内障。

4. 营养不良：如缺乏维生素 A、叶黄素、维生素 D 等均可能诱发白内障。

5. 眼部疾病或外伤：如青光眼、高度近视、眼部受到外伤等，可诱发白内障。

6. 全身性疾病：如高血压、糖尿病等可诱发白内障。

7. 长期吸烟、酗酒：烟、酒的大量摄入均可诱发白内障。

8. 妊娠期不良因素：在母亲妊娠前 3 个月，胎儿晶状体囊膜尚未发育完全，如果此时母亲发生病毒感染（如风疹病毒、水痘 - 带状疱疹病毒、单纯疱疹病毒、麻疹病毒、流感病毒感染）、接触放射线、服用某些药物（四环素、激素、水杨酸制剂、抗凝剂）等，可诱发小儿先天性白内障。

9. 饮食习惯：喜欢吃腌制食品，如咸鱼、腊肉、火腿等，这类食品中亚硝胺含量高，可诱发白内障。

Q: 哪些人容易得白内障？

1. 50 岁以上的中老年人。

2. 生活在西藏等紫外线辐射较强地区的人群。

3. 长期户外活动，不注意眼睛防晒者。

4. 患有青光眼、高度近视、眼部有外伤者。

5. 患有高血压、糖尿病等慢性疾病者。

6. 长期使用激素类药物或缩瞳药物者。

7. 从事接触强光工作的人群，如炼钢工人、电焊工人等。

Q: 哪些感觉可提示早期白内障？会引起哪些并发症？

白内障早期症状不明显，如有视力缓慢下降、眼睛疲劳、对比敏感度下降、感觉色彩不鲜艳、屈光度数发生变化等情况，应警惕早期白内障发生。白内障因晶状体病变后膨大，可导致眼压升高，并发青光眼；晶状体溶解还会发生晶状体溶解性青光眼。过熟期白内障可导致葡萄膜炎、晶状体脱位等。

Q: 什么情况需要及时就医？

1. 白内障高危人群，如 50 岁以上人群及有眼外伤、慢性眼病、高血压、糖尿病等病史者，建议定期做眼科体检。

2. 患者出现视力下降、视物模糊、复视或多视、色觉改变、视野缺损等症状时，应及时到眼科就医。

3. 发现新生儿视力异常时应及时带孩子就医。

白内障手术已经比较成熟，多数患者术后视力可得到良好恢复，但如合并眼底病变、青光眼等其他眼部问题，会影响术后视力恢复。如未进行及时、规范治疗，可导致患者失明。

Q: 平时应如何监测病情？

视力监测：日常应关注是否出现单眼看东西模糊、色觉异常、视野缺损、复视等情况，如有不适应及时就医。

术后监测：术后应注意眼部是否出现红肿、分泌物增多等感染迹象，以及视力有无下降、眼睛有无胀痛情况。

Q: 日常饮食应该注意什么？

日常饮食应营养均衡，多吃新鲜的蔬菜水果，如胡萝卜、菠菜、花椰菜、紫甘蓝、桑葚等，补充眼部所需的维生素和抗氧化物质。避免过多食用辛辣、刺激食品，避免偏食。

Q: 普通人怎么预防白内障？

预防白内障应注意避免感染和环境危险因素，高危人群应定期进行体检。

1. 注意眼睛防晒，必要时应佩戴墨镜。

2. 饮食营养均衡，避免挑食、偏食，可适量摄入菠菜、花椰菜、桑葚等新鲜的蔬菜和水果。

3. 孕期应注意避免感染及接触放射线。

4. 避免滥用药物，尤其是激素类，用药应谨遵医嘱。

5. 注意安全，避免眼外伤和接触毒物。

6. 高血压、糖尿病、青光眼等慢性疾病患者应积极治疗，定期检查眼睛。

7. 50 岁以上、高度近视、从事炼钢或电焊等工作的高危人群，应每年检查眼睛的健康情况。

第二节　青光眼

Q: 什么是青光眼？其分类有哪些？

青光眼是指眼内压间断或持续升高的一种眼病。持续的高眼压可以给眼球各部分组织和视功能带来损害，如不及时治疗，视野可以全部丧失而致失明。

原发性青光眼根据眼压升高时前房角的状态，分为闭角型青光眼和开角型青光眼，闭角型青光眼又根据发病急缓，分为急性闭角型青光眼和慢性闭角型青光眼。

早期症状有 4 种：①经常感觉眼睛疲劳不适。②眼睛常常酸胀，休息之后会有所缓解。③视物模糊、近视眼或老花眼突然加重。④眼睛经常感觉干涩。

Q: 哪些因素可引起青光眼？哪些人容易得青光眼？

眼压高、眼内液体（房水）引流通道受阻、短时间内饮用大量的水（约1000 mL）、眼底视神经乳头凹陷偏大、视盘小片状出血、高度近视眼、高度远视眼、小眼球、糖尿病、心血管疾病、偏头痛及血液微循环功能不良等可引起青光眼。年龄超过 35 周岁、高度近视、高度远视、患有糖尿病、有青光眼家族史、眼睛受外伤或者患有其他眼病的人容易得青光眼。

Q: 青光眼发病率及致盲率是多少？会遗传吗？

青光眼是导致人类失明的三大致盲眼病之一，也是全球排名首位的不可逆性致盲眼病。截至 2020 年，我国有 2100 万青光眼患者，致盲人数约 567 万，40 岁以上人群青光眼患病率为 2.6%，致盲率约 30%。

青光眼发病具有多基因遗传病的特征，因此有青光眼家族史的人应定期到医院进行检查，一旦发现自己有眼胀、头痛、虹视等现象必须及时就医，主动告诉医生自己有青光眼家族史，以配合医生及时诊治。

Q: 青光眼为什么会导致失明？

由于青光眼患者升高的眼压作用于视盘筛板，使穿过视神经纤维的筛板孔变形、扭曲、挤压；与此同时，因眼压升高，视盘动脉血管的灌注压也会因受阻而降低。以上 2 种原因导致视网膜神经节细胞死亡，最终导致失明。

Q: 什么是眼压？正常眼压是多少？眼压为什么会升高？

眼压又称眼内压，是由房水、晶状体和玻璃体 3 种眼球内容物对眼球壁施加的压力所引起。正常眼压一般是 10 ~ 21 mmHg。双眼眼压差异不应大于 5 mmHg，24 小时内眼压波动范围不大于 8 mmHg，如眼压经常或间歇大于 24 mmHg，24 小时内眼压差大于 8 mmHg，两眼眼压差大于 5 mmHg，均视为眼压不正常。

正常人眼内充满房水，它是循环流动的，眼压增高是因为房水循环的动态平衡受到了破坏，少数是因为房水过多，多数是房水流出时阻力增加发生障碍。

Q: 青光眼患者有什么症状？

1. 恶心、呕吐。
2. 眼胀、头痛。
3. 视力下降显著。
4. 眼压升高，出现视野缩小等情况。
5. 晚间看灯光出现五彩缤纷的晕圈，像雨后天空的彩虹，称虹视。

Q: 确诊青光眼需要检查什么？

1. 眼压：眼压增高是青光眼的重要危险因素，绝大多数青光眼患者也表现为眼压升高。

2. 房角：通过房角镜检查直接观察房角的开放或关闭，从而区分开角型青光眼和闭角型青光眼。

3. 视野：视野检查是诊治青光眼和随访治疗效果的最重要检查之一，包括中心视野检查和周边视野检查。

4. 视盘：通过检眼镜、裂隙灯前置镜或眼底照相的方法，观察杯盘比（C/D）的大小、盘沿有无切迹、视盘有无出血、视网膜神经纤维层有无缺损等。

Q: 怎么样诊断青光眼？

1.急性闭角型青光眼：根据典型病史、症状和眼部体征，诊断多无困难，房角镜检查显示房角关闭是重要诊断依据。应注意与急性虹膜睫状体炎相鉴别。

2.慢性闭角型青光眼：经常感觉有眼胀、头痛、视疲劳、虹视、雾视等症状，在傍晚或暗处、情绪波动时明显。检查眼压中等度升高、周边前房浅、房角为中等狭窄，眼底有典型的青光眼性视盘凹陷，伴有不同程度的青光眼性视野缺损。

3.原发性开角型青光眼：早期多无自觉症状，若眼科检查发现眼压增高、视盘损害、视野缺损三项中有两项以上为阳性，房角镜检查显示房角开放，即可初步做出诊断。

Q: 青光眼有何治疗方法？

青光眼虽不可逆但是可治，关键在三早，即早发现、早诊断、早治疗。除常规检查外，还需要定期查眼压、前房角、视盘、视野，治疗是通过控制眼压保护神经视功能。

主要有3种治疗手段：药物治疗、激光治疗、手术治疗。

药物治疗：根据青光眼类型和阶段用药，常见局部用药有毛果云香碱眼药水、噻吗洛尔眼药水、布林唑胺眼药水、溴莫尼定眼药水、拉坦前列素眼药水。全身用药主要有2种，分别是甘露醇注射液、甘油果糖注射液。

激光治疗：包括激光周边虹膜切开术、切开术联合成形术、选择性激光小梁成形术。

手术治疗：包括小梁切除术、周边虹膜切除术、非穿透性小梁手术、青光眼引流装置植入术等。

Q: 青光眼患者什么时候需要手术？术后效果怎么样？

青光眼患者是否需要手术分为以下几种情况。

1.开角型青光眼患者：若药物控制眼压理想，视神经的萎缩没有进一步发展，可以先用药物治疗观察。若出现定期复查视野或OCT进行性加重，就要考虑通过手术达到控制眼压的目的。因为手术的成功率比较高，而且术后很长一段时间可以把眼压控制在比较平稳的阶段。

2.闭角型青光眼患者：只要发现就需要手术，因为闭角型青光眼是结构上的异常，只有手术才能改变眼球结构，增加通道及房水流动，达到控制眼压、维持视神经的作用。部分患者恐惧手术，早期可辅助用药及激光观察，若眼压控制平稳，视神经没有进一步萎缩，也可以长期用药观察。

术后效果好坏取决于患者术前的情况，手术的主要目的是降低眼压，保护视神经。常规术后1周、1个月、2个月要定期复查，测量眼压、评估眼部恢复情况及滤过泡情况。1/3的患者一次手术后眼压一直保持正常。

Q: 青光眼术后要做好哪些护理？

1. 减轻疼痛指导。解释头痛的原因，帮助患者放松，避免情绪紧张，分散患者注意力。

2. 用药护理。按医嘱使用降眼压药，观察用药后的疗效和不良反应。

3. 心理护理：做好耐心细致的心理疏导工作，教会患者控制情绪的方法，如深呼吸、听音乐等，保持良好心态。

Q: 青光眼能治愈吗？

青光眼是属于一种慢性疾病，只能控制病情的发展，是无法治愈的。青光眼治疗的主要目的是降眼压，达到不再损害视力及视野的程度。早期青光眼可使用药物治疗，药物治疗不佳，可能就需要激光或者手术治疗。只要在专业医生的指导下规律治疗、定期复查，就能得到理想的效果，提高生活质量。

Q: 青光眼的危害有哪些？

青光眼是一种严重眼部疾病，造成的视力损伤或者失明是不可逆的，无论采取药物还是手术的方法，都没有办法让视力恢复。其具体表现如下。

1. 视神经的萎缩。视神经萎缩会让视力不断下降，也可使视野不断缩小，经常会使人撞到周边东西，如门框、桌椅等。

2. 青光眼可引起白内障，白内障也可以引起青光眼。

3. 视网膜脱离。手术后如果眼压急剧下降，视网膜会因为失去支撑而脱离，从而导致视力的急剧下降。

4. 恶性青光眼。青光眼手术后眼压快速上升，严重的需要摘除眼球才能避免患者更大的痛苦。

Q: **直系亲属有青光眼怎么办?**

有青光眼家族史者需要每隔 2 ~ 3 年做一次眼科检查，40 岁以后每年进行一次全面的眼科检查，以便使可能发生的青光眼得到早期发现、早期诊断、早期治疗。同时建议其他的直系亲属一起做检查。

Q: **白内障为何会引发青光眼?**

白内障到了一定程度就容易诱发青光眼，特别是闭角型青光眼。这是因为随着白内障的进展，患者的晶状体会逐渐增厚，加上亚洲人眼球前段结构比较拥挤，会使房角逐渐变窄甚至关闭，房水的流通受阻，眼内房水积聚造成眼压升高，就会引起青光眼。就像河流中泥沙不断增多，河道会逐渐变窄，水流受阻一样，此时一旦水流量增加就会引起决堤，也就是青光眼急性发作。

Q: **青光眼会引发白内障吗?**

青光眼患者，特别是做过青光眼手术的患者，白内障的发生概率和进展速度都比正常人要高。这是因为房水能够帮助晶状体的新陈代谢，维持它的透明性，是晶状体重要的营养来源，而青光眼患者房水流出通道受阻之后，水流不畅，势必影响房水的营养成分，影响晶状体的透明性。

Q: **青光眼是双眼性疾病吗?**

是的，原发性青光眼是双眼性疾病，但双眼发病有先有后，因此，在一只眼得了青光眼后不可忽视另一只眼的眼压及视野变化，应定期检查，必要时进行预防治疗，如对于闭角型青光眼，可每晚滴降眼压药水或行虹膜激光打孔术，这都应在专业医生指导下进行。

Q: **青光眼必须早发现、早治疗吗?**

青光眼诊断后应立即采取干预措施，特别是急性闭角型青光眼，一旦确诊，根据青光眼的不同阶段及发病规律，必须及时给予相应的治疗，防止疾病进一步发展。另外，对于急性发作的青光眼，应尽一切努力抢救，在短时间内控制高眼压，同时用消炎药减轻炎症反应。

Q: **青光眼患者用药后视力会提高吗? 视野损害能逐渐恢复吗?**

青光眼是全球范围内排名首位的不可逆性致盲性眼病，所谓不可逆性致盲

性是指在现有的医疗技术条件下，青光眼导致的视力下降、视神经损害及视野
丢失是不能恢复的。这是因为青光眼损伤的靶器官是视网膜神经节细胞及其轴
突－视神经，迄今为止尚缺少确切有效的方法恢复可逆视神经损害。

Q: 防治青光眼的注意事项有哪些？

1. 定期检查及治疗：患者一经确诊应接受专业的治疗，每天按照医生的嘱咐用药，定期检查视力、眼压、眼底等，如有异常，及时就医。

2. 注意劳逸结合，生活要有规律，保持脑力活动和体力活动协调。

3. 保持环境安静舒适，房间要色调柔和，光线充足，通风良好，温度适宜。

4. 避免久留暗处。不宜长时间看电视电脑，特别不要在光线较暗的环境下看电子产品，因为在黑暗的环境下，瞳孔会扩大，使眼压增高，加重病情。

5. 清淡饮食，禁忌食辛辣、油腻的食物，饮水不可过急过量。一次饮水不可超过 300 mL，建议少量多次饮用。

6. 保持心态平和，保持稳定的情绪，避免情绪激动，导致眼压增高。

7. 保持充足睡眠，防止过度疲劳。

8. 保持大便通畅，防止便秘。

第三节　老年性黄斑变性

Q: 什么是老年性黄斑变性？发病率有多少？

老年性黄斑变性（SMD）是指老年群体由于身体代谢异常，眼底黄斑区域脉络膜或色素上皮出现衰老性改变的一种疾病。目前本病的发病机制尚不清楚，病因不明。本病常见，随年龄增加，发病率逐渐升高。欧洲学者统计，60岁以上人群患病率为 25.3% 以上。

Q: 老年性黄斑变性有什么临床表现？有哪些类型？

老年性黄斑变性典型症状为视力下降、视物变形等。

1. 干性 SMD：在黄斑区视网膜下有黄色沉积物，叫作玻璃膜疣，常见于60 岁以上的老年人，多累及双眼，但也可以单眼先后发生，可以通过全面的眼底检查发现，最常见的症状是轻微视物模糊，面部辨认不清，读书或做其他事情需要更亮的光线。如果有干性 SMD，建议每年至少做一次全面眼科检查，便于医生监测病情并预防其他眼病。如果眼病有发展趋势，医生会建议补充叶黄素，因为干性 SMD 随时都有可能发展为湿性 SMD。

2. 湿性 SMD：黄斑区视网膜下长出了新生血管，这些新生血管十分脆弱，容易发生出血及液体渗漏，出血和液体渗漏会导致黄斑部水肿隆起，对黄斑产生破坏。表现为视力下降、黑影遮挡、变形。同时，湿性 SMD 是一种晚期SMD，比干性 SMD 严重，且易反复出血、水肿，结疤，造成视力损伤难以逆转，因此早发现、早治疗才是重中之重。

Q: 老年性黄斑变性如何诊断？

根据视力下降、视物变形的症状，结合 OCT 见视网膜变薄、变厚或肿胀，眼底荧光血管造影出现早期的花边状或绒球状、边界清晰的血管形态或晚期的荧光素渗漏，吲哚菁绿脉络膜血管造影见脉络膜染料充盈迟缓和（或）不规则，脉络膜动脉迂曲及硬化现象等异常表现，即可初步确诊。

Q: 为什么老年人容易患黄斑变性？哪些因素可能会诱发老年性黄斑变性？

老年性黄斑变性病因目前尚不明确，可能与代谢障碍、遗传因素、视网膜光损伤等有关。目前学术界主要认为该病是多种原因相互作用导致的视网膜色素上皮代谢功能衰退。

1. 年龄：此疾病在 50 岁以上的人群中最易发生。

2. 家族史：该病与遗传有关，目前已经发现几种与该病发生发展相关的基因。

3. 种族：白种人的发病率更高。

4. 吸烟：吸烟使黄斑变性的风险增加。

5. 肥胖：肥胖是早期或中期黄斑变性的重要因素。

6. 心血管疾病：心血管疾病使黄斑变性的风险增加。

7. 其他原因：长期暴露于日光下可导致血液中胡萝卜素、铜蓝蛋白缺乏，增加老年性黄斑变性的患病风险。

Q: 哪些感觉可提示早期老年性黄斑变性？怎么知道自己患有老年性黄斑变性？

如果中老年人出现视力减退、视物变形，随着时间的推移，可能会影响诸如阅读、驾驶和识别面部等事物的时候，应高度怀疑老年性黄斑变性。

老年性黄斑变性的典型症状为视力下降、视物变形等。不同类型的老年性黄斑变性均有视力下降、视物变形（看物体时出现扭曲变形或比实际小，看直线时觉得弯曲）表现（图 10-1、图 10-2），其中，两种类型的老年性黄斑变性视力下降的症状有所区别。

1. 干性老年性黄斑变性：起病缓慢，多数患者很难发现视力减退，且双眼视力减退程度相近。

2. 湿性老年性黄斑变性：起病急，表现为一只眼视力突然下降，另一眼症状缓慢出现，患者中心视力受到严重影响。

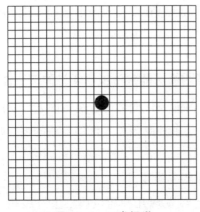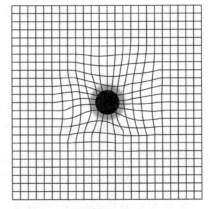

图 10-1 　正常视觉　　　　　图 10-2 　黄斑病变引起的异常视觉

Q: 老年性黄斑变性可能引起哪些并发症？

1. 视网膜出血性脱离：主要表现为视力急剧下降、眼球运动出现闪光、视野内常有黑影飘动、视物变形等。

2. 玻璃体积血：少量出血时患者可无感觉，较多的出血发生时，患者自觉眼前有物体飘动，像有玻璃遮挡，反复出血的患者视力明显下降。

3. 增殖性玻璃体视网膜病变：反复多次出血形成机化条索，即增殖性玻璃体视网膜病变。主要表现为玻璃体混浊增加，并有蛋白性条纹，视网膜僵硬及皱褶出现。

Q: 确诊老年性黄斑变性需要做什么检查？

1. 体格检查：初步评估患者是否有典型症状，通过视力表检查中心视力，即检查视网膜黄斑的视敏度，从而简单、迅速地了解视功能的初步情况，做初步诊断。

2. 影像学检查：评估病变是否涉及眼底、脉络膜、黄斑等区域，应进行以下检查。

（1）眼底荧光血管造影：将能产生荧光效应的染料快速注入眼部血管，同时应用眼底照相机进行观察的一种检查方法。染料随血流运行时可动态地勾画出血管的形态，提高了血管的对比度和可见性，使一些细微的脉络膜新生血管变化得以辨认。

（2）吲哚菁绿脉络膜血管造影：主要表现为脉络膜染料充盈迟缓和（或）

不规则，脉络膜动脉迂曲及硬化现象，可以显示眼底荧光血管造影不能发现的隐匿型新生血管。

（3）光学相干断层扫描（OCT）：可以确定视网膜变薄、变厚或肿胀的区域。该检查还用于帮助监测视网膜对治疗的反应。

Q: 老年性黄斑变性需要怎样治疗？

老年性黄斑变性的发病原因尚不明确，至今仍无根本性的治疗措施。

1. 药物治疗。

（1）抗氧化剂治疗：适用于早期老年性黄斑变性的患者。口服维生素 E、维生素 C 等可保护视细胞，起到视网膜组织营养剂的作用。孕妇慎用。长期过量服用可能会出现腹泻、尿频、恶心、呕吐、胃痉挛等不良反应。

（2.）抗血管内皮生长因子（VEGF）治疗：适用于该病发生发展的全过程，能够降低血管的渗透性并抑制脉络膜新生血管形成。使用方法为玻璃体腔内注射。不良反应尚不清楚，孕妇慎用。

2. 手术治疗。

（1）激光治疗：用激光所产生的热能摧毁黄斑区的异常新生血管。

（2）经瞳温热疗法（TTT）：采用近红外激光，穿透力强而屈光间质吸收少。

（3）光动力疗法（PDT）：将一种特异的光敏剂注射到患者的血液中，当药物循环到视网膜时用激光照射，从而破坏异常的新生血管，对正常的视网膜组织没有损伤。经手术治疗的患者注意保持眼部卫生、清洁、干燥，以免发生感染。

Q: 老年性黄斑变性的治疗目标是什么？治疗后效果如何？

老年性黄斑变性的治疗目标是缓解症状，尽量延缓病情的进展，减少并发症，提高生活质量。

该病可导致患者视力下降，影响日常生活。其中干性老年性黄斑变性患者晚期可出现中心视力丧失，但如果没有其他并发症，一般不会造成全盲。而对于已经进展为湿性老年性黄斑变性的患者，可能会完全丧失视力。

早期发现、积极治疗可改善症状，延缓病程进展，但无法最终治愈。

Q: 老年性黄斑变性是否可以治愈？老年性黄斑变性稳定后需要多长时间复诊？

老年性黄斑变性不可治愈，目前的技术手段无法将该病彻底治愈，只能通过视力矫正、药物、手术、激光等来改善症状。该病可导致患者视力出现永久性的损害，如未进行规范治疗，严重时可导致失明，严重影响患者的日常生活。

患者应遵医嘱按时复查，病情稳定且症状较轻者一般 3 个月复查一次，若病情严重，需要每月定期复查。

Q: 老年性黄斑变性患者平常饮食应该注意什么？

1. 多摄入绿叶蔬菜、水果等富含维生素 C、维生素 E 的食物，多吃鱼。

2. 菜肴要避免过咸，尽量以蒸、煮为主，不要油、炸、煎、烩。

3. 避免暴饮暴食。

4. 饮食要注重清淡，宜吃富含膳食纤维、优质蛋白质和钙磷元素的食物。

5. 忌吃富含油脂的食物，如猪油、肥肉。

6. 忌吃辛辣、刺激的食物，如辣椒、花椒。

7. 忌吃腌制的食物，如腊肉、酸菜、榨菜。

Q: 普通人怎么预防老年性黄斑变性？

老年性黄斑变性没有办法预防，但可通过定期眼科检查、积极控制相关基础疾病、定期锻炼等降低其发病的风险。所以普通人在生活中要注意以下几点。

1. 一般人群：定期眼科检查：50 岁以上的人群，应每 2 年进行 1 次眼科检查。

2. 高危人群：①积极控制相关基础疾病：应遵医嘱服用药物。②戒烟：减少危险因素，同时也要避免二手烟的吸入。③有明确家族史的老年人应定期完善眼科健康检查。④避免光损伤：在强光下活动应佩戴遮光眼镜。

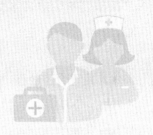

第四节　糖尿病视网膜病变

Q: 什么是糖尿病视网膜病变?

糖尿病视网膜病变（DR）是一种具有特异性改变的眼底病变，是糖尿病的严重并发症之一。临床上根据是否出现视网膜新生血管，将糖尿病视网膜病变分为非增殖性糖尿病视网膜病变和增殖性糖尿病视网膜病变两大类。糖尿病视网膜病变可导致视网膜脱离、玻璃体积血、黄斑水肿，对患者视力造成严重损害。

Q: 糖尿病视网膜病变的发病率如何?

糖尿病视网膜病变是最常见的糖尿病慢性并发症，也是发达国家及地区工作人群中首位致盲性眼病，美国发病 15 年以上的 1 型和 2 型糖尿病人群中，DR 患病率分别为 98%、78%。我国糖尿病人群中，DR 患病率为 37%；10 ~ 19 年之后，DR 患病率增加到 54%。DR 流行病学调查发现，1 型和 2 型糖尿病患者法定盲率分别为 3.6%、1.6%。

Q: 糖尿病视网膜病变有哪些分期?

以散瞳检眼镜检查所见为基础，糖尿病视网膜病变分为非增殖期和增殖期，共有Ⅵ期。Ⅰ ~ Ⅲ期为非增殖期视网膜病变：Ⅰ期出现微血管瘤和小出血点；Ⅱ期出现黄白色硬渗；Ⅲ期出现棉绒斑和出血斑。Ⅳ ~ Ⅵ期为增殖期：Ⅳ期眼底有新生血管和玻璃体积血；Ⅴ期出现新生血管和纤维增殖；Ⅵ期表现为视网膜脱离。

Q: 糖尿病视网膜病变的高危人群有哪些?

所有的糖尿病患者，包括 1 型和 2 型糖尿病患者，均会发生糖尿病视网膜病变。其危险因素有：①血糖控制不佳；②同时伴有高血压；③同时有高血脂；④妊娠；⑤吸烟；⑥糖尿病病程长（糖尿病病程越长，发生糖尿病视网膜病变的危险性越高）。

这里面需要注意的是妊娠和糖尿病病程。妊娠是发生糖尿病视网膜病变的独立危险因素，建议妊娠期的糖尿病患者每 3 个月进行一次散瞳眼底检查。

Q: 糖尿病患者何时会出现糖尿病视网膜病变？

糖尿病的病程长是发生糖尿病视网膜病变最主要的危险因素，糖尿病病程超过 20 年的 1 型糖尿病患者几乎都有糖尿病视网膜病变，而病程超过 20 年的 2 型糖尿病患者中，也有超过 60% 的患者有糖尿病视网膜病变。这里需要注意一下糖尿病的病程，对于 1 型糖尿病患者来说，发现糖尿病的时间和糖尿病的病程基本差不多，而对于 2 型糖尿病患者来说，由于前期糖尿病隐匿，因此发现糖尿病的时候，往往已经有一段时间的糖尿病病程了，所以实际的糖尿病病程要长于发现糖尿病的时间。

Q: 糖尿病视网膜病变有什么临床表现？

1. 糖尿病视网膜病变早期无临床症状，部分患者检查眼底时可有少量出血、微血管瘤等非增殖期表现，如未侵犯黄斑区，则不会出现视力下降。

2. 若早期病变直接侵犯黄斑区，视力也会受到影响。

3. 病变进入增殖期后，若玻璃体突发出血，患者可能会出现突然视力下降，且下降较严重，部分患者可能仅剩光感或眼前手动感觉。

4. 若未能及时进行激光治疗，新生血管可蔓延至虹膜表面，阻塞前房角，引起新生血管性青光眼，患者出现视力丧失、眼球剧烈疼痛、剧烈头痛等症状。

Q: 糖尿病视网膜病变需要做哪些检查？

1. 早期的糖尿病视网膜病变可通过眼底照相或血流 OCT 检查发现。

2. 早期如检查没有问题，继续每年这样监测就可以，一旦出现视网膜病变，监测的时间要缩短，如果病变逐渐增多，就需要做眼底血管荧光造影检查，再根据造影检查结果决定是否需要行全视网膜光凝治疗，还是需要手术治疗。

3. 除以上检查外，还需要严格控制血糖，治疗高血压，定期眼底检查。如血糖控制得很平稳，糖尿病视网膜病变的发展就会减慢甚至停止。

Q: 糖尿病患者应该什么时候检查眼底？

1. 对于 1 型糖尿病患者，在确诊 1 型糖尿病之后的 5 年内，一定要进行首次糖尿病眼底筛查，这是糖尿病患者的初次筛查。

2.2 型糖尿病患者只要确诊就要即刻进行糖尿病眼底筛查。

3. 如果初次筛查没有糖尿病视网膜病变：1 型糖尿病患者要每年进行糖尿病眼底筛查，2 型糖尿病患者每 1 ~ 2 年要进行一次糖尿病眼底筛查；如果发生了糖尿病视网膜病变，需要在专业医生的指导下按医嘱进行糖尿病视网膜病变的筛查。

Q: 糖尿病视网膜病变需要做哪些治疗？

1. 对于早期糖尿病视网膜病变，建议患者控制好自己的血糖，经常到眼科来进行眼科检查。一旦出现眼底出血或者渗出，可以使用改善微循环的药物或者活血化瘀、补益肝肾的中药来进行调理，对于眼底出血能够起到一定的帮助。

2. 一旦患者进入增殖期，出现新生血管，就需要使用激光来进行治疗。对于增殖期糖尿病视网膜病变，需要通过全视网膜光凝来进行干预，全视网膜光凝通常需要 2 ~ 4 次来完成。

3. 一旦糖尿病视网膜病变发生黄斑水肿，就需要采用黄斑区格栅样光凝或者局灶光凝来进行治疗。随着近年来抗血管内皮生长因子（VEGF）药物的广泛使用，对于糖尿病的黄斑水肿，也可以通过眼内注射抗 VEGF 药物来进行治疗。

4. 糖尿病视网膜病变如果发展到玻璃体积血、牵拉性视网膜脱离，就需要通过玻璃体切割手术来进行干预，通过玻璃体切割手术清除眼内的积血，剥除增殖膜，复位视网膜，从而改善患者的视力，阻止疾病的进一步发展。

Q: 糖尿病视网膜病变什么时候需要打激光？ 眼睛上打激光疼吗？

当糖尿病视网膜病变患者的视网膜上出现了微血管异常和新生血管，荧光造影检查显示新生血管有荧光渗漏，以及眼底有片状无灌注区时，则需要行激光治疗。糖尿病视网膜病变的激光治疗又叫作视网膜激光光凝治疗，它是利用激光对视网膜的热效应直接或者间接地使新生血管萎缩，缓解视网膜的缺血状态，激光治疗可以使晚期增殖性糖尿病视网膜病变患者严重视力丧失的机会下降 50%。

糖尿病视网膜病变患者打激光前要点 3 ~ 4 次表麻滴瞳液，大部分患者都不会感到疼痛，如果有，也是比较轻微的疼痛，患者可以耐受。

Q: 糖尿病黄斑水肿治疗需要打多少针？

糖尿病黄斑水肿可引起患者视力下降、视物变形。

目前的治疗方法有眼内注射抗 VEGF 药物、注射激素和激光治疗等，其中主流的治疗方法是眼内注药。一般每月注射一针，连续 3 ~ 5 针，之后再根据病情决定是否需要注射。根据大量患者的治疗观察，想要达到较好的效果，一般第一年需要注射 5 针左右，第二年 4 针左右，以后注射次数慢慢减少，视力大多可以维持较好的水平。

Q: 糖尿病视网膜病变什么时候需要手术？

1. 严重的玻璃体积血。视网膜的静脉毛细血管，特别是新生血管破裂所致，积血量大，突破视网膜内界膜，形成玻璃体积血。

2. 牵拉性视网膜脱离。增殖性糖尿病性视网膜病变是糖尿病患者首要的致盲原因。

3. 进行性纤维血管增生。应进行足量的激光治疗。

4. 视网膜前出血和黄斑前纤维膜。

5. 牵拉性黄斑部视网膜水肿及脱离。

6. 新生血管性青光眼。

7. 增生性糖尿病视网膜病变合并白内障。

8. 溶血性青光眼等。

以上情况出现以后需要手术来治疗。具体也需要专业医生做出诊断。

Q: 血糖一直控制得很好，会得糖尿病视网膜病变吗？

血糖控制得很好，的确可以降低糖尿病视网膜病变的发生和发展风险。有数据显示，糖化血红蛋白每降低 1%，糖尿病视网膜病变发生的风险将降低 21%，进展的风险将降低 43%。

但即使血糖一直控制得很好，长期的代谢紊乱还是有可能导致糖尿病视网膜病变的发生。此外，即使平均血糖水平不高，血糖波动太大也容易加重病情。有些患者在开始控制血糖之前已经患有较长时间的糖尿病，甚至已发生了糖尿病视网膜病变，这时即便血糖控制再好也无法使病变消失，只能通过相应的治疗来稳定或改善。

Q: 糖尿病玻璃体积血能自己吸收吗？

糖尿病视网膜病变可以产生新生血管，容易破裂出血，出血较多时可以流到玻璃体腔，引起严重的视力下降。出血多数可以慢慢吸收，一般需要 1 ~ 3 个月的时间。初次出血后可以先观察 1 个月左右，再根据情况决定是否继续观察。如出血吸收，可以考虑做眼底激光治疗。

如果新生血管持续出血或一次出血量较多，则需采用眼内注射抗 VEGF 药物或手术治疗。

目前大多数医生建议手术治疗早些进行，以免眼底病变加重，甚至影响以后的治疗效果。

Q: 糖尿病患者可以做眼科手术吗？

不少患者担心有糖尿病时做手术伤口不容易愈合，感染风险大，因此无论是白内障手术，还是眼底手术都不愿意做。其实糖尿病并不是手术禁忌证，只要控制好血糖、血压等全身情况，眼科手术风险并不高，效果也不差。一般要求术前血糖控制在 8 mmol/L 以下，有些患者血糖实在难以控制，也需要至少稳定在 10 mmol/L 以下。目前糖尿病患者常做的眼科手术如白内障摘除和玻璃体切除，均采用微创手术方法。白内障手术切口一般为 1.8 ~ 3 mm，玻璃体切除手术切口都在 1 mm 以下，伤口愈合基本不成问题。

Q: 糖尿病视网膜病变预后怎么样？

糖尿病视网膜病变根据时期不同，预后也不同。如果早期发现、早期干预，对视力影响不大；如果任其发展到增殖期，会出现不可逆的视力下降，有的还会出现玻璃体积血、视网膜新生血管增生，不仅看不见，还会继发新生血管性青光眼，导致眼睛胀痛。

Q: 糖尿病视网膜病变的预防措施有哪些？

1.首先要养成良好的生活习惯，尤其是饮食方面，避免摄入高糖食物，不要抽烟、喝酒，还要控制心血管疾病的高危诱发因素，如血脂异常、高血压等。

2.如果已经发现糖尿病视网膜病变，只是症状比较轻微，需要定期检查，随时了解病情的发展情况。必要时遵医嘱使用相关药物治疗，防止病情进一步发展。

3.需要每年定期进行眼底检查，通过筛查可以避免视力下降未及时发现而导致病情加重。

4.可根据身体情况适当运动，但要避免剧烈运动，以免造成毛细血管破裂引起眼底出血。

Q: **什么是视网膜中央静脉阻塞?**

视网膜中央静脉阻塞（CRVO）是一种比较常见的视网膜血管疾病，是导致失明的第二大视网膜血管性疾病，仅次于糖尿病视网膜病变，可累及视网膜中央静脉、半侧静脉和分支静脉。视网膜血管主干受累导致的视网膜中央静脉阻塞最常见，对患者的危害也最严重。

Q: **视网膜中央静脉阻塞发病人群有哪些?**

大多数发生于 50 岁以上的老年人。发病率随年龄增大而增加。人群中小于 64 岁者发病率为 0.93%，大于 65 岁者为 5.36%。虽然大部分发生于中老年人，但近年来由于膳食结构的改变，青年人也可发生。男女均可发病。常为单眼受累，左右眼无差异，双眼发病者少。

Q: **视网膜中央静脉阻塞的病因有哪些?**

1. 视网膜中央静脉阻塞多见于老年人，随着年龄增长患病率增加。

2. 视网膜中央静脉阻塞的病因比较复杂，常由多种因素造成，包括年龄、高血压、糖尿病、动脉硬化、高血脂、肥胖、血液高黏度、吸烟、青光眼等。有研究表明，48% 的视网膜中央静脉阻塞归因于高血压，20% 归因于高脂血症、5% 归因于糖尿病。

Q: **视网膜中央静脉阻塞分型有几类?**

1. 非缺血型：病变较轻，未累及黄斑时患者无视力下降或有轻度视力下降，眼底静脉充盈、迂曲，沿血管散在出血，多为浅层线状或片状，直至周边部。但病程较长者可出现黄斑水肿或黄白色星芒状硬性渗出，近中心凹可见暗红色花瓣状的黄斑囊样水肿，此时视力明显下降、视物变形。非缺血型病例出血多在数月吸收，血管逐渐恢复，但可遗留黄斑囊样水肿或轻度的色素沉着，视力常不能复原，且约 1/3 的非缺血型患者可能发展为缺血型，故仍应随诊观察。

2. 缺血型：患眼视力下降，严重者患眼可表现相对性传入性瞳孔反应缺陷，视网膜大量浅层出血，多呈火焰状或片状浓厚出血，后极部较多，常累及黄斑，周边部出血较少且小；大血管旁有多少不等的棉绒斑，后极部的视网膜水肿，视盘边界不清，视网膜静脉显著迂曲、扩张，呈腊肠状，血柱色暗，部分视网膜及血管被出血掩蔽，甚至出血进入视网膜前或玻璃体。

Q: 视网膜中央静脉阻塞的临床表现是什么？

1. 视网膜中央静脉阻塞会对患者的视力造成较大影响，早期患者会出现突然的视力下降、视物变形、视野缺损。

2. 眼底表现有视网膜静脉血管扩张、迂曲，视网膜广泛出血、渗出，视网膜水肿，包括黄斑水肿。

3. 随着视网膜缺血时间增加，眼底视网膜新生血管形成，并向眼前节扩散，出现虹膜新生血管，导致继发青光眼；患者视力下降加重，并伴有眼红、眼疼、头疼等不适症状，因为这些症状多出现在发病后 3 个月左右，因此又称为"百日青光眼"，部分患者也因此失明。

Q: 视网膜中央静脉阻塞需要做什么检查？

1. 眼底检查和照相：可检查玻璃体、视网膜、脉络膜和视神经疾病等，视网膜可有堵塞表现，有助于疾病诊断。

2. 光学相干断层扫描仪检查（OCT 检查）：光学相干断层扫描仪检查可发现视盘和视网膜结构的改变，确定视网膜的水肿程度，有助于判断疾病严重程度和疗效。

3. 荧光素眼底血管造影术检查（FFA 检查）：可检查视网膜静脉的充盈时间、程度、渗漏情况和视网膜的无灌注区，FFA 是诊断本病的金标准。

4. 视网膜电流图检查：b 波严重减低或者熄灭提示预后不良。

Q: 视网膜中央静脉阻塞有哪些并发症？

1. 黄斑部病变：黄斑囊样水肿是本病常见的并发症，也是视力降低的主要原因。囊样水肿消退很慢，最后留下囊样瘢痕。

2. 新生血管及其并发症：新生血管形成和新生血管性青光眼，发生率约为30%。新生血管性青光眼一般在发病后 3 ~ 4 个月出现，难以用药物控制，成为难治性青光眼，预后极差。

Q: 视网膜中央静脉阻塞如何治疗？

治疗重点是减轻黄斑水肿、防止新生血管出现及消灭已出现的新生血管。视网膜中央静脉阻塞一般需要长期治疗，本病不能治愈，只能通过药物及手术治疗缓解眼部症状，延缓疾病的进展，还可通过中医治疗改善视网膜微循环。目前改善黄斑水肿常用的药物是抗 VEGF 药物，有雷珠单抗、康柏西普、阿柏西普、地塞米松眼内植入缓释剂。

Q: 视网膜中央静脉阻塞能治愈吗？何时复诊？

视网膜中央静脉阻塞通过药物及手术治疗不能治愈，只能明显缓解眼部症状，延缓疾病的进展，但是大多数患者经过治疗可稳定视力，患者出院后若出现不适，需复查眼底检查。

视网膜中央静脉阻塞患者若无不适症状，可自行在家观察。如有视力下降、视物模糊等症状，要及时就诊，进行眼底检查。

Q: 如何预防视网膜中央静脉阻塞？

视网膜中央静脉阻塞多见于老年人，因此最佳的预防手段是积极控制危险因素，积极治疗基础疾病，如糖尿病、高血压、高胆固醇血症、高纤维蛋白原血症，特别是高同型半胱氨酸血症。

Q: 视网膜中央静脉阻塞的饮食、日常护理有哪些？

1. 饮食调理：视网膜中央静脉阻塞患者应清淡饮食，多食用富含维生素的食物，如新鲜的水果和蔬菜，少吃或不吃辛辣、烟熏的食物。

2. 日常护理：注意眼部卫生，不要揉眼睛，避免加重病情，同时应该避免眼部受外伤。养成良好的用眼习惯，避免用眼过度造成眼部疲劳加重眼部症状。应该进行适量的运动，控制好血压、血糖及血脂。注意休息，室内光线宜暗，并保持通风良好。患有高血压、糖尿病的患者应每年到医院进行眼底检查，如发现异常应该积极治疗。

第六节　眼外伤

Q: 根据受伤因素眼外伤有哪些分类？眼外伤的轻重程度有哪些？

眼外伤是由于机械性、物理性、化学性等因素直接作用于眼部，引起眼的结构和功能损害。根据眼外伤的致伤因素，可分为机械性和非机械性。

1. 机械性眼外伤通常包括挫伤、穿通伤、异物伤等。

2. 非机械性眼外伤包括热烧伤、化学伤、辐射伤和毒气伤等。

根据外伤的轻重可分为轻、中、重 3 类：轻伤包括眼睑擦伤及淤血、结膜下出血、结膜及角膜表面异物、角膜上皮擦伤、眼睑 I 度热烧伤、刺激性毒气伤、电光性眼炎等；中度伤包括眼睑及泪小管撕裂伤、眼睑 II 度热烧伤、球结膜撕裂、角膜浅层异物等；重伤包括眼睑广泛撕裂缺损、眼睑 III 度热烧伤、眼球穿通伤、眼内异物、眼球钝挫伤伴眼内出血、眼球 II 度以上化学伤、辐射伤、眶骨骨折等。

Q: 眼外伤的处理方法有哪些？

1. 包扎伤眼，伤情重者卧床休息，进半流食。

2. 眼睑结膜裂伤及角膜浅层擦伤的处理同眼部浅层损伤，眼睑皮下出血初期冷敷，48 小时后改热湿敷。

3. 泪小管断裂伤，对内眦部眼睑撕裂伤，应注意泪小管，如有断裂，须及时修复。

4. 前房积血，半卧位休息，可内服云南白药或维生素 C 等止血药。有眼压升高或大片血凝块时，应使用降眼压药，必要时行前房穿刺及冲洗。

5. 虹膜离断时可滴散瞳剂，范围太宽或有单眼复视时可行手术治疗（虹膜根部缝合术）。

6. 晶状体脱位。①晶状体部分脱位：如无明显症状，可不处理；如复视严重，无法解除，可考虑择期行摘除术。②晶状体全脱位：前脱位应手术摘除；后脱位若脱入到玻璃体内，可行玻璃体手术。

7. 外伤性青光眼。①由前房积血及晶状体破裂或脱位引起者，行病因治疗。②挫伤性青光眼可先行药物治疗，口服降眼压药和应用可的松等消除虹膜和睫状体外伤性炎性反应；若反应消退后眼压仍不下降（一般 3 ~ 6 个月），可考虑减压手术或激光治疗。

8. 外伤性低眼压，可散瞳及皮质类固醇治疗，如有器质性损伤，针对损伤情况手术，如睫状体分离缝合术。

9. 眼底及玻璃体积血，应卧床休息，注意眼压，早期应用止血剂。如长期不吸收，可考虑行玻璃体手术。

10. 视网膜震荡，应滴散瞳剂，卧床休息，应用维生素 B_1、维生素 B_{12}、维生素 C、皮质类固醇等。

11. 视网膜脱离，考虑手术治疗；如系玻璃体内机化物的牵引所致，可行玻璃体切割术及巩膜环扎术。

12. 眼眶挤压综合征。①合并颅底骨折、脑脊髓液鼻漏者，或合并全身挤压伤者，应请有关科室会诊，先抢救患者生命，并防止由鼻窦或创口导入感染。②注意有无眶壁骨折，如经 X 线摄片、CT 或 B 超证明有眶骨骨折碎片或血肿压迫视神经而使视力锐降者，可酌情采取药物治疗或施行视神经减压手术。③无明显骨折、以眼眶组织水肿及眼底缺血病变为主者，早期行脱水及皮质类固醇治疗，并应用血管扩张剂和神经营养药物。

13. 眼眶骨折，应请耳鼻喉科、颌面外科及神经外科共同处理。有眼睑皮下气肿时，前筛窦受伤，可用绷带加压包扎。

Q: 眼部热烧伤的处理方法有哪些？

1. 伤情较重者应卧床休息，进半流食或普食，全身抗休克及抗感染治疗。

2. 局部处理：①防止感染。②清理创面。③散瞳。④抑制炎症反应。⑤防止角膜血管新生。⑥结膜下注射维生素 C，口服维生素 A、维生素 D、维生素 B_1、维生素 C。⑦防止睑球粘连：结膜囊内涂抗生素眼膏，每日用玻璃棒分离。创面大者可用塑料胶隔膜嵌入结膜囊内。⑧自血疗法：用患者全血或血清滴眼，4 ~ 6 次 / 天，或结膜下注射，每日或隔日一次。⑨眼睑畸形或睑球粘连等晚期病变，按整形手术处理。角膜白斑可行角膜移植术。

Q: 眼部化学伤的紧急处理方法有哪些？

1. 立即用大量水连续冲洗半小时以上，然后用生理盐水或中和液冲洗（酸性伤用 2% ~ 4% 碳酸氢钠液，碱性伤用 3% 硼酸水，至少冲洗 15 分钟）。彻底除去残留于睑结膜、上下穹窿结膜、半月皱襞及角膜上的化学颗粒。

2. 碱性烧伤可用 50 ~ 100 mg 维生素 C 加适量 2% 普鲁卡因溶液结膜下注射，每次 1 mL，可反复注射。

3. 严重碱性烧伤要于伤后 4 ~ 8 小时放射状切开球结膜，行结膜下冲洗，或按热烧伤清理创面，亦可行前房穿刺。

4. 磷烧伤要用大量流水冲洗，并在暗处仔细检查有无磷块残存。皮肤创面可涂 5% 硫酸铜溶液，结膜囊滴 0.5% ~ 1% 硫酸铜溶液，亦可使用 2% 碳酸氢钠溶液湿敷。禁用软膏和油剂，以免促进磷的溶解和吸收。

5. 伤后疼痛较剧烈者可局部滴 0.5% 丁卡因眼药水。

Q: 辐射性眼损伤有哪些？ 如何处理？

1. 可见性损伤：热和光化学作用可引起黄斑损伤，如用不当的方法观察日食引起的"日光性视网膜病变"。激光的机械性、热和光化学作用也能引起视网膜炎症和瘢痕，应主要防护。预防极为重要，可以在强光下戴有色眼镜。

2. 紫外线损伤：电焊、高原、雪地及水面反光可造成眼部紫外线损伤，又称为"电光性眼炎"或雪盲。患者有强烈的异物感、刺痛、畏光、流泪及睑痉挛。可涂抗生素眼膏包扎，预防感染，也可同时使用促进角膜上皮愈合的滴眼液或凝胶。应佩戴防护面罩或眼镜预防。

3. 离子辐射性损伤：X 线、伽马线或质子束可引起放射性白内障、放射性视网膜病变或视神经病变、角膜炎或虹膜睫状体炎等，应注意防护。对肿瘤性放射治疗是一种常见原因，暴露于离子辐射会损伤视网膜血管。

Q: 眼周青紫怎么办？

颜面部由于受到钝性打击，仅引起眼眶周围软组织肿胀而无破口者，因眼眶周围组织血管分布丰富，皮下出血后往往肿起大块青紫，故受伤后切不可按揉或热敷，以免加重皮下血肿。应立即使用冰袋或凉毛巾进行局部冷敷，以期消肿止痛。48 小时后可改为热敷，以促进局部淤血的吸收。

凡仅为眼外部皮肤破裂而眼球无损伤者，必须注意保持创面清洁，不可用脏手或不洁布块擦捂伤口，以免引起感染累及眼球而影响视力。用干净的敷料包扎后，尽快去往医院眼科进行清创缝合，减少日后留下较大瘢痕的可能。

Q: 眼睛内进了异物怎么办？

如果眼睛内进入异物，可出现眼内异物感、畏光、流泪，若损伤角膜，还会出现剧痛。用清水或抗生素眼药水冲洗眼睛，冲洗后症状缓解，继续滴抗生素眼药水，直到症状消失；若症状不缓解，用干净的纱布或手绢遮盖眼睛后去医院治疗。

若是眼部受伤时有异物直接刺入或划过眼球，导致眼球破裂，伤员会自觉有一股"热泪"涌出，随即视物不清并伴有疼痛。此时救助者要让伤员立即躺下，严禁用水冲洗伤眼或涂抹任何药物，只需在伤眼上加盖清洁敷料，用绷带轻轻缠绕包扎即可，严禁加压。包扎的目的仅在于减少因眼部活动和摩擦加重的损伤、减少光亮对伤眼的刺激。所有眼部外伤均需双眼包扎，以免健眼活动带动伤眼转动而造成摩擦，使伤情加重。迅速将伤员送往医院抢救，不得耽误片刻。尽管有时仅为一眼受伤，若得不到及时的治疗处理，另一眼也将会受到影响而失明。

Q: 宝宝眼睛受伤后家长怎么做？

首先，如果发现宝宝眼睛因钝力受伤，应及时送宝宝去医院眼科诊治。宝宝受伤后大多会出现眼内出血的症状，在送医院就诊之前，父母可以先把宝宝放在半坐位位置上，头抬高呈垂直状，这样可以避免宝宝眼内出血，若血液散开遮挡瞳孔，会形成血膜而导致失明。

其次，父母不要让宝宝用手去擤鼻，眼睛的外伤靠近鼻旁窦时，宝宝擤鼻会让鼻孔里气体流入鼻旁窦腔导致鼻窦炎。

最后，受伤期间父母不要给患儿热敷、睡热铺、喝热汤等，避免宝宝的面部及眼部血管扩张，进而使眼内破裂的小血管断裂和凝固的小血栓脱落而造成第二次出血，眼内出血后，红细胞破裂导致血红蛋白积于角膜内皮中，产生血染角膜，这会让宝宝终身失明。

Q: 孩子将筷子或铅笔扎入眼内怎么办？

有时小孩手握竹筷或铅笔奔跑不慎跌倒，竹筷或铅笔扎入眼内，造成眼球穿通伤，对于插入眼球里的异物，原则上不应将其强行拉出。有的伤口会有一团黑色的虹膜或胶冻状的玻璃体等眼内容物冒出，此时绝不可将其推回眼内，以免造成感染，只需让患儿躺下，在伤眼上加盖清洁敷料后立刻抬送医院抢救。途中劝阻患儿哭闹，尽量减少颠簸以减少眼内容物的涌出。

Q: 眼球钝挫伤和穿通伤的护理有哪些？

1. 眼球钝挫伤出现眼睑水肿及皮下淤血者，早期冷敷可促进吸收。眼睑皮肤裂伤应缝合，泪小管断裂应吻合，观察伤口情况及泪液分泌情况，眼睑皮下气肿者禁止用力揉鼻。

2. 外伤性虹膜睫状体患者应按时应用散瞳剂、糖皮质激素滴眼或涂眼，前房积血者应半卧位，观察眼压、视力及瞳孔区血平面的变化，眼压升高或前房积血者应遵医嘱使用降眼压药物，当药物不能控制眼压时可前房穿刺放出积血，双眼包扎及限制活动有助于积血吸收，保持大便通畅，避免用力排便、咳嗽及打喷嚏，房角后退性青光眼要定期观察眼压，必要时行小梁切除术。

3. 眼球穿通伤或眼内异物为眼科急症，多是手术治疗，儿童患者很难配合，一是做好患者心理疏导，二是做好术前准备。

Q: 儿童眼外伤手术家长需如何配合？

1. 使患儿保持安静、平卧，避免低头动作，包扎双眼，伤眼可戴眼罩。

2. 协助医生进行术前检查，家长应了解术前注意事项、手术方式等，全麻患儿术前禁食、禁饮 6 小时。

3. 协助护士进行术前常规备眼，动作要轻柔，勿压迫眼球，防止眼内容物脱出。

4. 协助护士进行术前用药，有白内障的患儿术前需散瞳，有青光眼的患儿术前需缩瞳。

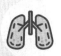
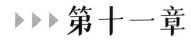

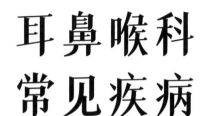

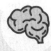

▶▶▶ 第十一章

耳鼻喉科
常见疾病

第一节　　鼻中隔偏曲

Q: 什么是鼻中隔偏曲?

鼻中隔偏曲是耳鼻喉科较常见的一种疾病，一般人的鼻中隔多少都会有些偏曲，但不会太严重，所以我们几乎感觉不到。较严重的鼻中隔偏曲会影响正常的呼吸。

无鼻功能障碍的鼻中隔偏曲称为生理性鼻中隔偏曲。按鼻中隔偏曲的形态分类有C形、S形、棘突（局部呈锥样突起）、嵴突（由前向后呈条状山嵴样突起）；按偏曲部位分为高位偏曲、低位偏曲、前段偏曲和后端偏曲，一般前段偏曲与高位偏曲引起鼻功能障碍较为显著。鼻中隔偏曲为鼻科常见病及多发病，有些患者还伴有外鼻的偏曲畸形，严重影响患者的容貌美观。

Q: 导致鼻中隔偏曲的原因有哪些?

1. 鼻外伤：发生在儿童期，外伤史多遗忘，因组成鼻中隔的各个部分尚在发育阶段，故儿童期鼻部症状多不明显。随着年龄增长，鼻中隔各部分增长、骨化，出现鼻中隔偏曲。成人鼻外伤也可导致鼻中隔偏曲或鼻中隔软骨脱位。如鼻中隔软骨段均发生偏斜并偏向一侧，则形成歪鼻。鼻外伤常并发鼻中隔软骨脱位，甚至软骨骨折，如不及时复位，可遗留鼻中隔偏曲。

2. 发育异常：是本病的主要原因之一。鼻中隔在胚胎期由几块软骨组成。在生长发育和骨化过程中，若骨与软骨发育不均衡或骨与骨之间生长不均衡，则形成畸形或偏曲，在相互接缝处形成骨棘或嵴。常见原因有腺样体肥大导致长期张口呼吸，日久发生硬腭高拱，缩短鼻腔顶部与鼻腔底部的距离，使鼻中隔发育受限而发生鼻中隔偏曲；营养不良影响鼻中隔的发育和骨化，也可发生鼻中隔偏曲。

3. 占位性病变：如果患有鼻窦囊肿、息肉或肿瘤，当这些肿物体积比较大时，也可以挤压鼻中隔，致使鼻中隔变形弯曲。

4. 小儿发育阶段阻塞性疾病：常与高拱腭弓同时存在，源于腺样体肥大，长期张口呼吸所致。

5. 遗传因素：鼻中隔偏曲的发生与遗传有关。

Q: 鼻中隔偏曲的临床表现有哪些？

1. 鼻塞：常为该病的主要症状。向一侧偏曲者，常为单侧鼻塞；向双侧偏曲者，如 S 型偏曲，鼻塞多为双侧。但一侧偏曲者如对侧出现下鼻甲代偿性肥大，则也可出现双侧鼻塞。

2. 鼻出血：常见症状。发生在偏曲之凸面，骨棘或骨嵴的顶尖部，此处黏膜薄，常受气流和尘埃刺激，易发生糜烂而出血。

3. 头痛：偏曲之凸出部压迫同侧鼻甲而引起同侧反射性头痛。

4. 影响邻近器官：鼻阻塞妨碍鼻窦引流，继发鼻窦炎症；长期张口呼吸和鼻内炎性分泌物积蓄，使之易于感冒和上呼吸道感染。

Q: 诊断鼻中隔偏曲的检查方法有哪些？

常规检查及辅助检查相结合，包括前鼻镜检查、鼻内镜检查、CT 扫描。

Q: 鼻中隔偏曲的治疗方法有哪些呢？

手术治疗是本病的唯一治疗方式，应根据偏曲的形状选择不同术式。鼻腔的主要生理功能为呼吸、嗅觉与共鸣等，另外还有腺体分泌、免疫、吸收和排泄泪液等功能，其中呼吸功能占首要地位。正常的鼻腔通气功能对人体健康起着至关重要的作用，鼻中隔偏曲会不同程度影响鼻腔的正常通气功能，进而易诱发鼻部疾病及全身性疾病的发生。实际上 90% 的人都会存在不同程度的鼻中隔偏曲，一般情况下不需要做特殊的治疗处理，因鼻中隔偏曲引起临床症状或日常生活中明显受此影响时才需进行手术矫正。

治疗主要采取手术方式，可实行鼻中隔成形术或鼻中隔黏膜下矫正术，以切除最少量的组织，恢复鼻中隔的正常位置。原经典的鼻中隔黏膜下切除术现已很少应用。

Q: 鼻中隔偏曲手术前有哪些注意事项？

1. 了解病史，评估病情，观察生命体征的变化，注意有无手术禁忌证。

2.心理护理：向患者及其家属介绍病情、手术方法、麻醉方式、可能出现的不适及处理措施、治疗效果及预后，使其了解病情，消除紧张、焦虑情绪，积极配合治疗和护理工作。

3.协助患者做好各项化验检查，如胸透、心电图、血常规、凝血四项等。

4.戒烟酒，注意口腔卫生，保持口腔清洁。

5.教会患者控制打喷嚏的方法：指压人中、舌尖抵住上腭、深呼吸等。

6.术前剪鼻毛、男性患者剃胡须，沐浴、更衣、剪短指甲。

7.女性患者如月经来潮，应暂停手术，等月经过后再行手术。

8.手术前女性患者头发梳理整齐，用软头绳扎好头发。取下随身物品（如项链、耳环、戒指、手表、活动牙、隐形眼镜等）交家属保管。

9.检查患者有无感冒、鼻黏膜肿胀等炎症，如有应待症状消失后再行手术。

Q: 鼻中隔手术前需要哪些准备？

1.全麻手术患者贴身穿病员服。

2.因高血压等慢性疾病需用药的患者手术当天早晨小口用水送服。糖尿病患者暂停使用降糖药，以免禁食过程中出现低血糖反应。

3.除患者身份识别腕带外，请不要佩戴任何首饰，活动性义齿取下，隐形眼镜保管好。

4.手术日早晨，医生会为患者做好手术部位记号，为保证手术部位不会弄错，请不要随意擦拭。手术完成后可用湿毛巾擦拭干净。

5.禁食期间患者饥饿难耐时请告知医护人员，医护人员会设法为患者减轻饥饿感。

6.等待手术期间请勿离开科室，以防延误进手术室的时间。

Q: 鼻中隔术后护理事项有哪些？

1.术后给予舒适的卧位，保持室内温湿度的适宜。观察生命体征的变化并做好记录。

2.术后24小时内给予鼻部、前额冷敷，以利止血、止痛。

3.嘱患者将口中的分泌物吐于纸巾，以观察出血情况。注意鼻腔渗血的量，如有活动性出血，立即通知医生处理。保持鼻腔敷料固定，患者勿用力咳嗽、打喷嚏，以防鼻腔填塞物脱出，引起出血。

4. 手术后鼻腔填塞者经口呼吸，易致口咽干燥，口唇干裂，可用湿纱布盖于口唇或涂润唇膏，多次少量饮水，饭后漱口。

5. 术后需注意观察病情，如仍有鼻塞、流鼻血等症状，及时就医。根据医嘱选择富含蛋白质和维生素的温、凉的流质或半流质饮食（如稀饭、鸡蛋羹、烂面条等）。禁烟酒，忌辛辣、刺激及过热食物。

Q: 出院后有哪些注意事项？

1. 避免烟酒、辛辣刺激性食物，防受凉、感冒，加强锻炼，增强体质，注意口腔卫生，保持口腔清洁。

2. 养成良好的生活习惯，改掉手指挖鼻的不良习惯，多饮水，多食新鲜蔬菜、水果，保持大便通畅。干燥季节注意增加居室的湿度。

3. 积极治疗鼻腔、鼻窦疾病，避免鼻外伤。

4. 如有出血、疼痛、头痛等不适请及时就诊。

Q: 怎么预防鼻中隔偏曲？

1. 日常活动注意安全，避免受伤；纠正不良习惯，避免用手挖鼻孔。

2. 防寒保暖，预防感冒，减少用力擤鼻涕、打喷嚏等动作，打喷嚏时可张开嘴减小鼻腔压力。

3. 鼻中隔偏曲合并鼻出血的患者，需注意保持鼻腔湿润，避免到空气干燥或灰尘多的环境中，必要时使用加湿器湿润空气。

第二节　嗓音疾病

Q: 嗓音疾病有哪些?

嗓音疾病可分为功能性嗓音疾病、器质性嗓音疾病、神经性嗓音疾病、精神心理性发音障碍神经性嗓音疾病。

Q: 新生儿喉室带发音困难有哪些特点?

新生儿声带发育不良或缺如，喉室带活动或发育过度而代替声带发音者，称为新生儿喉室带发音困难。

症状：声音变低、失音、嗓音粗、声带萎缩、呼吸异常、声带麻痹、假声现象。

相关疾病：先天性喉喘鸣、先天性喉闭锁、喉气囊肿、咽喉部外伤、先天性喉裂。

病例表现：患儿出生后最初几天哭时无声，之后哭声哑而粗，即为喉室带发音征象。当发育不良的声带渐发育，则会发生复音或双音，即由喉室带发出的粗糙低音中常掺杂有由声带发出的高音，这种双音常有改变但无规律。多数患儿有先天性喉喘鸣，容易发生呼吸困难。

Q: 功能性嗓音疾病有哪些?

肌肉紧张性发音障碍：肌肉紧张性发音障碍是在发声时喉内肌或喉外肌过度紧张导致的发音障碍，目前国内经常忽视此类型发音障碍，多见于老师、商人、话务员等嗓音工作者，有长期的用嗓不当、用嗓过度、吸烟酗酒史，治疗以嗓音训练为主，效果良好。

室带性发音障碍：室带性发音障碍是由长期的大声讲话、用嗓不当导致的假声带即室带发音，喉镜上可见室带肥厚，可表现为讲话费力及易疲劳、声音嘶哑等。治疗方法主要为嗓音训练。

弓形声带：弓形声带的病因有喉上神经麻痹、慢性炎症、萎缩性喉炎等，表现为声带呈弓形，导致声门闭合不良，从而出现声音嘶哑等症状。治疗以声带注射填充术为主，手术效果良好。

Q: 器质性嗓音疾病有哪些？

1. 急慢性喉炎：急性喉炎通常伴随有呼吸道的急性感染，或者因吸入化学性物质直接刺激导致。症状为突然发生的声音嘶哑甚至失声，伴有咽喉痛或发热。治疗以休声、药物治疗为主。慢性喉炎常见于嗓音工作者、烟酒嗜好者、急性喉炎反复发作迁延不愈者或长期的呼吸道炎症患者。症状以声音嘶哑为主，伴有咽喉干燥不适感、黏痰感等。治疗以嗓音训练和药物治疗为主。

2. 声带小结：声带小结又称歌唱者小结、教师小结，多见于嗓音工作者，主要表现为反复发作的声音嘶哑，或者伴有发音疲劳、讲话费力等，长时间讲话声嘶加重，休声后可缓解。声带小结外观呈灰白色小隆起，一般呈对称性。较小的或者早期的声带小结可通过发音训练治疗；较大的声带小结，嗓音训练效果不佳者可考虑手术切除。

3. 声带息肉：声带息肉多见于嗓音工作者，表现为反复发作的声音嘶哑。息肉可表现为单侧或双侧、带蒂或广基，颜色可为灰白、淡红、鲜红、紫红等。部分声带息肉通过保守治疗、嗓音训练可以好转，经过这些治疗无效的则可以手术，一部分声带息肉可直接手术治疗，术后结合嗓音训练预防复发。

4. 声带白斑：声带白斑为癌前病变，致病原因为长期抽烟、用嗓不当等。主要症状为声音嘶哑，易复发和癌变，治疗以手术为主，同时使用药物（如丝裂霉素）预防复发。

5. 声带沟：声带沟为平行于声带边缘的一纵向沟样凹陷，位于声带上、下边缘的中央，延及整个或部分声带膜部，常常引起各种程度的发音困难。治疗方法包括嗓音训练、声带注射术和甲状软骨成形术。

6. 喉乳头状瘤：喉乳头状瘤由病毒感染所致，病程缓慢，主要症状为声音嘶哑，肿瘤长大后可堵塞声门引起呼吸困难。治疗以手术为主，较易复发。目前采取支撑喉镜下显微手术切除并局部注射干扰素的治疗方案，复发率可大幅下降。

7. 接触性肉芽肿：接触性肉芽肿的病因包括胃食管反流、喉咽反流、气管插管等，可以表现为轻重不等的声音嘶哑，治疗方法包括抗反流治疗及手术，但复发率较高。目前采取高频喷射给氧麻醉，肉芽肿切除后行黏膜一期缝合的治疗方案，可取得满意疗效，复发率明显降低。

8. 恶性肿瘤：喉恶性肿瘤 90% 是鳞状细胞癌，男性多见，一般有多年的烟酒嗜好，常见的症状有声音嘶哑、呼吸困难、吞咽障碍、颈部淋巴结肿大等，治疗以手术结合放化疗的综合治疗为主，总体治疗效果良好。

Q: 神经性嗓音疾病有哪些？

1. 声带麻痹：声带麻痹可表现为单侧或者双侧，主要病因包括中枢性疾病、肿瘤性疾病（包括颅底、喉部、甲状腺、胸腔肿瘤等）、手术创伤、外伤性疾病、感染性疾病及不明原因性疾病等。单侧声带麻痹主要症状为声音嘶哑、讲话费力等，双侧声带麻痹可表现为声音嘶哑、呼吸困难，需予以重视。

2. 痉挛性发音障碍：痉挛性发音障碍是一种中枢运动信息处理程序障碍所致的神经肌肉疾病，表现为发音时喉部一块或多块肌肉不随意运动引起痉挛样发音，但对唱歌、笑、咳嗽及喉的其他功能无影响。发病率约为十万分之一，最常见于 30～50 岁人群，女性多见，主要表现为发音震颤和频发嗓音中断。耳鼻喉业界确认肉毒素注射为痉挛性发音障碍安全有效的治疗方式。

Q: 喉功能性及精神性嗓音疾病有哪些？

1. 青春期发音障碍：在青少年期出现的一种功能性发音障碍。治疗方法包括心理治疗、嗓音训练和甲状软骨成形术。

2. 转变性发音障碍：生活和工作中突然的巨大变化，包括换工作、车祸、亲人去世等各种重大的心理创伤均可导致发音障碍，治疗上以心理治疗为主，可辅助嗓音训练。

Q: 如何检查、诊断嗓音疾病呢？

目前喉内镜检查最为方便快捷，早发现、早诊断、早治疗最为关键。

喉镜下可见：常在声带游离缘前中份见有表面光滑、半透明、带蒂如水滴状的新生物。有时在一侧或双侧声带游离缘见基底较宽的梭形息肉样变，亦有遍及整个声带呈弥漫性肿胀的息肉样变。息肉多呈灰白或淡红色，偶有紫红色，大小如绿豆、黄豆不等。声带息肉一般单侧多见，亦可两侧同时发生。少数病例一侧为息肉，对侧为小结。

频闪喉镜检查可见：声带息肉位置靠前、基底较大者嘶哑较重，语图上1000 Hz以上的谐波中混有较多的噪声成分，甚至在3000 Hz以上的谐波成分均被噪声代替。如果息肉位置靠后，比较孤立，其语图表现类似声带小结，或仅于第一、第二（F1、F2）共振峰谐波之间或高频端有少量噪声成分，波纹不规律。有断裂现象。电声门图可在不同的部位出现切迹。喉动态镜下见周期性差。对称性、振幅、黏膜波减弱或消失，震动关闭相对减弱。当病变从黏膜向深层组织发展时，黏膜波消失逐渐演变至声带振动减弱或消失。

Q: 嗓音疾病的发病原因有哪些？

1.最主要原因是用声不当或不良的发音习惯。

（1）用声不当的第一种情况，也是最常见的情况，讲话时间太长，与职业有关，如教师、管理人员、售票员、客服人员、销售人员等，他们因为工作的需要，讲话交流很多。但是讲话过多，超出了声带的承受能力，就会引起声带充血、水肿，诱发声带息肉。

（2）用声不当的第二种情况，讲话、发音的音调太高。如小孩喜欢尖叫，尖叫时声带振动频率远远超过平时讲话时，这样会损伤声带。

（3）用声不当的第三种情况，讲话太响，音量太高。有的人喜欢大喊大叫，有的人容易激动，常常大发脾气，这些情况都会损伤声带。唱卡拉OK的业余爱好者，没有经过专业训练，特别是发高音时，没有正确的发音方法，他们有时不是在唱，而是在吼，这样会加重声带损伤。

2.上呼吸道炎症：患急性和慢性上呼吸道炎症时，声带已有充血，此时声带对发声时振动摩擦的耐受性下降，所以在急性和慢性上呼吸道炎症基础上，如再用声不当或用声过度，更容易诱发声带息肉形成。

3.长期烟酒刺激：很多研究结果表明，长期过度烟酒刺激会引起声带慢性炎症，在此基础上滥用嗓，更容易引起嗓音疾病。

4.过度劳累：熬夜形成亚健康状态，在亚健康状态时声带负荷能力下降，声带容易疲劳、充血，讲话稍多就感觉气短、咽喉不适，很容易出现声音嘶哑。

Q: 嗓音疾病的治疗方法有哪些呢？

嗓音疾病的治疗可以通过发声训练、药物治疗、物理治疗、手术治疗等方法。

1. 药物治疗：如果疾病是由于炎症引起的，可以口服头孢克肟胶囊、阿莫西林胶囊、清喉利咽颗粒等药物缓解症状。

2. 雾化吸入：采用布地奈德雾化混悬液等进行雾化吸入治疗，可以降低炎症渗出，加快炎症的吸收，从而达到缓解的目的。

3. 物理治疗：通过使用超声波、直流电等方式进行治疗，促进局部的血液循环，从而达到缓解症状的目的。

4. 手术治疗：对于保守治疗无效的嗓音障碍，可以进行手术治疗，如结节切除、声带整形、扩张治疗等。

Q: 声带早期病变的治疗措施有哪些？

1. 急性喉炎及时治疗，防止演变成慢性。

2. 防止过度用嗓，特别是教师、文艺工作者，要注意正确的发声方法，感冒期间尤需注意。

3. 加强劳动防护，对生产过程中的有害气体、粉尘等需妥善处理。

4. 发病时要适当噤声，避免过度用嗓，戒除烟酒嗜好，积极治疗邻近器官病变。

Q: 中医对于声带息肉有哪些推荐治疗方案？

中医将声带息肉列入"慢喉喑"范畴，又称久喑。总属气滞痰凝血瘀型。症见声嘶日久，讲话费力，胸闷，舌质黯紫，脉涩。治宜行气活血，化痰开音。

1. 紫桃萝卜汤。组成：紫菜、桃仁各 15 g，陈皮 30 g，白萝卜 250 g。

2. 山楂陈皮汤。组成：山楂 40 g，陈皮 10 g，红糖适量。

3. 桃杏仁凉菜。组成：桃仁 50 g，杏仁 50 g，花生米 150 g，芹菜 250 g。

Q: 声带息肉手术治疗危险吗？

声带息肉保守治疗无效者可手术治疗。一般在显微镜或鼻内镜、支撑喉镜下切除声带息肉。手术切除声带息肉是最快、最有效的方法。全麻显微喉镜下切除声带息肉手术特点：患者没有痛苦，手术操作精细度高，切除息肉干净，损伤小，手术效果好，是目前应用最为广泛、治疗效果最好的微创手术。

Q: 声带息肉术后注意事项有哪些?

1.声带息肉手术创伤很小，术后给予对症治疗及激素类雾化治疗（3 ~ 7 天）。

2.术后第 2 日可讲话，2 周内少讲话（不用嗓声），2 周后可正常讲话。

3.术后不要再过度用声（滥用嗓音），避免长时间无节制的大声说话、大喊大叫等，否则还会再长声带息肉。

Q: 如何进行声带保健?

1.感到发声疲劳时要让声带及时休息，避免长时间说话、唱歌，尽量不要大喊大叫。

2.要积极锻炼身体，保持良好状态，这样声带不容易充血、水肿，不容易长息肉或小结。

3.保持良好的生活习惯，应尽量避免浓茶、辛辣食品、烟酒刺激，以免声带充血、水肿。

4.受凉时不要用声过度，更不要唱卡拉 OK。咳嗽时，声带本身已经有不同程度的充血、水肿，再过度发声会加重声带充血、水肿的程度，更容易长息肉或小结。

5.月经期的嗓音保健也应重视。月经期声带会轻度充血、肿胀，因此，在月经期要避免滥用嗓音。

6.注意变声期的嗓音保健。变声是每个人嗓音发育过程中的一种自然生理现象。在此期间，声音的音调明显降低，由童声向成人声转变。要特别注意，在此期间不能大喊大叫，不要长时间唱歌、长时间大声朗读，否则容易长声带小结。

7.需要大声讲话和唱卡拉 OK 时，要根据自己的情况，选择适合自己的歌曲和曲调。不合适的声调会使声带振动频率加快，造成声带损伤。

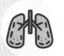
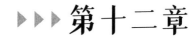

▶▶▶ 第十二章

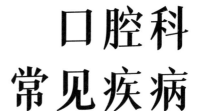

口腔科
常见疾病

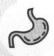

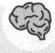

第一节　牙周病

Q: 老年人的牙齿都会松动吗？

健康的牙齿并不会随着年龄的增长而松动，老年人牙齿松动的原因具体如下。

1. 牙周炎：牙周炎可导致牙龈肿胀、牙龈附着丧失，甚至出现牙周袋、牙槽骨吸收等，当出现牙槽骨吸收时牙齿就会开始松动，牙周病是导致牙齿松动、脱落的主要原因。

2. 外伤：老年人行动不便，易受外伤，外伤会导致牙齿松动。

3. 其他原因：老年人有龋齿、慢性根尖周炎，急性发作时牙有浮动感，如同牙齿松动。还有颌骨肿瘤性疾病，如角化囊肿、成釉细胞瘤等，可引起牙根吸收，如果牙根吸收较严重，牙可松动。

如果老年人牙齿有松动，需及时到医院检查，必要时拍片查看原因，再采取正确的处理措施及时治疗。

Q: 什么是牙周病？

牙周病特指只发生在牙周组织的各种疾病，包括牙龈、牙周膜、牙槽骨和牙骨质这些部位的疾病，主要分为牙龈炎和牙周炎两大类。牙龈炎是指牙龈组织在致病因素的作用下而发生的急、慢性炎症。牙龈炎主要位于游离龈和龈乳头，仅局限于牙龈组织而不损伤牙龈深层的组织，也不包括其他疾病在牙龈的表征。牙周炎是发生于牙周组织的慢性炎症，炎症可波及牙龈软组织及牙齿深部的支持组织，病变严重时可导致牙齿松动或脱落。

Q: 得牙周炎的人多吗？

牙周炎是人类最古老、最普遍的疾病之一，世界各地出土的古人颅骨上均可见到牙槽骨破坏。牙周炎在儿童少见，35岁以后患病率明显增高，无明显性别差异。某些类型的牙周炎有种族倾向，如侵袭性牙周炎在非洲裔人群中较多发。可以说，牙周炎是不同地域、种族、性别、年龄均可发生的疾病。国内外的研究表明，牙周炎是成人拔牙的首位原因（约为 40%），因牙周炎拔牙的高峰年龄为 50 ~ 60 岁。我国已进入老龄化社会，牙周炎的患病率和严重程度将日益增加，防治需求日益迫切。

Q: 天天刷牙为什么还会得牙周炎？

牙周炎是由多种因素导致的慢性感染性疾病，菌斑和牙结石是首要原因。菌斑是牙齿表面的微生物群，是经过唾液加细菌不断沉积钙化的复杂生物膜，刷牙只能清除部分的牙垢、菌斑，而那些位于齿间的菌斑还有牙刷不易够着的部位，是顽固牙结石生存最猖狂的"天堂"。牙结石是沉积在牙面上矿化的菌斑，分为龈上结石和龈下结石。除此之外，创伤性的咬合、食物长期塞牙、不良修复体等也可能会导致牙周炎的发生。但这并不代表刷牙没有用，刷牙是清洁口腔的最有效方法。刷牙就像居家过日子打扫卫生一样，平时再精心打扫也需要每年几次大扫除，防治牙周炎还需要其他的方法，如洁治，也就是洗牙。

有关调查显示，我国居民的刷牙率虽有提高，但口腔卫生情况仍较差，刷牙效果不理想，公众对牙周炎的知晓率较低，这也是导致我国牙周炎患病率较高的重要原因之一。

Q: 怎样能知道自己是否有牙周炎？

想要判断自己是否有牙周炎，主要看有没有以下症状。

1. 刷牙出血。刷牙出血是牙龈存在炎症的最早也是最好发现的症状。不论哪种情况的出血，都代表着牙龈状况很不好，需要牙科医生的专业检查以便早治疗、早控制。

2. 牙齿移位。上前牙或下前牙慢慢发生了位置的改变，比如门牙的中缝变大了、个别门牙发生了扭转、门牙往外龇出、下前牙出现了散在的缝隙等，这些都是牙周炎的症状。

3. 有持续性的口臭。牙周组织发炎，致病细菌产生代谢产物都会造成口臭。

4. 牙齿松动。牙周炎患者的牙齿长期有食物、菌斑、牙石刺激，可引起牙龈退缩、牙槽骨萎缩，这时牙齿可能会有松动、移位的状况，嚼东西可能也会觉得无力，甚至有的患者还会出现牙齿脱落的现象。

建议患者出现轻微症状时及早就医，进行专业的牙周检查及处理，避免症状发展，如果牙齿出现比较严重的松动、脱落，可能需要拔除患牙。

Q: 牙周病对全身也有影响吗？

牙周病与全身性疾病息息相关。

1. 牙周病与糖尿病：血糖偏高时出现牙周病的概率也较高，同时牙周病又给机体提供致病菌和感染，导致血糖居高不下。

2. 牙周病与心脑血管疾病：牙周病是引发心脑血管疾病的一大危险因素。牙周炎越严重，缺血性脑卒中发生的可能性越大。

3. 牙周病与癌症：患有牙周病的人罹患消化道肿瘤、肺癌、黑色素瘤、乳腺癌的风险增高。

4. 牙周病与早产儿或低体重儿：患有牙周炎的妇女产下早产儿或者低体重儿的可能性增加，出生体重低于 2.5 kg 的婴儿日后可能会出现多种健康问题。

5. 牙周病与肥胖：有研究表明，肥胖者患牙周炎的风险是苗条者的 6 倍。

6. 牙周病与胃肠道疾病：牙周病携带着大量的病菌，其中的幽门螺杆菌（Hp）是慢性胃炎、消化性溃疡等疾病的重要致病因子，而且与胃癌的发生密切相关。

7. 牙周病与呼吸道疾病：牙周炎患者的菌斑是呼吸道致病菌的寄居地，与慢性呼吸道疾病密切相关。

Q: 牙周病怎么治疗？能不能治好？

牙周病早期叫牙龈炎，也就是常说的牙龈发炎，完全可以治愈，一旦发展成为牙周炎，就不容易治愈或者不能治愈了。病情比较轻的时候治疗效果很好，如果到了中度和重度，治疗效果就比较差了。

牙周病治疗的总体目标就是消除炎症，促进牙周组织的修复再生，恢复牙周组织的正常功能。牙周病的治疗是在进行基础治疗、消除炎症的前提下，进行牙周的手术治疗。

牙周炎无法治愈，但可以控制骨质流失速度，使其减慢或停止。

Q: 牙周炎引起的牙齿松动必须拔除吗？

牙齿开始松动，说明牙周炎症已经很严重了。如果任由其发展，牙齿就会有脱落的风险，所以一定要尽早找医生进行治疗。在治疗之前，医生会先拍X线摄片对牙齿进行评估，根据牙槽骨的吸收程度、牙齿的松动程度给出相应的治疗方案。如果是轻度的松动，只需要进行洗牙和龈下刮治，将牙龈上方和牙周袋里面的菌斑、牙结石和炎性组织清除干净，并采取消炎杀菌措施，待炎症消退后牙龈组织重新附着，牙齿就会恢复稳定。但牙周炎很容易复发，后期应按时复查。如果是中度的松动，在洁治和牙周刮治后还需要进行牙周夹板固定，即将因牙周炎松动的患牙与健康的牙固定在一起，使之成为一个新的咀嚼单位，提高患者的咀嚼功能。如果是重度的松动，牙槽骨吸收至根尖1/3处，则需要拔除患牙，后期进行修复。

Q: 拔牙前后需要注意什么？

拔牙前需要先了解自己的身体状况。拔牙一般是局部麻醉，拔牙之前最好适当进食，因为拔牙以后2～3小时不能进食，尤其手术等待时间比较长时，需避免出现低血糖反应。如果有过敏史、心脏病、心绞痛、血液病，或心、肝、肾、甲状腺功能等存在异常，一定要提前告知医生，患有部分疾病时可能不能拔牙，或者暂时不能拔牙，要先处理全身疾病。存在以下情况时不能拔牙：①血液性疾病患者，如贫血、白血病、血友病等患者禁忌拔牙；②急性肝炎、肾炎患者禁忌拔牙，因其拔牙出血性会相对较大；③心脏病、高血压患者要暂缓拔牙，高血压患者收缩压不能超过180 mmHg，舒张压不能大于100 mmHg；④血糖未控制在8.8 mmol/L以下的患者要暂缓拔牙；⑤甲状腺功能亢进未能控制的患者不能拔牙；⑥生理期女性需暂缓拔牙等。

拔牙后咬紧棉卷或纱布，30分钟后吐掉，2小时以后再进食；拔牙后24小时内不可刷牙、漱口或用患侧咀嚼食物，不可用舌头舔及伤口，不可一直吐口水，以免因口腔内负压导致出血；晚上不可用过热的水洗澡，若感疼痛可吃适量止痛药，必要时服用适量消炎药。若出现较严重并发症，要及时与医生联系。

Q: 牙齿缺失的危害有哪些？

牙齿缺失一颗或不连续的多颗，不怎么影响咀嚼吃东西，所以不重视，这是不正确的认识，如果长期缺失牙可能会出现各种不同的问题，主要表现在以下几个方面。

1.影响美容，前牙缺失直接影响美观，多颗后牙缺失，致面部凹陷，出现过多的皮肤皱纹，如果尖牙也缺失了，则导致鼻唇沟和口角下陷，使人看上去十分苍老。

2.消化系统，牙齿是消化系统的一部分，牙齿脱落后，切割和磨碎食物的效率会大大降低，神经刺激减少，使唾液腺分泌活动减弱，影响食物在胃部和小肠的消化吸收，长此以往必然出现胃肠功能紊乱，甚至引发其他疾病。

3.邻牙关系紊乱，牙齿缺失后的邻牙往空隙处倾斜，对颌牙伸长，造成食物嵌塞等，容易引发牙齿龋坏、牙周炎症。长期不治疗会导致局部牙槽骨的吸收，给后期的修复带来困扰。

4.语音障碍，牙体缺失后，尤其前牙缺失，会导致有些音说不准确，影响表达。

5.颞下颌关节功能受损，缺牙侧不能咀嚼，只能用对侧咀嚼，时间长了，会影响双侧咀嚼肌群的不平衡，造成颞下颌关节的受损。

Q: 拔牙后多久可以镶牙？

通常来讲，牙齿拔掉之后的拔牙窝要经过一段时间之后才能完全形成骨组织。一般在拔牙 1 ~ 3 个月后再进行镶牙。

牙齿拔掉后修复的方法主要有 3 种。

1.活动义齿修复。其优点是磨除牙体组织少，能自行摘戴，制作简便，费用相对较低。缺点是初戴有异物感，有时会影响发音，引起恶心，稳定性和咀嚼效率差。美观性不如固定义齿和种植义齿，但是修复的范围可以很广，适应证很宽。

2.固定义齿修复。利用两侧的邻牙作为基牙，进行磨除预备，在其牙上做各种类型的固位体，缺牙区作为桥体，通过连接体连成一个整体，最后粘固在固定的基牙上。患者不能自行摘戴，其美观性和咀嚼效率比活动义齿好，但是需要磨除完好的两侧基牙，适应范围要比活动义齿小。

3.种植义齿修复。将与人体有良好组织相容性的纯钛种植体（即高科技仿生人工牙根）通过手术植入缺牙部位，经过一段时间达到与骨紧密结合后，在人工牙根上连接义齿，以修复缺失的牙齿，被誉为人类的第三副牙齿。其具有固定义齿的美观性和更好的咀嚼效率，而且不需要磨除两侧的牙体组织，是最佳的修复方法。

Q: 平时生活中如何预防牙周病？

1.注意口腔卫生，养成良好的卫生习惯，坚持做到每天刷牙，每次 3 分钟左右，了解并掌握正确的刷牙方法，推荐使用巴氏（Bass）刷牙法，并配合使用牙线或者冲牙器等清理牙间隙。

2.密切注意牙周疾病的早期信号，如果在刷牙或吃东西时出现牙龈出血的现象要及早引起重视，因为这是牙周有炎症的表现，应尽早到医院就诊，查看龈下牙石的情况及牙龈退缩的情况。

3.养成健康的饮食习惯，注意饮食结构，要营养均衡，多吃白肉、蛋、蔬菜、瓜果等有益于牙齿及口腔健康的食物，尽量少吃含糖食品，不抽烟、少喝酒，多吃富含纤维的耐嚼食物，有效增加唾液分泌，利于牙面及口腔清洁。

4.定期进行口腔保健检查，有条件的话要保证每半年到正规口腔医院进行一次口腔及牙齿健康检查，每半年或一年去医院洗一次牙，及时清除掉龈上及龈下的牙结石。

第二节　　种植牙

Q: 什么是种植牙？

种植牙又称种植义齿，是指在缺牙的位置，通过外科手术在牙槽骨内植入种植体，即相当于安装了人工牙根，等到人工牙根与骨组织长牢固后，在牙根上方装入基台，最后在基台上方安装人工牙冠，以达到修复缺失牙的目的。种植牙由于深植于牙槽骨内，可承受正常的咬合力量，功能和美观方面几乎和自然牙一样。种植牙被口腔医学界公认为缺牙的优选修复方式，被誉为"人类的第三副牙齿"。

Q: 种植牙有哪些优点？

1. 种植牙的稳定性：种植牙不会发生脱落，没有堵住气管或食道的危险。

2. 种植牙的安全性：人工牙根深植于牙槽骨内，对牙槽骨周围血管、神经、成骨细胞都具有功能性刺激，能促进牙槽骨的代谢和稳定，避免其因得不到刺激而萎缩吸收。

3. 健康牙完全保留：健康的牙齿可以完全保留，不需要磨掉邻近健康的牙齿。

4. 稳固的人工牙根：种植牙的咀嚼力与真牙无异，对肌肉和神经的刺激能达到年轻时候的状态，更好地刺激大脑，延缓肌肉和大脑的衰老退化，促进身体健康和活力。

5. 种植牙使用年限：一般可以使用数十年，在保护良好的情况下可以终身使用，目前使用超过四十年的种植牙已经比较普遍，使用超过五十年的高龄患者也已经存在。

6. 外形美观：不会外露金属，像自然牙一样自然、美观，更有利于保持口腔卫生。

Q: 种植牙和烤瓷冠、活动假牙有什么区别？

1.活动假牙。

优点：费用低；能自行摘戴；适应范围广泛；磨除牙体组织少；便于维护。

缺点：①异物感明显，可能会影响发音甚至引起恶心；②可能会引起牙齿龋坏、牙周病；③咀嚼功能不佳，会有误吞的风险；④自洁作用差，需要定期维护。

2.烤瓷冠。

优点：不需要频繁摘戴，耐用；咀嚼能力比活动义齿强且稳定；比活动义齿舒适，不影响发音。

缺点：①要把健康的邻牙磨小；②固定义齿不能自行摘戴，比较难清洁；③必须考虑缺失牙数目与缺牙区两端基牙所能承受咬合力的能力，否则会引起固定修复失败。

3.种植牙。

优点：具有很好的固位力和稳定性；不损伤正常邻牙；使用舒适，几乎可与真牙媲美；使用时间相对较长；可以修复传统方法无法修复的后牙游离缺失或牙连续缺失等。

缺点：①费用较高，不过相对于种植牙的优点、效果和使用寿命而言，性价比还是非常高的；②对患者的身体和口腔健康状况要求比较高。

Q: 什么样的人可以种植牙？

牙齿种植适合的人群包括：①缺失一个牙、多个牙、全部牙的患者。②戴用活动假牙固位差、无功能，黏膜不能耐受者。③对假牙的美观、功能有特殊要求者。④缺牙周围的余留牙有问题不能使用传统假牙者。

手术还需要符合下列条件：①全身情况良好，身心健康，骨、牙齿发育已定型的成年人。②颌骨、牙槽骨手术及外伤后至少6个月以上，拔牙后3个月以上，骨缺损已恢复者。③口腔软组织无明显炎症、病损者。④患者本人有强烈要求，且经济条件许可者。

种植牙的禁忌证包括：①患有慢性消耗性疾病如结核病、糖尿病、血友病、血液病患者，中、晚期肿瘤患者，或正在接受放化疗的患者。②患有精神疾病，心理素质不稳定者。③患有高血压、心脏病、偏瘫、脑血管疾病等，不能承受牙槽外科手术的体弱者。④吸毒、酗酒、严重神经衰弱、身体素质差者。

Q: 什么时候应该做种植牙?

种植时机可分为即刻种植、早期种植、常规种植和延期种植。

即刻种植为拔牙后马上植入种植体,主要适用于单根牙,如前牙或前磨牙。

早期种植又称延期即刻种植,为拔牙4～8周之后进行种植手术。

常规种植为拔牙3个月后进行种植手术。目前后牙拔除后常采用这种方法。

延期种植为拔牙4个月后进行种植手术。这主要用于拔牙时发现存在较大的骨缺损,需要植骨的患者。如拔牙3个月后进行自体骨或异体骨的移植,骨移植术6个月后再进行种植手术。

Q: 怎么判断种植牙是否成功?

我国1995年在珠海召开全国首次种植义齿研讨会,在参考国外先进经验并结合我国实际情况后,专家们通过充分讨论提出以下种植成功评价标准。

1. 种植体在行使支持和固位义齿功能的条件下无任何临床动度。

2. 种植后无持续和(或)不可逆的下颌管、上颌窦、鼻底组织的损伤、疼痛、麻木、感觉异常等症状。

3. 放射学检查,种植体周围骨界面无透影区。

4. 垂直方向的骨吸收不超过种植手术完成时植入在骨内部分长度的1/3(采用标准投照方法X线摄片显示)。

5. 按照以上标准,5年成功率应该达到85%,10年成功率应为80%以上。

Q: 种植牙的程序是什么? 大约需要多久?

种植牙大致需要经历检查设计、种植牙根、骨结合、修复牙冠四个阶段,共需3～6个月。

1. 检查设计阶段:在种植手术前需要分析患者的口腔、牙槽骨及身体情况,制取模型,利用计算机辅助设计制订种植手术方案。术前进行实验室检查,包括血常规、凝血系列、传染病系列、血糖等。

2. 种植牙根阶段:医生会根据术前设计的方案,通过手术将种植体植入骨内。

3. 骨结合阶段:在种植牙后,牙龈的愈合一般需要1周左右,再等待3～6个月使骨和种植体紧密结合,达到固定和支撑的作用。

4. 修复牙冠阶段:种植体成功骨结合后进行二期手术,安放合适大小的愈合基台，待牙龈成型后进行印模制取，加工上部的牙冠，最后安装，结束种牙过程。

Q: 种植手术后怎样护理？

1.伤口上的纱条轻轻咬半小时到 1 小时后吐去，麻药作用过后可进（温或较凉）流食或软食。

2.24 小时内勿刷牙漱口，24 小时后餐后轻轻漱口，保持口腔清洁。

3.术后不要激烈运动，不开车、不饮酒和不洗热水澡，睡觉时枕头稍垫高，伤口稍有水肿或疼痛属正常。

4.麻药药性过后个别人会稍有疼痛，可服用止痛药。

5.术后可酌情服用抗生素 3 ～ 5 天。

6.7 ～ 10 天后拆线，一般情况下 14 天内不要戴假牙，特别需要注意的是，假牙不能压迫种植手术区牙龈和暴露的愈合帽。

7.术后如出现疼痛剧烈、肿胀，及时到医院复诊。

Q: 种完牙后期需要注意什么？

患者需要记住 3 个原则：保持口腔清洁、避免咬过硬的东西和定期复查。

1.保持口腔清洁：学会正确的刷牙方式，推荐巴氏（Bass）刷牙法，一天 2 ～ 3 次，一次至少 3 分钟，另外配合使用牙线、牙间隙刷、冲牙器等工具，这样有利于保持口腔清洁。

2.避免别咬过硬的东西：种植牙是人工牙根，没有"神经"，对压力和疼痛不敏感，咬过硬的食物（比如坚果等）时种植牙承担的力量会很大，种植的牙根会因为长时间过度负重而松动脱落。

3.定期复查：种植牙安装完成后需要定期复查。术后第 1、第 3、第 6 个月各复查一次，反馈种植牙的使用情况。使用 1 年后，做进一步 X 线检查。定期复查是量变阶段对种植牙调整和挽救的唯一方法。

另外，全身健康对种植牙的未来也有至关重要的影响。

Q: 为什么种植牙的价位差别较大？

种植牙的价格取决于材料和医疗技术两个方面，种植体大多为钛合金，种植系统一般分为 3 种，即国内种植系统、日韩种植系统、欧美种植系统。总体来说，进口种植系统价格高于国内种植系统，欧美种植系统价格高于日韩种植系统。常见的牙冠材料有烤瓷冠、全瓷冠，烤瓷冠价格较全瓷冠低。烤瓷冠对磁共振有一定的影响，对美观要求过高且对金属过敏的人群慎用。全瓷冠材料为不含金属的修复体，其通透性、密合性、生物相容性好。在强光下，全瓷冠材料不会透出金属冠底侧，且全瓷冠不影响磁共振，因此全瓷冠性能略胜于烤瓷冠。

种植牙是否成功、后期的使用效果及使用寿命很大程度取决于种植手术医生的技术。

种植手术的技术性极强，种植经验丰富、经过长期专业培训的专家团队保障系数更大，所以医疗技术费用在种植牙总费用中的比例也会有所体现。

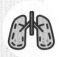

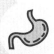

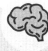

▶▶▶ 第十三章

妇科
常见疾病

第一节　女性青春期及月经

Q: 女性一生分几个阶段?

女性在人类社会中扮演着重要的角色,因为有了女人,人类才得以繁衍,生生不息。女性的一生是一个连续发展过程,随着年龄的增长,分为7个阶段。

1. 胎儿期:从受精卵开始发育至出生前。

2. 新生儿期:出生后4周内。

3. 儿童期:从出生4周到12岁左右。

4. 青春期:从月经初潮至生殖器官逐渐发育成熟的时期。WHO规定青春期为10～19岁。

5. 性成熟期:又称生育期,一般自18岁左右开始,历时约30年。

6. 绝经过渡期:指妇女绝经前后的一段时期,即从开始出现绝经趋势到最后一次月经的时期。可从40岁左右开始,历时1～2年或长达10～20年。

7. 绝经后期:指绝经后的时期。一般60岁后妇女机体逐渐老化,进入老年期。

Q: 什么是青春期?

青春期是儿童到成人的转变期,是生殖器、内分泌、体格逐渐发育至成熟的阶段,是以生殖器官发育成熟、第二性征发育为标志的初次有繁殖能力的时期。WHO规定青春期为10～19岁。青春期发动通常始于8～10岁。青春期是儿童发育过程中继婴儿期后的第二个发育高峰。

Q: 女孩进入青春期会有哪些变化?

女性青春期是从月经初潮至生殖器官逐渐发育成熟的时期。这一时期的生理特点是全身发育加速,更接近于成年人。分为第一性征和第二性征的发育。

1. 第一性征：卵巢发育，性激素分泌逐渐增加，内、外生殖器进一步发育。外生殖器从幼稚型变为成人型，包括阴阜隆起，大、小阴唇变肥厚且有色素沉着，阴道长度及宽度增加，阴道黏膜变厚并出现皱襞；子宫增大，尤其宫体明显增大，占子宫全长的 2/3；输卵管变粗，弯曲度减小，黏膜出现皱襞；卵巢增大，皮质内有不同发育阶段的卵泡，致使卵巢表面稍呈凹凸不平。此时已初步具有生育能力，但整个生殖系统功能尚未完善。

2. 第二性征：除生殖器官以外，还有其他女性特有的征象。音调变高、乳房丰满而隆起、出现阴毛及腋毛、骨盆横径发育大于前后径、胸及臀部皮下脂肪增多，显现女性特有体态。

Q: 女孩子几岁来第一次月经是正常的？

月经第一次来潮称为月经初潮，是青春期开始的一个重要标志。青春期早期各激素水平开始规律性波动，直到雌激素水平达到一定高度下降时引起子宫撤退性出血，即月经初潮。初潮年龄一般为 13 ~ 14 岁，近年来有提前趋势，可早至 11 岁。初潮年龄一般受遗传影响，营养、体重等因素也起重要作用，如果初潮年龄小于 11 岁，或大于 16 岁仍未初潮，需要重视，可就诊儿科和妇产科。

Q: 什么是正常月经？

伴随着卵巢周期性的变化，子宫内膜周期性的脱落及出血形成了月经。规律的月经出现是生殖功能成熟的重要标志。由于初潮后卵巢功能尚不健全，故月经周期也多无一定规律，经 5 ~ 7 年建立规律的周期性排卵后，月经才逐渐正常。正常的月经具有规律性和自限性，也就是说有一定的周期规律，比如 28 ~ 30 天一次月经，每次持续 3 ~ 7 天。当然，每个人的规律是不一样的。

Q: 月经血和正常血一样吗？

月经血呈暗红色，除血液外，还含有子宫内膜碎片、宫颈黏液及脱落的阴道上皮细胞。月经血中含有前列腺素及来自子宫内膜的大量纤维蛋白溶酶，纤维蛋白溶酶对纤维蛋白的溶解作用使得月经血不凝。近年还证明经血中含有多种激素。所以月经血和正常血液是不一样的。

Q: 怎么计算月经周期？月经期和月经量怎样算正常？

月经周期：本次月经第一天到下次月经第一天的间隔为一个月经周期，一般是 21 ~ 35 天，平均 28 天。

月经期：每次月经持续的时间。一般为 2 ~ 8 天，平均 4 ~ 6 天。

月经量：一次月经的总出血量。正常月经量为 20 ~ 60 mL，超过 80 mL 为月经过多。

Q: 月经期有什么症状？

月经期一般无症状，但由于盆腔充血及前列腺素的作用，有些女性会出现下腹及腰骶部坠痛或子宫收缩痛，还可出现腹泻等胃肠功能紊乱症状，有少数患者可有头痛和轻微的神经系统不稳定症状。所以说月经期注意休息、保暖、避免生冷食物很重要。

Q: 女孩子痛经怎么办？

痛经有原发性和继发性两种，原发性痛经是指无器质性病变的痛经，继发性痛经指盆腔器质性疾病引起的痛经。原发性痛经在青春期多见，常在初潮后 1 ~ 2 年发生，疼痛多从月经来潮后开始，最早出现在经前 12 小时，以行经第一天最剧烈，持续 2 ~ 3 日缓解。

发生痛经时要重视心理治疗，要知道轻度不适是生理反应，消除紧张和顾虑，同时保证充足的休息和睡眠，避免生冷食物，注意保暖，规律而适当的运动对缓解疼痛有一定帮助。疼痛不能忍受时可使用止痛药物。

Q: 青春期出现月经不规律，并且有时大量出血该怎么处理？

青春期早期由于卵巢功能尚不健全，故初潮后月经周期也多无一定规律，经 5 ~ 7 年建立规律的周期性排卵后，月经才逐渐正常。但也有长时间的严重月经不规律患者，有的还会大量出血，进而导致贫血，甚至休克，这种情况需要去妇产科就诊，进行短时间内止血，常用的药物是雌激素。对于这类患者，治疗原则是止血和调整月经周期。

Q: 青春期没有月经来潮怎么办？原发性闭经的原因有哪些？

月经初潮是青春期开始的一个重要标志，初潮年龄一般为 13 ~ 14 岁。年满 16 岁尚无月经来潮，或 14 岁尚无第二性征发育，或第二性征发育已过两年但月经仍未来潮，以上都称为原发性闭经，需高度重视，及时就医，进一步检查闭经的原因。

原发性闭经的原因有先天性子宫发育异常（如先天性无子宫、始基子宫）、米勒管发育不全综合征、阴道发育异常（如先天性无阴道、阴道横膈、阴道闭锁）、无孔处女膜、先天性性腺发育异常（如特纳综合征、单纯性腺发育异常）、垂体病变、下丘脑垂体病变等。

Q: 青春期该如何保护生殖功能？

女性在青春期月经初潮，初步具有生育功能，但整个生殖系统还未发育完善。此时的性教育尤其重要，避免过早性行为，避免无保护性行为，避免过早怀孕，避免引产、流产，尤其避免短期内反复的人工流产、不正规的无痛人工流产等。保护女性生殖功能，促进女性生殖健康，从青春期开始。

第二节　妇科炎性疾病

Q: 患了妇科病会有哪些症状?

妇科疾病常会出现"带、痒、血、痛、块"五大类症状,即白带异常、外阴瘙痒、阴道出血、下腹疼痛、下腹肿块。其中,外阴瘙痒、白带异常最常见,大多数女性一生中都会经历这种异常情况。

Q: 什么是正常的白带?

白带实际上是阴道黏膜渗出液、宫颈管及子宫内膜腺体分泌液等混合而成。受女性排卵影响,在月经周期的不同阶段,其性质也不完全一样。正常白带应该呈白色稀糊状或比较清亮的蛋清样,黏稠、量少、无异味。排卵期宫颈分泌物会变得很稀薄,使白带呈清亮或者半清亮状态,在这个时间段有利于精子游动,有利于受孕,为受孕做准备。

Q: 什么样的白带是异常白带?

如果出现生殖道炎症,特别是阴道炎、急性宫颈炎或发生癌变时,白带会增多,且性状也会有所改变,称为病理性白带,也叫白带异常。通常表现为色、质、量发生异常改变,比如白带发黄、白带混有血丝、褐色白带、豆腐渣样或者泡沫状白带、白带有恶臭味等,这些都是不正常的表现,很可能是患上了妇科炎症,需要及时去正规医院做常规白带检查和进一步治疗,不然会加重病情,影响健康。

Q: 医生总让查阴道微生态,什么是阴道微生态呢?

微生态系统是人体的重要组成部分。阴道微生态是由阴道内的微生物群、机体的内分泌调节和解剖结构共同构成的。健康女性的阴道微生物群种类繁多，95%是乳杆菌，5%是一些条件致病菌和过路菌。正常情况下，这些微生物于宿主阴道内相互依赖、相互制约，达到动态的生态平衡，并不致病。

Q: 常清洗外阴或者冲洗阴道，保持干净就不会患阴道炎，对吗？

这种卫生习惯是完全错误的。因为阴道正常菌群使阴道局部形成弱酸性环境（pH ≤ 4.5），可抑制其他致病微生物的生长，维持阴道"自净"作用，与宿主、环境之间构成了相互制约、相互协调、动态的微生态平衡。当用水或药液冲洗阴道时，会改变阴道酸碱度，打破这个平衡，反而会造成阴道炎的发生。

Q: 什么情况下容易患阴道炎？

当阴道微生态失去平衡或者受干扰时会患各种阴道炎。比如雌激素水平低下的婴幼儿会发生婴幼儿外阴炎；雌激素水平低下的绝经后人群会发生老年性阴道炎；频繁性交、灌洗阴道会改变阴道 pH，不利于乳杆菌生长，若厌氧菌过度生长，会导致细菌性阴道病；长期应用抗生素会抑制乳杆菌生长，若真菌过度增殖，会发生外阴阴道假丝酵母菌病；外源性病原体如阴道毛滴虫侵入，会导致滴虫性阴道炎。

Q: 一般妇科炎症疾病有哪些？

妇科炎症一般有非特异性外阴炎、前庭大腺炎、滴虫性阴道炎、外阴阴道假丝酵母菌病、细菌性阴道病、老年性阴道炎、婴幼儿外阴阴道炎、急/慢性宫颈炎、盆腔炎、盆腔结核等。

Q: 外阴瘙痒是怎么回事？

外阴瘙痒一般是非特异性外阴炎所致。

非特异性外阴炎是指由物理化学因素（并不是病原体）所致的外阴皮肤和黏膜的炎症。常见的物理化学因素有月经血、阴道分泌物及尿液、粪便的刺激，此外，穿紧身化纤的内裤、经期使用卫生巾导致局部通透性差、过度肥胖导致局部潮湿、摩擦也会引起非特异性外阴炎。这时外阴皮肤及黏膜有瘙痒、疼痛、烧灼感，于活动、性生活、排尿及排便时加重。检查可以看见外阴充血、肿胀、糜烂，常有抓痕，严重的可以形成溃疡和湿疹，慢性炎症可以使皮肤增厚、粗糙、皲裂，甚至苔藓样变。

治疗原则就是消除病因，注意衣着宽松透气，保持局部清洁干燥，对症治疗。

如果有糖尿病应及时治疗糖尿病，如果有尿瘘、粪瘘应及时行修补术。注意大小便后及时清洁外阴，急性期还可以选用微波或红外线局部物理治疗。

Q: 前庭大腺炎是怎么回事？

前庭大腺炎是指病原体侵入前庭大腺引起的炎症性疾病，多为混合性细菌感染，多见于生育期女性，年幼的女童及绝经后妇女较为少见。前庭大腺位于两侧大阴唇后 1/3 深部，腺管开口于处女膜与小阴唇之间，在性交、分娩等情况污染外阴部时易发生炎症，腺管开口处往往因肿胀或渗出物聚集而阻塞，分泌物不能外流，发病初期局部红、肿、热、痛，随着病情进展可形成脓肿，疼痛剧烈，部分患者可出现发热症状，因此急诊就医，常需脓肿切开引流。脓肿吸收形成囊肿，囊肿感染形成脓肿，并反复发作。囊肿较大者可行囊肿造口术。

发生前庭大腺炎要及时就医，以免病情加重，影响学习和生活。

Q: 为什么会得滴虫性阴道炎？得了滴虫性阴道炎怎么办？

滴虫性阴道炎是由毛滴虫侵入引起的阴道炎，性交直接传播是其主要的传播方式。症状主要是白带异常和外阴瘙痒，间或出现灼热、疼痛、性交痛。白带呈灰黄、黄色，稀薄脓性、泡沫状、有异味。阴道分泌物中找到毛滴虫即可诊断。

滴虫性阴道炎患者常同时存在尿道、尿道旁腺、前庭大腺多部位感染，需全身用药。要在医生的指导下规范治疗，性伴侣应同时进行治疗，在治愈之前应避免无保护性行为。对于妊娠期、哺乳期患者，要谨慎用药。为避免再次感染，对密切接触的用品如内裤、毛巾等进行高温消毒，日常生活中注意个人及性生活卫生，避免阴道冲洗。

Q: 出现豆腐渣样白带怎么回事？该怎么办？

豆腐渣样白带是霉菌性阴道炎的特点，也叫外阴阴道假丝酵母菌病。

1.病原体：假丝酵母菌，属机会致病菌，主要为内源性传染。

2. 主要症状：外阴、阴道瘙痒，严重者坐立不安，夜晚更加明显。灼热痛，阴道分泌物呈豆渣状或凝乳样，容易复发。

3. 确诊依据：阴道分泌物检查发现假丝酵母菌的芽生孢子或假菌丝。

4. 传播途径：主要为内源性传染，假丝酵母菌作为机会致病菌，除阴道外，也可寄生于人的口腔、肠道，这 3 个部位的假丝酵母菌可互相传染，也可通过性交直接传染。少部分患者通过接触感染的衣物被间接传染。

5. 好发人群：月经前后女性、妊娠期女性、糖尿病患者、肥胖者、长期使用抗生素者。

6. 治疗：消除诱因，治疗原发病，选择局部和（或）全身抗真菌药物治疗，以局部用药为主。无须对性伴侣进行常规治疗，但有龟头炎症者需要进行假丝酵母菌检查及治疗，以预防女性重复感染。男性伴侣包皮过长者需要每天清洗，建议择期手术。症状反复发作者需考虑阴道混合性感染及非白假丝酵母菌病的可能。

Q: 总觉得自己阴部有鱼腥味是怎么回事？

阴部有鱼腥味很有可能是得了细菌性阴道病。

细菌性阴道病是阴道内正常菌群失调所致的混合感染。阴道分泌物 pH ＞ 4.5，主要是阴道内乳杆菌减少，加德纳菌及其他厌氧菌增加所致。可能与频繁性交、反复阴道灌洗等因素有关。

临床特点：鱼腥臭味的稀薄阴道分泌物增加，但阴道检查无炎症改变，阴道分泌物检查中镜下见大量线索细胞。

治疗：主要采用针对厌氧菌的治疗，首选甲硝唑。使用阴道乳杆菌制剂恢复及重建阴道的微生态平衡。

Q: 老年人也会得阴道炎吗？

自然绝经、人工绝经后的妇女或产后闭经的妇女，由于雌激素水平降低、局部抵抗力下降，易患老年性阴道炎。

原因：卵巢功能衰退或缺失，雌激素水平降低，阴道壁萎缩，黏膜变薄，上皮细胞内糖原含量减少，阴道内 pH 升高（多为 5.0 ～ 7.0），嗜酸的乳杆菌不再为优势菌，局部抵抗力降低，以需氧菌为主的其他致病菌过度繁殖，从而引起炎症。

主要症状：外阴灼热感、不适感、瘙痒，阴道分泌物稀薄，呈淡黄色，感染严重者阴道分泌物呈脓血性。可伴有性交痛。检查时见阴道皱襞消失，上皮菲薄，阴道黏膜充血，有散在小出血点或点状出血斑，有时见浅表溃疡。

治疗原则：补充雌激素，增强阴道抵抗力，抑制细菌生长。

Q: 上幼儿园的小女孩会不会得阴道炎？

上幼儿园的小孩也会得外阴阴道炎，叫婴幼儿外阴阴道炎。

原因：①婴幼儿外阴尚未完全发育好，不能遮盖尿道口及阴道前庭，细菌容易侵入；②雌激素水平低，阴道上皮薄，糖原少，pH 升至 6.0 ~ 8.0，乳杆菌没有成为优势菌，阴道抵抗力差，易受其他细菌感染；③婴幼儿卫生习惯不良，外阴不洁、尿液及粪便污染、外阴损伤或蛲虫感染均可引起炎症；④阴道内误放异物，造成继发感染；⑤病原体感染。常见病原体有大肠埃希菌及葡萄球菌、链球菌等，淋病奈瑟球菌、阴道毛滴虫、白假丝酵母菌也为常见病原体。病原体常通过患病成人的手、衣物、毛巾、浴盆等间接传播。

主要症状：阴道分泌物增多，呈脓性。临床上多由监护人发现婴幼儿内裤有脓性分泌物而就诊。大量分泌物刺激引起外阴痛、痒，患儿哭闹、烦躁不安或用手搔抓外阴。部分患儿伴有下泌尿道感染，出现尿急、尿频、尿痛。检查可见外阴、阴蒂、尿道口、阴道口黏膜充血、水肿，有时可见脓性分泌物自阴道口流出。病情严重者外阴表面可见溃疡，小阴唇可发生粘连。粘连的小阴唇有时遮盖阴道口及尿道口，粘连的上、下方可各有一裂隙，尿液自裂隙排出。

治疗：①保持外阴清洁、干燥，减少摩擦；②在医生指导下针对病原体选择相应口服抗生素治疗；③对症处理。有蛲虫者给予驱虫治疗，若阴道内有异物应及时取出；④发现小阴唇粘连及时就医。

Q: 宫颈肥大、宫颈腺体囊肿、宫颈糜烂是怎么回事？需要治疗吗？

宫颈肥大是由于宫颈慢性炎症的长期刺激，导致腺体及间质增生。另外，宫颈深部的腺囊肿也可以使宫颈呈不同程度肥大，硬度增加。宫颈腺体囊肿是纳氏腺体的小开口因受炎症刺激而阻塞，腺体分泌液不能排出而形成的囊肿。宫颈糜烂是已被医学淘汰的名称，是由宫颈柱状上皮外移造成的，属于正常现象，不属于疾病。

以上 3 种现象是不需要治疗的，只有合并急性炎症时出现持续或反复发作的阴道分泌物增多、呈淡黄色或脓性；性交后出血、月经间期出血时需要治疗。

Q: 什么是宫颈炎？

宫颈炎是妇科常见疾病之一，包括子宫颈阴道部炎症及子宫颈管黏膜炎症。因子宫颈阴道部鳞状上皮与阴道鳞状上皮相延续，阴道有炎症时可引起子宫颈阴道部炎症。由于子宫颈管黏膜上皮为单层柱状上皮，抗感染能力较差，易发生感染，临床多见的宫颈炎是急性子宫颈管黏膜炎，若未经及时诊治或病原体持续存在，可转变成慢性宫颈炎。

Q: 得了宫颈炎有什么症状？

1. 急性宫颈炎：大部分患者无症状。有症状者主要表现为阴道分泌物增多，呈黏液脓性，阴道分泌物刺激可引起外阴瘙痒及灼热感。此外，还可出现经间期出血、性交后出血等症状。若合并尿路感染，可出现尿急、尿频、尿痛。妇科检查见子宫颈充血、水肿、黏膜外翻，有黏液脓性分泌物附着甚至从子宫颈管流出，子宫颈管黏膜质脆，容易诱发出血。若为淋病奈瑟球菌感染，因尿道旁腺、前庭大腺受累，可见尿道口、阴道口黏膜充血、水肿及多量脓性分泌物。

2. 慢性宫颈炎：慢性宫颈炎多无症状，少数患者可有持续或反复发作的阴道分泌物增多，呈淡黄色或脓性，性交后出血，经间期出血，偶有分泌物刺激引起外阴瘙痒或不适。妇科检查可发现黄色分泌物覆盖子宫颈口或从子宫颈口流出，或在糜烂样改变的基础上同时伴有子宫颈充血、水肿、脓性分泌物增多或接触性出血，也可表现为子宫颈息肉或子宫颈肥大。

Q: 宫颈炎有什么危害？

宫颈炎可以造成疼痛、出血、分泌物增多的情况，若不积极治疗，可能会逆行感染造成子宫内膜炎、盆腔炎、输卵管炎，甚至导致不孕。宫颈炎的反复发生还可能会造成 HPV 病毒感染，发生宫颈癌变。如果患者确诊宫颈炎，一定要尽早到医院进行治疗，以免延误病情，造成不良后果。

Q: 宫颈癌和宫颈炎有没有关系？

宫颈炎和宫颈癌并没有直接的关系。目前研究发现，宫颈癌多是由持续感染 HPV 病毒所引起的。而宫颈炎多是由细菌、微生物或慢性刺激所导致。想要确认是否有宫颈癌，需要进行宫颈癌的筛查，也就是 TCT 检查和 HPV 检查，根据检查结果选择合适的治疗方案及复查时间等。

Q: HPV 感染一定会得宫颈癌吗？

高危型 HPV 的感染是宫颈癌的一个重要致病因素，但感染 HPV 并不是宫颈癌的充分条件。在妇女普查当中，60% ~ 70% 的妇女都曾经一过性的感染过 HPV。HPV 感染是跟人体的免疫状况密切相关的，同时宫颈癌也是一个多因素综合作用的结果，所以不是感染 HPV 就一定会患宫颈癌。从 HPV 感染到发生宫颈癌有几个重要的条件：第一，高危型 HPV 感染，最常见的是 16 型和 18 型，这两种类型侵袭力比较高；第二，长期的持续感染，如果仅仅是一过性的感染 HPV 病毒，是不会引起宫颈癌的，只有高危型的 HPV 在宫颈局部出现长时间的持续性的感染，8 ~ 10 年以后，甚至有些文献报道是 15 年后才会导致宫颈癌。宫颈癌具有家族聚集性，也就是所谓的遗传易感性。如果患者的直系亲属当中有患宫颈癌的，HPV 的感染就显得尤为重要。所以这类患者要缩短对 HPV 筛查的间隔时间。

Q: 出现下腹痛是得了盆腔炎吗？

下腹部疼痛不一定是得了盆腔炎，其他疾病也可能导致下腹部疼痛，比如急性阑尾炎、输卵管妊娠破裂或者流产、卵巢囊肿蒂扭转或破裂等。盆腔炎的临床表现往往会因为炎症的严重程度、波及的范围大小而有所不同。较为常见的表现是下腹部持续性疼痛，通常还伴有阴道分泌物的增多，更有甚者会出现畏寒、发热、头痛等症状。如果炎症波及腹膜，患者会出现恶心、呕吐、腹泻等一系列消化系统的症状；如果波及膀胱，患者往往有尿频、尿急的表现。盆腔炎一经确诊，需要尽快使用合适的抗生素治疗。通常情况下，经过合理、规范的药物治疗后，多数患者可以治愈。

Q: 盆腔炎是怎么引起的？

1.年龄因素：盆腔炎的高发年龄为 15 ~ 25 岁。年轻妇女容易发生盆腔炎可能与频繁性活动、子宫柱状上皮异位、子宫颈黏液机械防御功能较差有关。

2.性活动：盆腔炎多发生于性活跃期的妇女，尤其是初次性交年龄小、有多个性伴侣、性交过频及性伴侣有性传播疾病者。

3. 下生殖道感染：如宫颈炎及细菌性阴道病与盆腔炎的发生密切相关。

4. 子宫腔内手术操作后感染：如刮宫术、输卵管通液术、子宫输卵管造影术、宫腔镜检查等。

5. 性卫生不良。

6. 邻近器官炎症直接蔓延：如阑尾炎、腹膜炎等蔓延至盆腔。

7. 盆腔炎再次发作。

Q: 盆腔炎有什么危害?

盆腔炎若未能得到及时、彻底治疗，可导致不孕、输卵管妊娠、慢性盆腔痛及炎症反复发作，从而严重影响妇女的生殖健康，增加家庭与社会的负担。

Q: 怎样预防盆腔炎?

1. 注意性生活卫生，减少性传播疾病。

2. 及时治疗下生殖道感染。

3. 做好公共卫生教育，提高公众对生殖道感染及预防感染重要性的认识。

4. 严格掌握妇科手术指征，做好术前准备，术中注意无菌操作，预防感染。

5. 及时治疗盆腔炎性疾病，防止发生后遗症。

第三节　异常子宫出血

Q: 什么是异常子宫出血？怎么判断月经过多或过少？

所谓异常子宫出血，就是不正常的子宫出血。与正常月经的周期频率、规律性、持续时间、出血量任何一项不符的，来源于子宫腔的出血，都叫异常子宫出血。首先要知道什么是正常月经，其次需排除妊娠和产褥期相关出血。不包含青春发育前期和绝经后出血。

正常月经：持续 3～7 天，平均 4～5 天，周期是 21～35 天，大多数是28 天，不凝，无血块，量为 20～60 mL，卫生巾每天 5～6 片。

月经过多：指月经期出血过多，影响女性的身体、社交、情绪和日常生活质量。

月经过少：指自我感觉月经较以往明显减少，表现为点滴出血、时间缩短、一次月经量不能浸透一张日用型卫生巾。

根据出血时间分为经间期出血、不规则子宫出血、突破性出血。量多者为出血，量少者为点滴出血。

Q: 异常子宫出血究竟是什么原因引起的？

引起异常子宫出血的原因有多种，从它的分类可以看出。异常子宫出血按照病因分为 2 个大类，9 个小类，分别为结构性改变异常子宫出血（子宫内膜息肉、子宫腺肌病、子宫肌瘤、子宫内膜恶变或不典型增生）和非结构性改变异常子宫出血（全身凝血相关性疾病、子宫内部局部异常、医源性等）。患者可能只存在一种病因，也可能同时存在多种病因，比如子宫肌瘤和排卵障碍同时存在，成为导致异常子宫出血的共同原因。

个别异常子宫出血患者可能与其他罕见因素有关，如动静脉畸形、剖宫术后子宫瘢痕缺损、子宫肌层肥大等，但目前尚缺乏完善的检查手段作为诊断依据，也可能存在某些尚未阐明的因素。

Q: 月经不正常该怎么办？

实际上，除正常月经以外的与妊娠无关的任何宫腔出血都是异常子宫出血，需要就医，明确异常出血的原因。首先要根据年龄、婚育史、有无避孕措施来排除妊娠。其次，根据月经史，以近 1 ~ 3 次出血的日期进行核对，确定出血模式，包括月经频发、月经过多、经期延长、不规律月经、经间期出血（有规律的、在可预期的月经之间发生的出血，分为卵泡期出血、围排卵期出血、黄体期出血）、月经稀发、月经过少。医生会针对不同情况安排相应的检查，比如超声、CT 或磁共振检查、诊断性刮宫、宫腔镜检查等明确病因，精准治疗。

Q: 得了子宫内膜息肉需要手术治疗吗？

子宫内膜息肉是子宫内膜局部过度增长所致，可为单发或多发，可有蒂或无蒂，由子宫内膜腺体、间质、血管组成，与雌激素水平过高、局部炎症刺激、长期使用他莫昔芬及年龄、肥胖、糖尿病、高血压等有关，常表现为经间期出血、经量过多、经期延长。较小、单发的息肉可无症状，较大、突入颈管的息肉可继发感染。通过妇科检查、超声检查、宫腔镜检查确诊。

直径 < 1 cm 的息肉无症状，可随诊观察。体积较大、有症状的息肉推荐宫腔镜下息肉摘除或刮宫。盲目刮宫易遗漏，术后复发风险较高。短期无生育要求者可口服短效避孕药或放置左炔诺孕酮宫内缓释系统；无生育要求者、多次复发者建议行子宫内膜切除术治疗。40 岁以上、恶变风险大者考虑行子宫切除术治疗。

Q: 月经量多且严重腹痛是子宫腺肌病吗？该怎么办？

子宫腺肌病可分为弥漫性及局限性（即子宫腺肌瘤），主要表现为月经过多和经期延长，部分患者可有经间期出血、不孕。多数有痛经，且呈进行性加重。临床上、根据典型症状、体征及 CA125 水平增高做出初步诊断。盆腔超声、磁共振可辅助诊断，确诊需病理检查。

治疗视患者年龄、症状、有无生育要求而定，分为药物治疗、手术治疗。

症状较轻、不愿手术者可尝试口服短效避孕药、促性腺激素释放激素激动剂（GnRH-a）治疗 3 ~ 6 个月。停药后症状会复发，复发后可再次用药。近期无生育要求、子宫 < 孕 8 周者可以放置左炔诺孕酮宫内缓释系统。子宫 >

孕 8 周者可以 GnRH-a 与左炔诺孕酮宫内缓释系统联合应用。有生育要求者，GnRH-a 治疗 3 ~ 6 个月之后行辅助生殖技术治疗。对无生育要求、症状重、年龄大或药物治疗无效者可行子宫全切术，卵巢保留与否取决于卵巢有无病变和患者意愿。有生育要求的子宫腺肌瘤患者可考虑局部病灶切除 +GnRH-a 治疗，之后再给予辅助生殖技术治疗。

Q: 子宫平滑肌瘤剔除术后还能怀孕吗？

根据生长部位，子宫平滑肌瘤可分为影响宫腔形态的黏膜下肌瘤与其他肌瘤。黏膜下肌瘤最可能引起异常子宫出血。子宫肌瘤可无症状，仅在查体时发现，也可表现为经期延长、月经量过多。黏膜下肌瘤引起的异常子宫出血症状较重，可经 B 超、宫腔镜检查发现。

治疗方案取决于患者年龄、生育要求、症状严重程度及肌瘤的大小、数目、位置等。黏膜下肌瘤引起的异常子宫出血可通过宫腔镜或联合腹腔镜肌瘤剔除术进行治疗，效果良好。已完成生育要求、月经过多的妇女可通过口服短效避孕药、放置左炔诺孕酮宫内缓释系统缓解症状。有生育要求的妇女可采用 GnRH-a、米非司酮治疗 3 ~ 6 个月，待肌瘤缩小、出血症状改善后自然妊娠或辅助生殖技术助孕。对严重影响宫腔形态的肌瘤可采用宫腔镜或宫 – 腹腔镜联合或开腹肌瘤剔除术。但这些治疗方法都可能复发，完成生育后可根据症状及肌瘤的大小、生长速度酌情考虑其他治疗方法，如子宫切除、高能聚焦超声、介入治疗等。

Q: 子宫内膜不典型增生就是癌前期病变吗？

子宫内膜不典型增生和恶变是异常子宫出血少见而重要的病因。子宫内膜不典型增生是癌前期病变，常见于多囊卵巢综合征、肥胖，使用他莫昔芬治疗的患者，偶见于有排卵而黄体功能不全者，主要表现为不规则出血，少许为经间期出血，常有不孕。确诊需行内膜活检病理检查。对于年龄 > 45 岁、长期不规则出血、有内膜癌高危因素（高血压、肥胖、糖尿病）、B 超提示子宫内膜过度增厚且回声不均匀、药物治疗效果不显著者应行诊刮并行病理检查，首选宫腔镜直视下活检。

子宫内膜不典型增生需根据病变轻重、年龄、生育要求制订治疗方案。年龄 > 40 岁、无生育要求者建议行子宫切除术。有生育要求者，经全面评估、充分咨询后可采用全周期高效合成孕激素行子宫内膜萎缩治疗，如使用甲羟孕酮、甲地孕酮治疗，3 ~ 6 个月后诊刮 + 吸宫。如内膜病变未逆转，继续增加剂量，治疗 3 ~ 6 个月后再复查。不典型增生消失后尽快完成生育。

Q: 无排卵性异常子宫出血是由什么引起的？有什么临床表现？

无排卵性异常子宫出血主要由生殖内分泌轴异常所导致。常见于青春期和绝经过渡期，育龄期多由不良情绪刺激、精神创伤、营养不良、内分泌代谢功能紊乱、肥胖、多囊卵巢综合征、糖尿病、甲状腺疾病、肾上腺疾病等引起，常表现为月经发生改变。常用的诊断手段是基础体温测定、估计下次月经前孕酮（黄体酮）水平测定及早卵泡期测定性激素及促甲状腺激素，了解无排卵的原因。

临床表现不尽相同，少数患者可有规律的月经周期，称为"无排卵性月经"。多数患者表现为月经紊乱，失去正常的周期和出血自限性。出血间隔时间长短不一，短者几日，长者几月，易误诊为闭经。出血多少不一，少者点滴出血，多者大量出血，甚至出血不能自止，导致贫血，甚至休克。出血的类型取决于血雌激素水平及其下降程度、雌激素对子宫持续作用的时间及子宫内膜的厚度。

Q: 发生无排卵性异常子宫出血该怎么办？能尽快止血吗？

发生无排卵性异常子宫出血，治疗原则是出血期止血，纠正贫血，止血后调整周期，预防子宫内膜增生和异常子宫出血复发。有生育要求者促排卵治疗。

止血的方法很多，根据血红蛋白的多少、出血的模式选择合适的止血方法。

1. 孕激素子宫内膜脱落法：适用于血红蛋白 > 80 g/L、病情稳定的患者，用孕激素止血行"药物性刮宫"。常见孕激素有地屈孕酮、黄体酮、甲羟孕酮。

2. 雌激素子宫内膜修复法：适用于出血时间长、量多、血红蛋白 < 80 g/L 的青春期患者。如戊酸雌二醇、结合雌激素、雌二醇等肌内注射，大量出血患者应该在治疗 6 小时内见效，24 ~ 48 小时出血基本停止。出血停止后，需根据医嘱缓慢停药。

3. 复方短效口服避孕药：去氧孕烯炔雌醇片、达英 –35、屈螺酮炔雌醇片、屈螺酮炔雌醇片（Ⅱ）等。适用于长期严重的无排卵性异常子宫出血。严重贫血者建议连续口服 3 个月，等待贫血纠正。

4. 高效孕激素子宫内膜萎缩法：不宜用于青春期患者。

5. 雄激素：拮抗雌激素，增强子宫平滑肌及血管张力，通过减少盆腔充血来减少出血。

6. 促性腺激素释放激素激动剂：也可用于止血。

7. 刮宫术：适用于药物治疗无效、需立即止血或需要子宫内膜组织学检查的患者。对于绝经过渡期及病程长的育龄期妇女首先考虑使用。

8. 中药止血、调经：如致康胶囊、云南红药胶囊、云南白药胶囊、茜芷胶囊、宫宁颗粒、益母草、八珍益母丸等。

总之，发生异常子宫出血需要及时就医，在医生指导下用药。

Q: 无排卵性异常子宫出血止血后怎样预防复发？

青春期少女止血后以调整月经周期为主；生育期妇女止血后以调整月经周期和促排卵为主；绝经过渡期妇女止血后以调整月经周期、减少月经量、防止子宫内膜癌变为主。推荐使用安全性更高的，由天然雌激素与孕激素组成的雌孕激素序贯方案。

1. 孕激素：适用于体内有一定雌激素水平的各年龄段患者，如地屈孕酮、微粒化黄体酮，可肌内注射、口服或者阴道给药。酌情应用 3 ~ 6 个月。

2. 复方短效口服避孕药：适用于有避孕要求的患者。无禁忌证者可长期使用。

3. 雌 – 孕激素序贯疗法：常用于青春期患者。

4. 左炔诺孕酮宫内缓释系统：适用于生育期或围绝经期、无生育要求的患者。

5. 中药：白柏胶囊。

Q: 有生育要求的患者如何进行促排卵治疗？

促排卵治疗用于不孕、育龄期、有生育要求者。青春期患者不可采用促排卵药物控制月经。

1. 氯米芬和（或）来曲唑：于月经周期第 5 天起开始用药，连用 5 天；排卵失败可重复用药，内源性雌激素不足时可配伍少量雌激素，可连用 3 个月。

2. 人绒毛膜促性腺激素：有类似黄体生成素作用，诱发排卵，一般与其他促排卵药联用，超声监测卵泡发育接近成熟时可大剂量注射。

3. 尿促性素：于月经第 5 日开始每日肌内注射，直至卵泡成熟停用，加用人绒毛膜促性腺激素。

Q: 月经过少也需要治疗吗？

月经过少是异常子宫出血的一种出血模式，较常见。病因有卵巢雌激素分泌不足、无排卵、手术创伤、炎症、宫腔粘连等。对于卵巢雌激素分泌不足的患者，可给予雌激素补充治疗。对于无排卵患者，可给予促排卵治疗。有手术创伤（如人工流产等宫腔操作史）的患者，可能存在宫腔粘连，需行宫腔镜检查。

总之，月经过少需进行规范的检查和治疗。

Q: 月经周期缩短是怎么回事？如何处理？

月经周期正常为 28 天左右，小于 21 天则为月经周期缩短。

月经周期缩短常见的原因有：①子宫器质性疾病，如黏膜下子宫肌瘤、宫腔息肉、肿瘤等；②内分泌疾病，如甲状腺功能异常，卵巢功能异常。

月经周期缩短需引起重视，及时就医，排除器质性病变，对因治行。

Q: 月经淋漓不尽如何诊断及处理？

月结淋漓不尽属于子宫内膜不规则脱落，是由于性腺轴调节功能紊乱，导致黄体萎缩不全，子宫内膜持续受孕激素影响，不能如期完成脱落的一种表现。表现为周期正常，经期延长达 9 ~ 10 日，且出血量多。基础体温呈双相型，下降缓慢。月经周期第 5 ~ 7 日行诊断性刮宫，病理检查结果有助于确诊。

治疗可以选用黄体功能刺激疗法、黄体功能补充疗法、口服避孕药。

Q: 子宫内膜局部异常导致的异常子宫出血如何处理？

子宫内膜局部异常可表现为月经过多、经间期出血或经期延长而周期正常。机制可能涉及子宫内膜凝血纤溶调节机制失常、子宫内膜修复机制异常，如子宫内膜炎、感染、炎症反应及子宫内膜血管生成异常。

这种情况需进行宫腔镜检查、子宫内膜活检。

应对方法：①宫内放置左炔诺孕酮宫内缓释系统，口服孕激素或短效避孕药；②氨甲环酸抗纤溶治疗，或非甾体类抗炎药物治疗；③无生育要求者行子宫内膜切除术。

Q: 医源性因素导致的异常子宫出血怎么处理？

医源性异常子宫出血指使用性激素、放置宫内节育器或服用可能含雌激素的中药保健品等因素引起的异常子宫出血。突破性出血指激素治疗过程中非预期的子宫出血，是医源性异常子宫出血的主要原因。突破性出血可能与所用的雌、孕激素比例不当有关。口服避孕药引起的出血，首先应排除漏服，强调规律服用；若无漏服可通过增加炔雌醇剂量改善出血。由放置宫内节育器所致的出血，治疗首选抗纤溶药物。应用左炔诺孕酮宫内缓释系统或皮下埋置剂引起的出血可对症处理或期待治疗，做好放置前咨询。

（一）子宫内膜异位症

Q: 什么是子宫内膜异位症?

子宫内膜异位症指有活性的子宫内膜组织出现在子宫体以外的部位，简称内异症。内异症是育龄期妇女常见的多发病。异位内膜可侵犯全身任何部位，常见的有盆腔内卵巢、宫骶韧带，有时候可能游走到其他很远的地方，比如肺、脑、鼻黏膜，还有人在剖宫产后，子宫内膜移位到腹部切口，分娩时移位至会阴部位的伤口。内异症在形态学上呈良性表现，但在临床行为学上具有类似恶性肿瘤的特点，如种植、侵袭及远处转移等，俗称"不死的癌症"。

Q: 哪些人易患子宫内膜异位症呢? 发病率高吗?

生育期是高发时段，因为内异症是激素依赖性疾病，76% 的内异症发生在25 ~ 45 岁，在青春期前是不会发病的，到绝经以后病灶可逐渐萎缩消退，生育多、生育早的妇女发病率明显低于生育少、生育晚的。近年来，由于社会经济的飞速发展、剖宫产率增高、人工流产及宫腹腔镜操作增多，发病率呈明显上升趋势。据统计，71% ~ 87% 的慢性盆腔痛患者有内异症，25% ~ 35% 的不孕与内异症有关，妇科手术中有 5% ~ 15% 的患者被发现存在内异症。

Q: 子宫内膜是怎么"出宫"的，为什么会出现异位?

内异症的发病原因至今尚不完全明确，可能与下列因素有关。

1. 经血逆流，内膜种植：比如先天性阴道闭锁、宫颈狭窄等使经血排出受阻，容易导致逆流发生内膜异位。

2. 血行和淋巴播散：发生在肺、脑、心包、四肢及其他远端的内膜异位，可能是通过血液、淋巴系统播散的。

3.医源性种植：剖宫产术后腹壁切口或分娩后会阴切口出现内异症，可能是手术时将子宫内膜带至切口直接种植所致。

4.体腔上皮化生和诱导学说：在胚胎发育期，人体的卵巢表面上皮、盆腔腹膜均由体腔上皮分化而来，未分化的腹膜组织在受到持续卵巢激素或经血及慢性炎症的反复刺激后，被诱导、激活，转化为子宫内膜样组织。

5.遗传因素：有家族史者患此病居多，具有一定的家族聚集性。

6.免疫功能缺陷与炎症因素：有些内异症患者的 IgG 及抗子宫内膜抗体明显增加，所以可能与某些自身免疫性疾病有关；还有患者腹腔液中巨噬细胞、炎性细胞因子、生长因子、促血管生成物质增加，可能也与亚临床腹膜炎有关。

7.在位内膜决定理论：国内学者认为在位子宫内膜的生物学特性是内异症发生的决定因素，局部微环境是影响因素。

Q: 如何能尽早发现自己患有内异症？有哪些症状？

在日常生活中，尤其是育龄期女性，如果出现继发性的进行性加重的痛经、性交不适、月经异常或者周期性的尿频、尿痛、血尿、腹泻、便秘、腹部伤口疼痛、经期突发性下腹剧痛等表现，有可能是患有内异症，要尽早就医，进而得到尽早治疗。

内异症所致痛经的疼痛多发生在下腹、腰骶及盆腔中部，有时可放射至会阴部、肛门及大腿，常于月经来潮时出现，并持续整个经期。少数患者可表现为持续性下腹痛，经期加剧。

Q: 内异症为什么会导致不孕？内异症能自愈吗？

内异症患者不孕率高达 40%，主要原因是盆腔微环境改变影响精卵结合及运送，卵巢功能异常导致排卵障碍和黄体形成不良，免疫功能异常导致抗子宫内膜抗体增加，破坏了子宫内膜正常代谢及生理功能。

内异症是不能自愈的，因为它是激素依赖性疾病，只要有月经就会出血，就会出现包块、粘连、疼痛、不孕，是没有自限性的。

Q: 该如何预防内异症？

1.适龄婚育：尤其伴有痛经者，应尽早生育。

2. **防止经血逆流**：月经期避免剧烈运动，避免性生活，如有先天性梗阻性生殖道畸形和继发性宫颈粘连、阴道狭窄等情况易引起经血潴留，要及时治疗。

3. **防止医源性异位内膜种植**：剖腹产手术中注意保护好切口；尽量避免多次的宫腔手术操作，人工流产时宫腔内负压不要过高；月经前禁止输卵管通液、造影及宫颈、阴道手术。

4. **药物避孕**：口服避孕药可抑制排卵、促使子宫内膜萎缩，从而降低内异症的发病风险。

Q: 怀疑内异症需要做哪些检查?

1. **妇科检查**：必不可少。检查时阴道后穹隆可见紫蓝色结节，触痛明显；在子宫直肠陷凹、子宫骶骨韧带或宫颈后壁触及硬性小结节，触痛明显；盆腔内可触及较大包块，活动差并有压痛，破裂后发生内出血，表现为急性腹痛，压痛更为明显。

2. **超声检查**：首选阴道B超，不适合行阴道B超者可考虑经腹部超声或经直肠超声，可确定异位囊肿位置、大小和形状，其诊断敏感性和特异性均在96%以上，是诊断卵巢异位囊肿和膀胱、直肠内异症的重要方法。

3. **磁共振检查**：对盆腔内异症有很大的诊断价值，但费用昂贵，不作为初选，要是为了评估累及肠、膀胱、输尿管等的深部内异症的病灶范围，可以考虑。

4. **实验室检查**：内异症患者的血清CA125值可升高，重症患者更明显，但它在其他疾病如卵巢癌、盆腔炎中也可以出现升高，所以特异性较低，不作为独立的诊断依据，但有助于监测病情变化、评估疗效和预测复发。

5. **腹腔镜检查**：虽然是内异症诊断金标准，但属于有创检查。怀疑为内异症的不孕症患者、妇科检查及超声检查无阳性发现的慢性腹痛及痛经进行性加重者、有症状特别是血清CA125水平升高者，只有在腹腔镜检查或剖腹探查直视下才能确定内异症的临床分期、分型，以及对生育能力等情况进行评估。

Q: 内异症是如何诊断的?

①育龄期；②有继发性痛经且呈进行性加重，影响日常生活；③性交痛；④慢性盆腔痛；⑤合并以上至少一种症状的不孕；⑥妇科检查扪及与子宫相连

的囊性包块或盆腔内有触痛性结节。符合以上几点即可初步诊断为内异症，临床上常需借助超声、磁共振等辅助检查。经腹腔镜检查盆腔可见病灶和病灶活组织病理检查是确诊依据。

Q: 内异症需要与哪些疾病鉴别？

1. 卵巢恶性肿瘤：早期没什么症状，超声显示包块呈混合性或实性，手术中可鉴别。

2. 盆腔炎性包块：疼痛无周期性，可伴发热、白细胞升高，抗生素治疗有效。

3. 子宫腺肌病：痛经症状相似，但本病疼痛多位于下腹部正中，妇科检查时子宫触痛明显，两者常并存。

Q: 内异症有哪些种类？

1. 卵巢型内异症：①微小病变型；②囊肿型，俗称"卵巢巧克力囊肿"。

2. 腹膜型内异症。

3. 深部浸润型内异症（DIE）：指病灶浸润深度 ≥ 5 mm 的内异症，累及部位包括宫骶韧带、直肠子宫陷凹、阴道穹隆、阴道直肠隔、直肠或者结肠壁等，也可侵犯至膀胱壁和输尿管。

4. 其他部位的内异症：包括瘢痕内异症及其他少见的远处内异症，如肺、胸膜等部位的内异症。

Q: 怎样知道内异症的严重程度？一共分几期？

内异症一共分 4 期，需在腹腔镜下或剖腹探查手术时进行分期，要求详细观察并对异位内膜的部位、深浅、大小、粘连范围及程度等进行记录，最后进行评分。该分期法有利于评估疾病严重程度、正确选择治疗方案、准确比较和评价各种治疗方法的疗效，并有助于判断预后。具体分期包括：①期（微型）：1 ~ 5 分；②期（轻型）：6 ~ 15 分；③期（中型）：16 ~ 40 分；④期（重型）：> 40 分。

Q: 患了内异症怎么治疗？吃药可以控制吗？

内异症治疗的根本目的是缩减和去除病灶，减轻和控制疼痛，治疗和促进生育，预防和减少复发。

治疗方法有药物治疗和手术治疗。根据患者是否有生育要求、年龄、症状、病变部位和范围等加以选择，强调治疗个体化。

药物是可以控制的，但停药后可能复发，比如未合并不孕及无附件包块或直径小于 4 cm 者，可以首选药物治疗，宜选疗效好和耐受性好的药物。常用药主要有以下几类。

1. 非甾体类抗炎药（NSAID）：是一种解热镇痛药，主要作用是减轻疼痛，不能控制疾病的发展，根据需要应用。

2. 口服避孕药（COC）：就是常说的"假孕疗法"。可以长期连续服药造成类似妊娠的人工闭经，这种方法适用于轻度患者。要警惕血栓形成风险。

3. 孕激素：常用药有甲羟孕酮、地屈孕酮、新药地诺孕素，连续应用 6 个月，可以引起子宫内膜蜕膜化，最终萎缩，同时抑制 HPO 轴，形成体内低雌激素状态，造成高孕激素性闭经和内膜蜕膜化形成假孕。停药几个月后痛经缓解，月经恢复。

4. 促性腺激素释放激素激动剂（GnRH-a）：是人工合成的十肽类化合物，由于它的亲和力较强，在短期内作用于脑垂体，使卵巢激素水平明显下降，出现暂时性闭经，这种疗法又称"药物性卵巢切除"。目前常用药物有亮丙瑞林和戈舍瑞林。

Q: 内异症什么时候需要手术治疗？

药物治疗后症状不缓解、局部病变加剧或生育功能未恢复者及较大的卵巢子宫内膜异位囊肿者，适合手术治疗。

手术方法首选腹腔镜手术，目前认为腹腔镜确诊、手术 + 药物治疗为内异症的"金标准"治疗。

手术方式根据患者的年龄、症状、包块大小、是否有生育要求等具体情况合理选择，一般有以下 3 种方式：①保留生育功能手术；②保留卵巢功能手术；③根治性手术。共同点是都会尽量切净肉眼可见所有病灶，不同点是有无保留生育、卵巢功能。

Q: 内异症手术切除了病灶还会复发吗？

因为内异症的病因很难去除，有类似肿瘤的侵袭行为，手术很难彻底治愈，尤其是保守型手术，术后极易复发，需要综合治疗、长期管理，使患者手术获益最大化，同时使用药物控制，避免重复手术。

Q: 内异症合并不孕症怎么办？

对于内异症合并不孕症患者，首先按照不孕的诊疗路径进行全面的不孕症检查，排除其他不孕因素。单纯药物治疗对自然妊娠不怎么有效，腹腔镜是首选的手术治疗方式。年轻、轻中度内异症者，术后可期待自然妊娠 6 个月，并给予生育指导。有高危因素者；年龄在 35 岁以上、不孕症超过 3 年，尤其是原发性不孕者；重度内异症、盆腔粘连、病灶切除不彻底者及输卵管不通者，应积极行辅助生殖技术助孕。

Q: 内异症能治好吗？会恶变吗？

内异症与激素分泌有关，是慢性病，需要长期管理，预后一般是好的。它的恶变率很低，但有恶变可能，主要发生部位在卵巢，其他部位少见。如果绝经后内异症患者出现疼痛节律改变、卵巢囊肿直径 > 10 cm、影像学检查有恶性征象、血清 CA125 水平 > 200 U/mL 这些情况，应警惕内异症恶变。治疗应遵循卵巢癌的治疗原则，预后一般比非内异症恶变的卵巢癌好。

Q: 控制内异症有没有更好的药物？中医中药可以用吗？

新型孕激素地诺孕素有中枢和外周双重作用机制，缓解内异症痛经的同时可以缩小卵巢子宫内膜异位囊肿，并且随着用药时间的延长，缩小异位囊肿的效果更显著，由于其所需剂量小，对肝肾功能及代谢影响小。长期应用一年以上的有效性和安全性证据充足，可作为内异症长期管理的首选药物。

中医学的治疗原则是以活血化瘀、散结止痛为主，在此基础上根据不同病症进行辨证论治。

（二）子宫腺肌病

Q: 什么是子宫腺肌病？

子宫腺肌病就是子宫内膜（包括腺体及间质）侵入到子宫肌层而发生的疾病。这个病多发生于 30 ~ 50 岁的经产妇，是妇科常见病，常引起月经过多、严重痛经、不孕，对患者的身心健康造成严重影响，其发病率为 7% ~ 23%，常和内异症并存，都是由具有生长功能的异位子宫内膜所致，均受雌激素的调节，但他们的发病机制和组织发生是不同的，临床表现及对卵巢激素的敏感性也有差异。约一半的腺肌病合并子宫肌瘤，35% 无临床症状。

Q: 为什么会得子宫腺肌病?

子宫腺肌病的原因至今尚不完全明确，大多是因为多次妊娠及分娩、人工流产、慢性子宫内膜炎等造成内膜基底层损伤，基底层子宫内膜侵入肌层并生长所致。因腺肌病常合并子宫肌瘤和子宫内膜增生，所以认为与高水平雌激素有关，另外还有遗传学说、免疫学说、血管生成学说、苗勒管遗迹及成体干细胞分化学说。

Q: 子宫腺肌瘤是怎么回事? 和子宫肌瘤有什么区别?

子宫腺肌病分为弥漫性和局灶性。异位内膜病灶在子宫肌层时多呈弥漫性生长，少部分呈局限性生长，形成结节或团块，类似肌壁间肌瘤，称为子宫腺肌瘤，因局部反复出血导致病灶周围纤维组织增生所致，与周围肌层无明显界限，而子宫肌瘤有包膜，与周围肌层界限清，有旋涡状结构。

Q: 子宫腺肌病有哪些症状?

子宫腺肌病常见症状是经量增多、经期延长、进行性加重的继发性痛经、不孕，疼痛位于下腹正中，常于经前 1 周开始，直至月经结束。月经量多主要与子宫腔内面积增大、子宫肌纤维增生导致肌层收缩不良、内膜增生有关。痛经的发生率为 15% ~ 30%，妇科检查见子宫呈均匀性增大，质硬且有压痛，在月经期尤其明显，有少数人无明显症状。

Q: 子宫腺肌病是如何诊断的?

①30 ~ 50 岁经产妇；②典型的进行性加重的继发性痛经史；③月经改变史，经量增多、经期延长；④不孕；⑤妇科检查见子宫均匀增大或局限性隆起、质硬且有压痛。根据以上几点即可做出初步诊断。临床上常结合超声、磁共振检查，有一定帮助。超声首选经阴道超声，特异性高，性价比高，是一线检查方法；磁共振检查是二线检查方法，在区分腺肌病类型上意义较大，合并

肌壁间肌瘤时较经阴道超声效果好。实验室检查可见 CA125 值升高。确诊仍然是依据术后的病理诊断。

Q: 子宫腺肌病怎样治疗？用药物能控制吗？

子宫腺肌病的治疗目的是减轻和控制疼痛，改善月经，减少出血，促进生育，预防和减少复发。原则上根据患者的症状、年龄和生育要求而决定治疗方法。

目前无根治性的有效药物，药物治疗是暂时性的，停药后容易复发，需要长期使用，对于症状较轻、有生育要求的、临近绝经期患者可试用药物治疗，目前可用药物包括非甾体抗炎药、口服避孕药、地诺孕素、宫内节育器（左炔诺孕酮宫内缓释系统）、GnRH-a 等，首选左炔诺孕酮宫内缓释系统，因为它放置方便，可持续释放左炔诺孕酮 5 年，对出血多、疼痛都有较好的效果，优于复方口服避孕药。每种药物起到的作用是不同的，GnRH-a 可以快速有效缓解疼痛、减少出血、缩小子宫体积，治疗时应注意患者骨丢失的风险，可以给予反向添加治疗和钙剂补充。其他一些中药可以缓解疼痛，如云南白药，氨苯甲酸可适当减少出血量，但要注意不良反应。

Q: 子宫腺肌病的手术治疗方法有哪些？

手术治疗包括两种，保留子宫的手术和子宫切除术。年轻或希望生育的子宫腺肌病患者，不能耐受长期服药的、经过药物治疗失败的可试行保留子宫＋病灶切除术，但术后有复发风险及子宫破裂风险，所以需要全程管理。对症状严重、无生育要求、药物治疗无效者，应行全子宫切除术，是否保留卵巢取决于卵巢有无病变和患者年龄。另外，子宫腺肌病还可以介入治疗，包括子宫动脉栓塞术、高强度聚焦超声消融治疗及其他射频消融和微波消融，也能缩小病灶、改善症状，但不能切除病灶，无法获得病理诊断。

Q: 子宫腺肌病可以预防吗？

子宫腺肌病是可以预防的，平时注意饮食均衡、作息规律，保持心情愉悦，注意个人卫生，避免多次妊娠、分娩及流产，若有疼痛及早重视、及早就诊、及早诊断、及早治疗、适时生育。一切疾病重在预防。

第五节　　子宫肌瘤

Q: 体检发现子宫肌瘤该怎么办？

子宫肌瘤是女性生殖器最常见的良性肿瘤，常见于 30 ~ 50 岁妇女，20 岁以下少见，因多数患者无自觉症状未就诊，所以好多人是体检时发现的，那么体检时发现了子宫肌瘤该怎么办呢？一般无月经改变、无腹痛、无压迫症状的，特别是接近绝经期的患者可以定期观察，长得快就得接受治疗。有生育要求、子宫肌瘤引起不孕或反复流产者需要治疗。

Q: 子宫肌瘤与哪些因素有关？哪些人应该注意检查？

子宫肌瘤确切病因尚未明了。因肌瘤好发于生育期，青春期前少见，绝经后萎缩或消退，提示是性激素依赖性肿瘤，有家族史，还有报道说高血压、糖尿病治疗过程中会增加子宫肌瘤的发生率。所以有家族史的人群应该注意检查。

Q: 子宫肌瘤如何分类？

1. 按肌瘤生长部位分为宫体肌瘤和宫颈肌瘤。

2. 按肌瘤与子宫肌壁的关系分为肌壁间肌瘤、浆膜下肌瘤、黏膜下肌瘤。黏膜下肌瘤按宫腔突出比例可分为 0 型、1 型、2 型。

子宫肌瘤常为多个，各种类型的肌瘤可发生在同一子宫，称为多发性子宫肌瘤。

Q: 子宫肌瘤会癌变吗？

子宫肌瘤一般不会癌变，但会有以下几种变性。

1. 玻璃样变：又称透明变性，最常见。

2. 囊性变：子宫肌瘤玻璃样变继续发展，肌细胞坏死液化即可发生囊性变，此时子宫肌瘤变软，很难与妊娠子宫或卵巢囊肿区别。

3. 红色变性：多见于妊娠期或产褥期，为肌瘤的一种特殊类型坏死，发生机制不清，患者可有剧烈腹痛伴恶心、呕吐、发热，白细胞计数升高，检查发现肌瘤增大、压痛。

4. 肉瘤样变：较少见，多见于绝经后子宫肌瘤疼痛和出血的患者。

5. 钙化：多见于蒂部细小、血供不足的浆膜下肌瘤及绝经后妇女的肌瘤。

Q: 子宫肌瘤有哪些症状？什么情况下要及时就医？

1. 经量增多、周期缩短及经期延长：是子宫肌瘤最常见的症状。可有不规则阴道流血或血样脓性排液。长期经量增多可继发贫血，出现乏力、心悸、食欲不振等症状。

2. 下腹包块：肌瘤较小时在腹部摸不到肿块，当肌瘤逐渐增大，使子宫超过3个月妊娠大时，可从腹部触及。较大的黏膜下肌瘤可脱出于阴道外，患者可因外阴脱出肿物就诊。

3. 白带增多：子宫黏膜下肌瘤一旦感染，可有大量脓样白带。若有溃烂、坏死、出血，可有脓血性、伴有恶臭的阴道流液。

4. 压迫症状：可有尿频、排尿困难、尿潴留等，子宫后壁肌瘤可引起便秘等症状。其他症状还有下腹坠胀、腰酸背痛。肌瘤红色变性时有急性下腹痛，伴呕吐、发热及肿瘤局部压痛，浆膜下肌瘤蒂扭转时可有急性腹痛，子宫黏膜下肌瘤由宫腔向外排出时也可引起腹痛，黏膜下肌瘤和引起宫腔变形的肌壁间肌瘤可引起不孕或流产。所以出现以上情况要及时就医，不要等到严重贫血或晕倒才来，特别是无症状的肌瘤，不要等到长得很大才来就医。无症状肌瘤未及时就医可长至如足月妊娠大小。

Q: 如何诊断子宫肌瘤？

根据病史、体征和超声检查可诊断。超声检查能区分子宫肌瘤与其他盆腔肿块，磁共振检查可准确判断肌瘤的大小、数目和位置。若有需要，还可选择宫腔镜、腹腔镜、子宫输卵管造影等协助诊断。

Q: 子宫肌瘤如何治疗？

治疗应根据患者的年龄、症状和生育要求，以及肌瘤的类型、大小、数目全面考虑。

1.观察：无症状肌瘤一般不需治疗，特别是近绝经期妇女。绝经后肌瘤多可萎缩，症状消失。每3～6个月随访一次，若出现症状可考虑进一步治疗。

2.药物治疗：适用于症状轻、近绝经年龄或全身情况不宜手术者。

（1）促性腺激素释放激素激动剂。采用大剂量连续或长期非脉冲式给药，应用指征包括：①缩小肌瘤以利于妊娠；②术前用药控制症状、纠正贫血；③术前用药缩小肌瘤，降低手术难度，或使经阴道或腹腔镜手术成为可能；④使近绝经妇女提前过渡到自然绝经，避免手术。一般应用长效制剂，每月1次。

（2）其他药物：如米非司酮，可作为术前用药或促使提前绝经使用。但不宜长期使用。

（3）孕三烯酮：具有抗雌、孕激素及抗促性腺激素的作用。

（4）宫内孕激素缓释系统。

3.手术治疗。手术适应证包括：①肌瘤导致月经过多，继发贫血；②严重腹痛、性交痛或慢性腹痛、有蒂肌瘤扭转引起的急性腹痛；③肌瘤体积大，压迫膀胱、直肠等引起相应症状；④肌瘤造成不孕或反复流产；⑤疑有肉瘤样变。

4.其他治疗：主要适用于不能耐受手术或不愿手术者，治疗方法包括以下几种。

（1）子宫动脉栓塞术。

（2）高能聚焦超声：通过物理能量使肌瘤组织坏死，逐渐吸收或瘢痕化，但存在肌瘤残留、复发可能，并需要除外恶性病变。类似治疗方法还有微波消融等。

（3）子宫内膜切除术：经宫腔镜切除子宫内膜以减少月经量或造成闭经。

Q: 有哪些手术方法可治疗子宫肌瘤？

1.肌瘤剔除术：适用于希望保留生育功能的患者，包括肌瘤经腹剔除、黏膜下肌瘤和突向宫腔的肌壁间肌瘤宫腔镜下切除、突入阴道的黏膜下肌瘤阴道内摘除。术后有残留或复发可能。

2.子宫切除术：不要求保留生育功能或疑有恶变者可行子宫切除术，包括全子宫切除和次全子宫切除。术前应行宫颈细胞学检查，排除子宫颈鳞状上皮内病变或子宫颈癌。发生于围绝经期的子宫肌瘤要注意排除合并子宫内膜癌。

手术可经腹、经阴道或经宫腔镜及腹腔镜进行。若选择腹腔镜手术行肌瘤剔除或子宫次全切除，需要使用粉碎器取出切除的肌瘤或子宫体，因此，术前应尽可能排除子宫肉瘤或合并子宫内膜癌，并向患者及家属说明其风险。

Q: 怀孕后得了子宫肌瘤怎么办？

肌瘤小且无症状者常被忽略，肌瘤对妊娠及分娩的影响与肌瘤的类型及大小有关。黏膜下肌瘤可影响受精卵着床，引起流产。生长位置较低的肌瘤可妨碍胎先露下降，使胎位异常、胎盘早剥、产道梗阻等。胎儿娩出后易因胎盘附着面大或排出困难及子宫收缩不良导致产后出血。妊娠期及产褥期肌瘤易发生红色变性，通常采用保守治疗，可缓解症状。妊娠合并子宫肌瘤多能自然分娩，但应预防产后出血。若肌瘤阻碍胎儿下降应行剖宫产术，术中是否同时切除肌瘤需根据肌瘤的大小、部位和患者情况而定。

第六节　盆腔器官脱垂

Q: 什么叫盆腔器官脱垂？包括哪些内容？

盆腔器官脱垂就是说盆腔脏器不在正常位置，位置下移，脱出于阴道内或阴道外。

阴道前壁脱垂即阴道前壁膨出。阴道上 2/3 膀胱区域脱出称为膀胱膨出。若支持尿道的膀胱宫颈筋膜受损，尿道紧连的阴道前壁下 1/3 向下膨出为尿道膨出。阴道后壁膨出为直肠膨出，阴道后壁膨出常伴有子宫直肠陷凹疝。子宫从正常位置沿阴道下降，子宫颈外口达坐骨棘水平以下，甚至子宫全部脱出阴道口外，称子宫脱垂。子宫切除术后发生阴道顶端支持结构缺损，则发生阴道穹窿脱垂。

Q: 盆腔器官脱垂是什么原因引起的？

1. 妊娠、分娩，特别是困难的阴道分娩。盆腔筋膜、韧带、肌肉因过度牵拉，其支撑力量减弱。产后过早参加重体力活动将影响盆底组织张力的恢复，进而发生盆腔器官脱垂。

2. 衰老，特别是绝经后出现盆腔支持结构萎缩，盆底松弛而发生盆腔器官脱垂。

3. 慢性咳嗽、腹腔积液、腹型肥胖、持续负重、便秘造成腹内压增加，导致盆腔器官脱垂。

4. 医源性原因，包括没有充分纠正手术所造成的盆腔支持结构缺损。

Q: 盆腔器官脱垂有哪些临床表现？

轻者无症状；重者脱垂韧带筋膜牵拉，盆腔充血，患者有不同程度的下坠感，腰骶部酸痛，劳累后症状明显，休息后症状减轻。阴道前壁膨出常伴有尿频、排尿困难、残余尿增加，部分患者发生压力性尿失禁。阴道后壁膨出常伴有便秘。子宫脱垂轻者卧床休息后可自行还纳，重者不能还纳，暴露在外的宫颈和阴道黏膜长期受摩擦，发生溃疡、出血、感染。

检查见阴道内前后壁组织或宫颈及宫体可脱出阴道口外。阴道壁、宫颈黏膜常发生角化，可有溃疡和出血。阴道后壁膨出时肛门检查手指向前方可触及向阴道凸出的直肠，呈盲袋状。位于后穹隆的球形凸出是肠膨出，有时可触及疝囊内的小肠。

年轻患者的盆腔器官脱垂常伴有宫颈延长并肥大。

Q: 盆腔器官脱垂临床如何分度？

目前国外多采用 Bump 提出的盆腔器官脱垂定量分期法（POP-Q）。此分期系统分别利用阴道前壁、阴道顶端、阴道后壁上 2 个解剖指示点与处女膜的关系界定盆腔器官脱垂的程度，较复杂。我国盆腔器官脱垂临床分度沿用传统分度，具体内容如下。

1. 子宫脱垂。

（1）Ⅰ度：①轻型：宫颈外口距处女膜缘＜ 4 cm，未达处女膜缘。②重型：宫颈已达处女膜，阴道口可见宫颈。

（2）Ⅱ度：①轻型：宫颈脱出阴道口，宫体仍在阴道内。②重型：部分宫体脱出阴道口。

（3）Ⅲ度：宫颈与宫体全部脱出阴道口外。

2. 阴道前壁脱垂。

（1）Ⅰ度：阴道前壁形成球状物，向下突出，达处女膜缘，但仍在阴道内。

（2）Ⅱ度：阴道前壁展平或消失，部分阴道前壁突出于阴道口外。

（3）Ⅲ度：阴道前壁全部突出于阴道口外。

3. 阴道后壁脱垂。

（1）Ⅰ度：阴道后壁达处女膜缘，但仍在阴道内。

（2）Ⅱ度：阴道后壁部分突出于阴道口。

（3）Ⅲ度：阴道后壁全部突出于阴道口外。

Q: 盆腔器官脱垂如何诊断？

根据病史及妇科检查并不难诊断。妇科检查前，应嘱咐患者向下屏气，判断脱垂的最重程度，并予以分度。同时注意有无溃疡、感染存在。嘱患者膀胱充盈时咳嗽，观察有无压力性尿失禁情况。注意观察子宫颈长短，行宫颈细胞学检查。若为宫颈重度脱垂，触摸子宫大小，将脱出的这个还纳，双合诊了解宫旁有无包块。压住阴道前壁时嘱患者向下用力，可显示肠疝和直肠膨出。还应注意检查肛提肌张力和生殖裂隙宽度、肛门括约肌功能。

Q: 盆腔器官脱垂容易与哪些疾病混淆？

首先排除阴道壁肿物，阴道壁肿物在阴道内，位置固定，边界清楚。膀胱膨出时可见阴道前壁半球形块状物膨出，柔软，指诊时肿块上方可触及宫颈和宫体。

其次是宫颈延长，双合诊检查阴道内宫颈延长，但宫体在盆腔内，屏气时并不下移。

还有子宫黏膜下肌瘤，患者常有异常子宫出血、月经过多，发生感染后有阴道排液病史，宫颈口见红色，质硬的肿块。表面找不到宫颈口，但在其周围或一侧可扪及被扩张变薄的宫颈边缘。

慢性子宫内翻很少见，阴道内可见翻出的宫体，被覆暗红色绒样子宫内膜，两侧可见输卵管开口，三合诊检查盆腔内无宫体。

Q: 盆腔器官脱垂有哪些治疗方法？必须手术吗？

当然不是。根据脱垂的程度及患者的临床症状、需求，可以保守治疗，包括盆底肌肉锻炼和物理疗法，可增加盆底肌肉群的张力。

1. 肛提肌锻炼：适用于轻度盆腔器官脱垂者，也可作为盆腔器官手术后辅助治疗方法。

2. 缩肛运动：用力收缩盆底肌 3 秒以上，然后放松，每次 10 ~ 15 分钟，每日 2 ~ 3 次。

3. 子宫托：支持子宫和阴道壁维持在阴道内而不脱出的工具。有支撑性、填充性。适用于妊娠期、产褥期、全身情况不适宜手术者。应间断取出，清洗后重新放置。

4. 中药和针灸：补中益气汤。

Q: 盆腔器官脱垂手术治疗方法复杂吗？

是的，比较复杂。对脱垂超出处女膜的、有症状的患者可考虑手术治疗。根据年龄、生育要求及全身情况，手术方法个体化。合并压力性尿失禁的患者应同时行膀胱颈悬吊术或经阴道无张力尿道悬吊术。有封闭手术和重建手术两种。

阴道封闭术分全封闭术和半封闭术，术后失去性交功能，仅用于年老体弱，不能耐受大手术者。

盆底重建手术主要针对中骨盆的建设，通过吊带、网片和缝线把阴道穹隆组织或宫骶韧带悬吊固定于骶骨前、骶棘韧带，也可行自身宫骶韧带缩短缝合术，子宫可以切除或保留。手术可经阴道、经腹腔镜、开腹完成。目前应用较多的有以下几种。

1. 自身组织修复重建手术：①阴道前后壁修补术：主要针对筋膜修补，为Ⅱ水平重建；②骶棘韧带缝合固定术：通过对顶端悬吊骶棘韧带进行Ⅰ水平重建；③宫骶韧带悬吊术：通过自身宫骶韧带缩短缝合达到顶端悬吊，Ⅰ水平重建的目的。

2. 经腹腔镜或开腹子宫/阴道骶骨固定术：通过将阴道顶端悬吊于骶骨前纵韧带达到Ⅰ水平重建。

3. 经阴道网片植入手术：阴道顶端植入吊带悬吊至骶棘韧带水平达到Ⅰ水平重建。阴道前后壁植入网片达到Ⅱ水平重建。

4. 行曼氏手术：适用于年轻的宫颈延长子宫脱垂患者。其包括阴道前后壁修补、主韧带缩短及宫颈部分切除术。

Q: 什么是压力性尿失禁？该怎么预防？

压力性尿失禁是指腹压突然增加时尿液不自主流出的现象。我国成年女性的发病率为18.9%。分为两型。90%以上为解剖型压力性尿失禁，由盆底组织松弛引起，主要原因为妊娠、分娩损伤及绝经后雌激素水平降低等。不足10%的压力性尿失禁为尿道内括约肌障碍型，为先天发育异常所致。腹压增加时不自主溢尿是最典型的症状，尿急、尿频、急迫性尿失禁、排尿后膀胱区胀满感也是常见的症状。诊断以患者的症状为主要依据。除一般查体外，还需进行压力试验、指压试验、棉签试验和尿动力学检查，排除急迫性尿失禁、充盈性尿失禁及感染等。

压力试验：患者膀胱充盈时，取膀胱截石位。患者咳嗽时观察尿道口有无尿液溢出。如果每次咳嗽均伴有尿液不自主溢出，可提示压力性尿失禁。延迟溢尿或有大量的尿液溢出则提示非抑制性的膀胱收缩。

指压试验：检查者把中、示两指放入阴道前壁的尿道两侧，指尖位于尿道与膀胱交界处，向前上抬高膀胱顶，再行诱发试验，如压力性尿失禁现象消失则为阳性。

非手术治疗包括盆底肌肉锻炼、盆底电刺激、膀胱训练、α 肾上腺素能激动剂和阴道局部雌激素治疗。手术治疗包括耻骨后膀胱尿道悬吊术和阴道无张力尿道中段悬吊术。

第七节　　绝经综合征

Q: 什么是绝经综合征？什么是更年期？

绝经综合征是指妇女绝经前后出现的性激素波动或减少所致的一系列身体及精神心理症状。绝经分为自然绝经和人工绝经。人工绝经者更易发生绝经综合征。

更年期其实就是围绝经期，从 45 岁开始，有的可从 40 岁开始出现月经的改变，伴有或不伴有潮热、失眠等症状，直到绝经后的一年，绝经过渡期开始的年龄和更年期症状出现的年龄基本一致。

Q: 绝经前后内分泌有何变化？

1. 雌激素：卵巢功能衰退的最早征象是促卵泡激素（FSH）水平升高。绝经过渡早期雌激素水平波动很大，甚至可高于正常卵泡期水平，因此整个绝经过渡期雌激素水平并非逐渐下降，只是在卵泡完全停止生长发育后，雌激素水平才迅速下降。绝经后卵巢极少分泌雌激素。

2. 孕酮：绝经过渡期卵巢尚有排卵功能，仍有孕酮分泌，但因卵泡发育质量下降，黄体功能不良，导致孕酮分泌减少。绝经后无孕酮分泌。

3. 雄激素：绝经后雄激素来源于卵巢同质细胞及肾上腺，总体雄激素水平下降。其中雄烯二酮主要来源于肾上腺，量约为绝经前的一半。

4. 促性腺激素：FSH/LH > 1。卵泡闭锁导致雌激素和抑制素水平降低，以及 FSH 水平升高，是绝经的主要信号。

5. 促性腺激素释放激素：绝经后分泌增加。

6. 抑制素：绝经后妇女血抑制素水平下降，较雌二醇（E_2）下降早且明显，可能成为反映卵巢功能衰退更敏感的指标。

7. 抗米勒管激素：绝经后抗米勒管激素水平下降，较 FSH 升高、E_2 下降早，能较早反映卵巢功能衰退。

Q: 绝经综合征的近期临床表现有哪些?

1. 月经紊乱是绝经过渡期的常见症状,表现为月经周期不规则、经期持续时间长及经量增多或减少。

2. 潮热,其特点是反复出现短暂的面部、颈部及胸部皮肤发红,伴有轰热,继之出汗,一般持续 1 ~ 3 分钟。症状轻者每日发作数次,严重者十余次或更多,夜间或应激状态易促发。该症状可持续 1 ~ 2 年,有的长达 5 年或更长。潮热严重时可影响妇女的工作、生活和睡眠,是绝经后期妇女需要性激素治疗的主要原因。

3. 心悸、眩晕、头痛、失眠、耳鸣等自主神经失调症状。

4. 围绝经期妇女常表现有注意力不易集中,并且情绪波动大,如激动易怒、不能自我控制等情绪症状。记忆力减退也较常见。

Q: 绝经综合征的远期临床表现?

1. 泌尿生殖器绝经后综合征:超过 50% 的绝经期女性会出现,主要表现为阴道干燥、性交困难及反复阴道感染,以及排尿困难、尿痛、尿急等反复发生的尿路感染。

2. 骨质疏松:绝经后妇女雌激素缺乏,骨质吸收增加,导致骨量快速丢失,进而出现骨质疏松。50 岁以上妇女半数以上会发生绝经后骨质疏松,一般发生在绝经后 5 ~ 10 年,最常发生在椎体。

3. 阿尔茨海默病:绝经后期妇女的患病风险比老年男性高。

4. 心血管病变:绝经后妇女糖脂代谢异常增加,动脉硬化、冠心病的发病风险较绝经前明显增加。

Q: 绝经综合征如何诊断?

根据病史及临床表现不难诊断,但需注意除外相关症状的器质性病变及精神疾病,卵巢功能评价等实验室检查有助于诊断。

1. 血清 FSH 值及 E_2 值测定:通过检查血清 FSH 值及 E_2 值了解卵巢功能。绝经过渡期血清 FSH > 10 U/L,提示卵巢储备功能下降。闭经、FSH > 40 U/L 且 E_2 10 ~ 20 pg/mL,提示卵巢功能衰竭。

2. 抗米勒管激素测定:低于 1.1 ng/mL 提示卵巢储备功能下降;若低于 0.2 ng/mL 提示即将绝经;绝经后一般测不出。

Q: 绝经综合征如何治疗？

治疗目标：缓解近期症状，并能早期发现、有效预防骨质疏松症、动脉硬化等老年性疾病。

1. 一般治疗：通过心理疏导使患者保持良好的心态，鼓励其适当参加适合自己的体育运动，积极参加社交活动，必要时选用适量镇静药改善睡眠、谷维素调节自主神经功能。鼓励患者建立健康生活方式，坚持锻炼身体，健康饮食，多晒太阳。摄入足量蛋白质及含钙丰富的食物，预防骨质疏松。

2. 激素补充治疗：有适应证且无禁忌证时选用，可有效缓解绝经相关症状，从而改善生活质量。

Q: 激素补充治疗的适应证有哪些？禁忌证有哪些？

适应证包括潮热、盗汗、入睡困难、疲倦、情绪波动如易激动、烦躁、焦虑等；阴道干涩、疼痛，排尿改变如尿频或排尿困难，性交痛、反复发作的阴道炎、泌尿系统感染；有骨质疏松症的危险因素及绝经后期骨质疏松症。

禁忌证包括可疑妊娠、原因不明的阴道流血、可疑患有乳腺癌、可疑有性激素依赖性恶性肿瘤、有活动性静脉或动脉血栓栓塞性疾病、肝及肾功能障碍、耳硬化症、脑膜瘤（禁用孕激素）等。

Q: 激素补充治疗如何选择最佳时机？有时间限制吗？

60 岁以前，绝经前几年是窗口期，这时进行激素补充治疗受益最多、风险最低、最安全，且越早治疗越有益。通常建议在 50 ~ 60 岁补充，超过这个年龄段，要充分评估利弊后再考虑使用。

Q: 激素补充会致癌吗？

很多女性谈"激素"色变，以为可致癌，其实不然。雌激素可缓解更年期的症状，孕激素可保护子宫内膜，防止子宫内膜增生和癌变，如果无子宫只用雌激素就行，在有经验的专业医生指导下使用是较安全的。

Q: 使用激素补充治疗前需要注意哪些问题？

首先，一定要去正规医院找有经验的专业医生评估。医生会详细询问病史、家族史，患者要有知情选择权。其次，要行妇科检查、乳腺检查、宫颈癌筛查、肝肾功能，血糖、血脂检查。按医嘱使用，出现不适及时就医。

合并子宫肌瘤时，需要根据具体情况采用最有效的低剂量孕激素治疗，期间密切随访，严密观察，如果肌瘤生长快或阴道不规则出血要停止使用，治疗期间要定期 B 超检查。

Q: 激素补充治疗的主要药物有哪些？

1. 雌激素辅以孕激素。单用雌激素治疗仅适用于无子宫者，单用孕激素治疗适用于绝经过渡期功能失调性子宫出血患者。

2. 组织选择性雌激素活性调节剂。如替勃龙。

Q: 激素补充治疗的用药途径和方案是什么？

1. 口服给药途径：主要优点是血药浓度稳定，但对肝脏有一定损害。用药方案如下。①单用雌激素：适用于无子宫的妇女。②雌、孕激素联合：适用于有完整子宫的妇女，包括序贯用药和联合用药。前者模拟生理周期，在用雌激素的基础上，每后半月加用孕激素 10 ~ 14 日。两种用药又分周期性和连续性，前者适用于绝经早期或愿意有月经样定期出血的妇女，后者适用于年龄较长或不愿意有月经样出血的绝经后期妇女。

2. 非口服给药途径：能缓解潮热，防止骨质疏松，避免肝脏首过效应，对血脂影响较小。用药方案如下。①经阴道给药：常用药物有雌三醇栓（E_3 栓）和 E_2 阴道环及结合雌激素药物，主要用于治疗下泌尿生殖道局部低雌激素症状。②经皮肤给药：包括皮肤贴膜及涂胶，主要药物为雌二醇，每周使用 1 ~ 2 次。可使雌激素水平恒定，方法简便。

选择最小剂量和与治疗目的相一致的最短时期，需定期评估，明确受益大于风险后方可继续应用。停止雌激素治疗时，一般主张缓慢减量或间歇用药，逐步停药，防止症状复发。

Q: 激素补充治疗有什么不良反应及危险性？

1. 子宫出血：多为突破性出血，必须高度重视，查明原因，必要时行诊断性刮宫，排除子宫内膜病变。

2. 性激素不良反应。①雌激素：剂量过大可引起乳房胀、白带多、头痛、水肿、色素沉着等，应酌情减量；②孕激素：不良反应包括抑郁、易怒、乳房痛和水肿，患者常不易耐受；③雄激素：有发生高血脂、动脉粥样硬化、血栓栓塞性疾病的危险，大量应用可导致体重增加、多毛及痤疮，口服时影响肝功能。

3. 子宫内膜癌：风险轻微增加。

4. 卵巢癌：长期应用时卵巢癌的发病风险可能会轻度增加。

5. 乳腺癌：该病是激素补充治疗的禁忌证。

6. 心血管疾病及血栓栓塞性疾病：绝经对心血管疾病的发生有负面影响，激素补充治疗对降低心血管疾病发生有益，但一般不主张作为心血管疾病的二级预防。

Q: 有的患者不愿补充激素，还有什么办法吗？

可以口服非激素类药物，包括：①盐酸帕罗西汀，可有效改善血管舒缩症状及精神神经症状；②钙剂，可减缓骨质丢失；③维生素 D，适用于围绝经期且缺少户外活动者，与钙剂合用有利于钙的吸收完全。

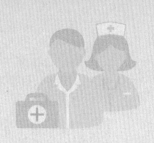

参考文献

［1］周新，沈华浩，钟南山．支气管哮喘防治指南（2020年版）．中华结核和呼吸杂志，2020，43（12）：26．

［2］葛均波，徐永健，王辰．内科学．9版．北京：人民卫生出版社，2018．

［3］王勇炎，严世芸．实用中医内科学．2版．上海：科学技术出版社，2009：172-176．

［4］中华医学会呼吸学分会慢性阻塞性肺疾病学组，中国医师协会呼吸医师分会慢性阻塞性肺疾病工作委员会．慢性阻塞性肺疾病诊治指南（2021修订版）．中华结核和呼吸杂志，2021，44（3）：170-205．

［5］中华医学会，中华医学会杂志社，中华医学会全科医学分会，等．成人阻塞性睡眠呼吸暂停基层诊疗指南（实践版·2018）．中华全科医师杂志，2019，18（1）：30-35．

［6］中华医学会呼吸病学分会睡眠呼吸障碍学组．阻塞性睡眠呼吸暂停低通气综合征诊治指南（2011年修订版）．中华结核和呼吸杂志，2012，35（1）：9-12．

［7］国家卫生计生委合理用药专家委员会，中国药师协会．心力衰竭合理用药指南（第2版）．中国医学前沿杂志，2019，11（7）：1-78．

［8］王华，柴珂．中国心力衰竭诊断和治疗指南．中国心血管病研究，2021，10（1）：16-17．

［9］陈新．黄宛临床心电图学．6版．北京：人民卫生出版社，2019：243-337．

［10］尤黎明，吴瑛．内科护理学．6版．北京：人民卫生出版社，2017：202-232．

［11］赵瑞清，尹彩霞，张晓慧．消化性溃疡．北京：中国医药科技出版社，2016．

［12］中华医学会．临床诊疗指南：消化系统疾病分册．北京：人民卫生出版社，2005．

［13］武永吉．血液系疾病诊断与诊断评析．上海：上海科学技术出版社，2004：1-43．

［14］中华医学会，中华医学会杂志社，中华医学会全科医学分会．甲状腺功能亢进症基层诊疗指南（实践版·2019）．中华全科医师杂志，2019，18（12）：1129-1135．

［15］中华医学会，中华医学会杂志社，中华医学会全科医学分会．甲状腺功能减退症基层诊疗指南（实践版·2019）．中华全科医师杂志，2019，18（11）：1029-1033．

［16］中华医学会超声医学分会浅表器官和血管学组，中国甲状腺与乳腺超声人工智能联盟．2020甲状腺结节超声恶性危险分层中国指南：C-TIRADS．中华超声影像学杂志，2021，30（3）：185-200．

［17］中华医学会内分泌学会，中华医学会围产医学分会．妊娠和产后甲状腺疾病诊治指南2版．中华内分泌代谢杂志，2019，35（8）：636-665.

［18］中华医学会糖尿病学分会．中国2型糖尿病防治指南（2020年版）．中华糖尿病杂志，2021，13（4）：315-409.

［19］中华医学会糖尿病学分会，中国医师协会营养医师专业委员会．中国糖尿病医学营养治疗指南（2013）．中华糖尿病杂志，2015，7（2）：73-88.

［20］陈耀龙，杨克虎，王小钦，等．中国制订/修订临床诊疗指南的指导原则（2022版）．中华医学杂志，2022，102（10）：697-703.

［21］《中华全科医师杂志》编辑委员会，内分泌系统疾病基层诊疗指南编写专家组，中华医学会杂志社，等．原发性骨质疏松症基层诊疗指南（2019年）．中华全科医师杂志，2020，19（4）：304-315.

［22］中国中西医结合学会骨伤科专业委员会．骨质疏松症中西医结合诊疗指南．中华医学杂志，2019，99（45）：3524-3533.

［23］马远征，王以朋，刘强，等．中国老年骨质疏松症诊疗指南（2018）．中国骨质疏松杂志，2018，24（12）：1541-1567.

［24］中国健康促进基金会基层医疗机构骨质疏松诊断与治疗专家共识委员会．基层医疗机构骨质疏松症诊断和治疗专家共识（2021）．中国骨质疏松杂志，2021，27（7）：937-944.

［25］中国垂体腺瘤协作组．中国肢端肥大症诊治共识（2021版）．中华医学杂志，2021，101（27）：12.

［26］中华医学会，中华医学会杂志社，中华医学会全科医学分会，等．痛风及高尿酸血症基层诊疗指南（2019年）．中华全科医科杂志，2020，19（4）：293-303.

［27］赵岩，曾小峰．风湿病诊疗规范．北京：人民卫生出版社，2022.

［28］王拥军．神经病学．4版．北京：北京大学医学出版社，2019：337-339.

［29］贾建平，陈生弟．神经病学．8版．北京：人民卫生出版社，2019：186-259.

［30］陆林，沈渔邨．精神病学．6版．北京：人民卫生出版社，2018.

［31］国家精神卫生项目办公室，北京大学第六医院公共卫生事业部．严重精神障碍抗精神病药治疗核心信息卡．北京：北京大学医学出版社，2016.

［32］樊富珉，费俊峰．大学生心理健康16讲．2版．北京：高等教育出版社，2020：66-68，238-242.

［33］吴大兴．2019心理治疗学精选习题集．北京：人民卫生出版社，2018：15-16.

［34］李则宣，黄任之．摆脱"身材焦虑"．江苏卫生保健，2021（11）：39.

［35］张子楠．如何进行压力管理．人人健康，2021（25）：44-45.

［36］付春华．情绪影响因素及合理情绪思想形成的策略研究．科教导刊（下旬），2015（27）：167-168.

［37］郝伟，陆林．精神病学．8版．北京：人民卫生出版社，2018.

［38］段莹，孙书臣.睡眠障碍的常用评估量表.世界睡眠医学杂志，2016，3（4）：201-203.

［39］庄琦，毛家亮，李春波，等.躯体化症状自评量表的初步编制及信度和效度研究.中华行为医学与脑科学杂志，2010，19（9）：847-849.

［40］中华医学会精神医学分会《中国强迫症防治指南》编写组.中华医学会中国强迫症防治指南2016（精编版）.中华精神科杂志，2016，49（6）：353-366.

［41］李广智.强迫症.北京：中国医药科技出版社，2013.

［42］江开达，马弘.中国精神疾病防治指南.北京：北京大学医学出版社，2010：73-79，98-102.

［43］胡佩诚，赵旭东.心理治疗.3版.北京：人民卫生出版社，2018：87-88.

［44］TAYLOR D，PATON C，KAPUR S.Maudsley精神处方指南.12版.司天梅，译.北京：人民卫生出版社，2017：278-283.

［45］黄琳，常荣.大学生心理健康教育.2版.成都：西南财经大学出版社，2021.

［46］李凌江，陆林.精神病学.3版.北京：人民卫生出版社，2015.

［47］SULLIVAN P F，DALY M J，O'DONOVAN M.Genetic Architectures of Psychiatric Disorders：The Emerging Picture and Its Implications. Nature Reviews Genetics，2012，13（8）：537-551.

［48］ETAIN B，HENRY C，BELLIVIER F，et al. Beyond genetics：childhood affective trauma in bipolar disorder. Bipolar Disord，2008，10（8）：867-876.

［49］高志国.双相情感障碍的中医病因证治探讨.中医研究，2017，30（11）：5-7.

［50］杨培增，范先群.眼科学.9版.北京：人民卫生出版社，2018：269-284.

［51］刘家琦，李凤鸣.实用眼科学.3版.北京：人民卫生出版社，2010：507-518.

［52］张承芬.眼底病学.2版.北京：人民卫生出版社，2010：361-401.

［53］张震康，俞光岩，徐韬.实用口腔科学.4版.北京：人民卫生出版社，2016：99-125.

［54］梁焕友，唐倩.牙周病临床防治与发展.广州：华南理工大学出版社，2011：51-125.

［55］宿玉成.现代口腔种植学.北京：人民卫生出版社，2004.

［56］林野.口腔种植学.北京：北京大学医学出版社，2014.

［57］谢幸，孔北华，段涛.妇产科学.9版.北京：人民卫生出版社，2018：16-29，261-267，279-289，303-356，351-352.

［58］华克勤，丰有吉.实用妇产科学.3版.北京：人民卫生出版社，2013：423-424，454-475.

［59］中国医师协会妇产科医师分会，中华医学会妇产科学分会子宫内膜异位症协作组.子宫内膜异位症诊治指南（第三版）.中华妇产科杂志，2021，56（12）：812-824.

［60］中国医师协会妇产科医师分会，子宫内膜异位症专业委员会.子宫腺肌病诊治中国专家共识.中华妇产科杂志，2020，55（6）：376-383.